Amar sem Mimar

*100 Dicas Incríveis para
Criar Filhos Maravilhosos*

Nancy Samalin
com Catherine Whitney

m.Books
M.Books do Brasil Editora Ltda.

Rua Jorge Americano, 61 - Alto da Lapa
05083-130 - São Paulo - SP - Telefones: (11) 3645-0409/(11) 3645-0410
Fax: (11) 3832-0335 - e-mail: vendas@mbooks.com.br
www.mbooks.com.br

Dados de Catalogação na Publicação

Samalin, Nancy
Amar sem Mimar
2003 – São Paulo – M.Books do Brasil Ltda.
ISBN: 85-89384-11-x
1. Parenting

Do original: Loving Without Spoiling
© 2003 by Nancy Samalin
© 2003 by M.Books do Brasil Ltda.
todos os direitos reservados
Original em inglês publicado por Contemporary Books, a Division of
The McGraw-Hill Companies

EDITOR
MILTON MIRA DE ASSUMPÇÃO FILHO

Produção Editorial
Ana Bimontti

Tradução
Andréa Nastri

Capa
ERJ Composição Editorial

Editoração e Fotolitos
ERJ Composição Editorial

2003
Proibida a reprodução total ou parcial.
Os infratores serão punidos na forma da lei.
Direitos exclusivos cedidos à
M. Books do Brasil Editora Ltda.

Amar
sem Mimar

EM MEMÓRIA de todos que pereceram no dia 11 de setembro de 2001, cujas mortes nos lembram de manter nossas famílias unidas e de desfrutar cada precioso dia com elas.

Sumário

Introdução · xiii

Parte 1 ■ Evite Guerras de Poder

1. Estabeleça Regras que Sejam Respeitadas · · · · · · · · · · · · · 1
2. Domestique os Ataques de Fúria · · · · · · · · · · · · · 3
3. Sobreviva às Aparições Públicas · · · · · · · · · · · · · 5
4. Acabe com o Resmungo · · · · · · · · · · · · · 7
5. Transforme Desafio em Cooperação · · · · · · · · · · 9
6. Acabe com as Crianças Surdas-para-Pais · · · · · · · · · · · 12
7. Não Seja Inundado de *Por quês* · · · · · · · · · · · · · · 13
8. Tenha Autoridade · · · · · · · · · · · · · 16
9. Escolha Suas Batalhas · · · · · · · · · · · · 20
10. Use Suas Ferramentas de Poder · · · · · · · · · · · 21

Parte 2 ■ Minimize o Estresse Diário

11. Acabe com a Loucura Matutina · · · · · · · · · · · · 23
12. Acabe com as Brigas por Comida · · · · · · · · · · · 27
13. Ganhe as Guerras da Hora de Dormir · · · · · · · · · · · 29
14. Sobreviva ao Supermercado · · · · · · · · · · · · · 31
15. Dome a Televisão · · · · · · · · · · · · · 34
16. Não Seja Pego pela *WWW* · · · · · · · · · · · · 37
17. Valorize as Tarefas Domésticas · · · · · · · · · · · · 39
18. Acabe com o Mau Humor · · · · · · · · · · · · 42
19. Acabe com a Enrolação · · · · · · · · · · · 45
20. Pratique a Consistência · · · · · · · · · · · · 46
21. Estabeleça Rituais e Tradições · · · · · · · · · · · · 48

Parte 3 ■ Dando Suporte sem Pairar sobre Seus Filhos

22.	Não Seja um Pai/Mãe-Helicóptero	51
23.	Permita Privacidade – Até Certo Ponto	53
24.	Dê Poder aos Seus Filhos Permitindo Escolhas	57
25.	Seja o Defensor de Seu Filho na Escola	58
26.	Crie um Solucionador de Problemas	59
27.	Evite a Armadilha da Lição de Casa	61
28.	Ajude Sua Criança a se Organizar para o Sucesso	63
29.	Separe sem Ansiedade	65

Parte 4 ■ Mostre Amor sem Mal Educar

30.	Acabe com os "Eu Quero"	67
31.	Esteja Ciente dos Elogios que Saem pela Culatra	69
32.	Não Suborne para Obter Bom Comportamento	71
33.	Transforme seu *não* em *sim*	74
34.	Não Seja um Pai (uma Mãe) "Mole"	75
35.	Acabe com a Mentalidade do "Direito"	77
36.	Não Seja Pressionado a Brincar	79
37.	Evite a Armadilha da Felicidade	81

Parte 5 ■ Abra os Canais de Comunicação

38.	Ouça com Empatia	85
39.	Não "Superexplique" as Coisas	86
40.	Arrume Tempo para Seus Filhos	87
41.	Evite Palavras com Sinal Vermelho	90
42.	Abra um Diálogo com Seu Adolescente ou Pré-Adolescente	92
43.	Reconheça a Validade dos Sentimentos	95
44.	Mantenha a Conversa Simples	97
45.	Coloque no Papel	98
46.	Ajude Seus Filhos a Falarem a Verdade	101
47.	Acabe com a Chateação Constante ("Pegar no Pé")	104
48.	Ofereça Conforto e Sabedoria em Momentos de Crise	106

Parte 6 ■ Use Disciplina Positiva

49. Expresse Raiva sem Causar Danos · · · · · · · · · · · · · · · · 109
50. Poupe a Vara de Marmelo · · · · · · · · · · · · · · · · · · 111
51. Encontre Alternativas para Explodir · · · · · · · · · · · · · 114
52. Policie Sua Boca · 116
53. Encoraje a Cooperação com Humor · · · · · · · · · · · · · · 117
54. Não Castigue, Ensine · 120
55. Inspire Remorso, Não Ressentimento · · · · · · · · · · · · · 122
56. Remova as Tentações · 123
57. Ensine que a Raiva Não É Ruim · · · · · · · · · · · · · · · 125
58. Restabeleça os Sentimentos Bons · · · · · · · · · · · · · · 126

Parte 7 ■ Desenvolvendo a Harmonia Entre Irmãos

59. Prepare-se para o Número Dois · · · · · · · · · · · · · · · 129
60. Ajude Seu Filho a Dar as Boas-Vindas ao Irmãozinho · · · · · 131
61. Engaje o Irmão Mais Velho · · · · · · · · · · · · · · · · · 132
62. Negocie a Zona de Batalha do Irmãozinho · · · · · · · · · · 134
63. Nem Mesmo *Tente* Ser Justo · · · · · · · · · · · · · · · · 136
64. Evite Comparar Seus Filhos · · · · · · · · · · · · · · · · · 139
65. Crie um Filho Único Feliz · · · · · · · · · · · · · · · · · · 140
66. Acabe com o Delator · 142
67. Resista ao Desejo de Projetar o Futuro · · · · · · · · · · · · 144

Parte 8 ■ Ensine Habilidades Sociais

68. Controle as Grosserias de Seu Dândi · · · · · · · · · · · · · 147
69. Ensine a Malícia das Ruas · · · · · · · · · · · · · · · · · · 150
70. Valorize as Boas Maneiras · · · · · · · · · · · · · · · · · · 152
71. Minimize as Tensões dos Feriados · · · · · · · · · · · · · · 154
72. Oculte Seu Embaraço · 157
73. Responda à Pressão dos Amigos · · · · · · · · · · · · · · · 158
74. Acabe com a Síndrome do "Todo Mundo" · · · · · · · · · · 161
75. Ajude Seu Filho a Cultivar Amizades Positivas · · · · · · · · 163
76. Planeje Encontros Prósperos de Recreação · · · · · · · · · · 165
77. Encoraje o Vínculo com os Avós · · · · · · · · · · · · · · · 167
78. Ensine Seus Filhos a se Preocuparem com as Outras Pessoas · · 170

xii • AMAR SEM MIMAR

Parte 9 ▪ Construa Auto-Estima

79. Fortaleça a Criança Tímida · 173
80. Crie uma Lista de Chateações/Coisas Boas · · · · · · · · · · · · 175
81. Ajude Sua Criança a se Sentir Especial · · · · · · · · · · · · 178
82. Crie uma Criança Emocionalmente Saudável · · · · · · · · · 180
83. Aprecie Sua Criança Desafiadora · · · · · · · · · · · · · · · · · 183
84. Encoraje a Perseverança · 186
85. Ajude Seu Filho a Ser um Bom Perdedor · · · · · · · · · · · 188
86. Deixe as Crianças Serem Crianças · · · · · · · · · · · · · · · · 189
87. Envie Cartões do Dia dos Namorados o Ano Todo · · · · · · 191

Parte 10 ▪ Fortaleça as Habilidades de Paternidade/Maternidade

88. Acabe com a Fantasia de Pais Perfeitos · · · · · · · · · · · · · 193
89. Não Deixe Seus Filhos Dividirem e Conquistarem · · · · · · 195
90. Ignore Seus Críticos · 198
91. Minimize a Culpa de Pai/Mãe · · · · · · · · · · · · · · · · · · · 199
92. Compartilhe a Maternidade com o Pai · · · · · · · · · · · · · 202
93. Faça uma Chamada Telefônica Ininterrupta · · · · · · · · · · 204
94. Mantenha a Paz com Seus Pais · · · · · · · · · · · · · · · · · · 206
95. Dê um Tempo a Si Mesmo · 208
96. Encontre e Mantenha as Boas Babás · · · · · · · · · · · · · · 209
97. Minimize a Dor do Divórcio · · · · · · · · · · · · · · · · · · · 212
98. Harmonize Sua Família Mista · · · · · · · · · · · · · · · · · · · 213
99. Anime-se · 215
100. Crie Recordações Especiais · 217

Índice Remissivo · 221

Agradecimentos

À Judith McCarthy, minha editora, por seu apoio e convicção do meu trabalho, seu entusiasmo constante, seu bom humor consistente e suas valiosas sugestões.

À Catherine, a colaboradora dos meus últimos três livros, que foi incansável em ajudar-me a articular claramente minhas idéias e a organizar meus pensamentos. Eu agradeço a graça, a paciência infinita e o verdadeiro profissionalismo de seu trabalho.

À Jane Dystel, o tipo de agente em que qualquer autor confia plenamente. Ela foi uma fonte entusiástica de apoio durante a publicação de meus últimos três livros e, embora seja uma das pessoas mais ocupadas que conheço, sempre responde prontamente a todas as solicitações. Agradeço também a cooperação e a responsabilidade de seus colegas, Miriam Goderich e Jo Fagan.

À Lizz Aviles, minha editora na McGraw-Hill, que é um tesouro de pessoa, agradeço sua disposição de ir além da chamada do dever. Espero que continuemos a trabalhar juntas por muito tempo.

À Cory Zacker, cuja calma e contribuição objetiva neste livro foi muito útil, e à Janet Schuler, por sua habilidade em organizar e ajudar na pesquisa e na preparação do material.

Aos milhares de pais que assistiram a meus *workshops* e palestras: vocês foram uma fonte constante de inspiração e informação e me ensinaram muito. Eu gostaria de poder agradecer pessoalmente a cada um porque, sem vocês, este livro não teria sido possível. Muitos dos exemplos, diálogos e sugestões são resultantes de suas participações em meus workshops e me mantiveram em contato com o que os pais enfrentam em seu dia-a-dia.

Fui abençoada com muitos amigos e colegas especiais cujos encorajamento e apoio significaram muito. Meus sinceros agradecimentos para Margie Abrams, o muito amado Joe Anderson, Dra. Shelley Anderson, Judy Baker, Dr. Larry Balter, Cindy Beckler, Arlette Brauer, Linda Braun, Dr. Robert Brooks, Ann Caron, Jacqui Caruso-Smith, Barbara Coloroso, Elizabeth Crow, Debbie Dermer, Michael Eanes, Marty Edelston, Cheryl Flood, Alice Freedman, Arlynn Greenbaum, Barbara Hemphill, Ruth Hersh, Bel Kaufman, Andrea Kiernan, Lisa de Kooning, Dr. Lawrence Kutner, Nancy Kelem Landau, Vicki Lansky, Susan Lapinski, Esther e Mike Levine, Georgette McBreen, Florence Mitchell, Hal Morgan, Ann Pleshette Murphy, Doris Patterson, Dr. Alvin Rosenfeld, Dr. Bobbie Rowland, Marvin Terban, Len e Marilyn Weinstock, e Ira Wolfman.

Eu também fui abençoada com uma família excepcional: minha irmã e cunhado, Ellen e Tom, que sempre estiveram disponíveis para mim; meu falecido irmão, Tom, que nunca será esquecido e minha mãe, cuja idade cronológica de noventa anos não fez diminuir em nada sua acentuada inteligência, irreverência, alta energia e alegria pela vida.

E a meus filhos, Eric e Todd, homens generosos, amorosos e confiáveis, de quem eu tenho imenso orgulho. Eles me perdoaram por meus erros de mãe, e eu valorizo o amor, a franqueza, a confiança e o humor em nossa relação. Além disso, eles ainda riem afetuosamente de minhas piadas bobas.

Finalmente, a Sy, meu marido amado, que me deu de presente o amor infinito, a verdadeira amizade, as risadas, a alegria e a devoção.

Introdução

Habilidades Paternas/Maternas para o Mundo Novo

Durante os últimos vinte e cinco anos, tive o privilégio de trabalhar e conversar com milhares de pais atenciosos e comprometidos com crianças e adolescentes. A grande maioria deles enxerga a educação das crianças com carinho e otimismo. A maioria espera que o amor possa ajudar nos momentos difíceis, mas não sabe o que fazer quando apenas o amor não é o suficiente. Eles simplesmente estão procurando diretrizes específicas que exponham os seus melhores lados – e os melhores lados de seus filhos.

Eu escrevi este livro para servir como um guia diário sobre as habilidades paternas e maternas. Cada um dos 100 tópicos aborda uma situação real que normalmente acontece nas famílias. Para cada situação, eu digo o que você pode fazer para solucionar o conflito imediatamente – inclusive as palavras e ações que fizeram diferença em inúmeras famílias.

A paternidade/maternidade parece ser o único trabalho no qual tendemos a fazer as mesmas coisas várias vezes – mesmo que elas não funcionem. Talvez seja porque temos a falsa esperança de que, se repetirmos o bastante, nossas crianças acabarão por mudar seu comportamento para melhor! Não faz sentido nenhum, mas eu entendo essa tendência, pois fiz as mesmas coisas quando minhas crianças eram pequenas. Por exemplo: eu me sentia culpada por ser uma chata incansável e por não conseguir ficar sem dar ordens o tempo todo. Isso não funcionava de modo algum. Meus filhos simplesmente se tornaram "surdos-para-mãe" e me ignoravam. Você poderia pensar que eu desisti disso e tentei estratégias diferentes, mais efetivas. Infelizmente, eu estava presa à rotina familiar. Mas, se algo não está funcionando, todos nós, como pais amorosos, temos a opção de mudar nossa abordagem, tentando novas e melhores maneiras de nos comunicarmos com nossas crianças.

Hoje ouvimos que as crianças estão mais malcriadas do que nunca. Os pais constantemente estão sendo acusados de "deixar seus filhos impunes", permitindo que sejam rudes e desrespeitosos, protegendo-os e salvando-os em vez de permitirem que eles sintam as conseqüências. A lista é imensa. As pessoas são rápidas em culpar os pais por todos os erros de seus filhos. Em vez de oferecerem soluções, os parentes criticam, os estranhos censuram – e isso sem mencionar amigos solteiros que estão convencidos de que fariam muito melhor se tivessem seus próprios filhos.

Em *Amar sem Mimar*, em vez de culpar os pais e sobrecarregá-los de frases que começam com "você deveria" ou previsões medonhas sobre o que acontecerá se eles cederem ante seus filhos, eu faço simplesmente o oposto. Este livro oferece diretrizes, dicas, exemplos e diálogos práticos que ajudarão os pais a se sentirem menos culpados sobre a definição de limites e mais competentes e confiantes em suas interações com os filhos.

Como explico neste livro, com mais detalhes, não estamos fazendo nenhum favor às nossas crianças satisfazendo a todos os seus desejos. Os desejos das crianças são um buraco sem fundo e devem ser limitados. Como as crianças pequenas não sabem a diferença entre desejos e necessidades, é nosso trabalho, como pais amorosos, fazer essa distinção.

Analise cuidadosamente o seu dia, do momento em que você acorda (ou suas crianças o acordam) até suas crianças estarem na cama (e esperemos que elas permaneçam lá), e se permita tirar vantagem de muitas estratégias que vários pais generosamente compartilharam comigo. O melhor dessas idéias está incorporado neste livro, em um formato facilmente acessível que mesmo a mãe ou o pai mais ocupado pode usar. Eu realmente desejo que você comece a aprender e a aplicar essas habilidades; você – como muitos durante esses anos – encontrará fortalecimento, confiança, que permanecerão firmes, mesmo nos tempos mais difíceis e, acima de tudo, uma experiência diária da alegria de ser pai e mãe.

PARTE 1

■

Evite Guerras de Poder

---

1. Estabeleça Regras Que Sejam Respeitadas

Sua responsabilidade como pai ou mãe é definir limites apropriados, manter seu filho saudável e seguro e estabelecer a ordem em sua casa. Tudo isso exige muita firmeza, mas você pode encontrar um equilíbrio entre ela e flexibilidade. Em toda família, há questões negociáveis e não-negociáveis; desse modo, quando você examinar as questões de comportamento em sua casa perceberá que se ajustam nessas duas categorias. As *regras não-negociáveis* se relacionam a segurança, questões básicas de saúde e valores fundamentais. As *regras negociáveis* são aquelas que você pode contornar, mesmo se o comportamento apresentado o aborrece e envolvem preferências pessoais, gostos discrepantes e conveniências.

Se você olhar para a maioria das regras, perceberá que existem vários modos diferentes de alcançar o objetivo desejado. Quando você dá a seus filhos a opção de decidirem como o objetivo será alcançado e permite que se sintam mais no controle, é menos provável que resistam. Se a criança se recusa a usar um agasalho em um dia frio, insistindo em não precisar dele, deixe-a simplesmente levar o agasalho e vesti-lo quando sentir frio. Se ela sempre reclama que não está cansada na hora de dormir, diga-lhe que pode manter a luz do quarto acesa e ler tranqüilamente, contanto que fique na cama. Desse modo, quando estiver bastante cansada, dormirá.

Quando você proporciona a seu filho um pouco de liberdade e flexibilidade nas questões cotidianas, descobrirá que ele responde bem ao desafio de tomar suas próprias decisões, além de perceber que a vida geralmente oferece várias possibilidades para se alcançar um objetivo.

■ Seja Claro, Firme e Não-confrontativo

Não diga: "Por que você não colocou o cinto de segurança?"
Diga: "Quando você colocar o cinto de segurança, nós partiremos."

Não diga: "Que boca suja você tem!"
Diga: "Eu não escutarei quando você falar comigo de maneira grosseira."

Não diga: "Quantas vezes eu já falei para você se preparar para a escola?"
Diga: "O ônibus da escola sai em cinco minutos e eu espero que você esteja pronto até lá."

Não diga: "Se você não colocar esses pratos agora mesmo na pia (ou na lavadora de louça), nada de jogos no computador hoje à noite."
Diga: "Você pode usar o computador assim que estes pratos forem recolhidos."

Seu tom de voz e as palavras que você usa podem fazer toda a diferença entre uma luta de poder feroz e um espírito de reciprocidade. O ponto-chave é declarar suas regras e expectativas de maneira clara e firme. Evite exibir raiva quando declarar expectativas. Uma demonstração de raiva apenas aumenta a resistência de seu filho à sua mensagem.

Freqüentemente, sugiro aos pais que façam listas separadas de questões negociáveis e não-negociáveis. Lembre-se de que "negociável" não significa que vale tudo, apenas que a flexibilidade é possível. Aqui estão alguns exemplos:

Regras negociáveis:
Qual roupa vestir.
Quando as luzes devem ser apagadas.
Limites de tempo em frente da televisão e seleção da programação.
Preferências de comida.
Escolha de tarefas.

Regras não-negociáveis:
Não atravessar a rua sem um dos pais ou de um adulto responsável.
Não insultar ou ser descortês.
Não agredir nem ferir.

Organizar sua própria bagunça.
Escovar seus dentes antes de dormir.
Fazer a lição de casa antes de assistir à televisão.
Sempre usar cinto de segurança no carro.
Não usar linguagem de baixo calão.

Essa abordagem requer esforço e paciência, especialmente no início. Quando você estiver cansado ou ocupado ou se sua criança estiver sendo particularmente inflexível, ela pode parecer impossível. Nesse caso, é bastante tentador ceder para evitar uma cena ou discussão; mas tente, pois, conseguir que suas crianças sigam de maneira séria as regras não-negociáveis, não apenas reduzirá sua tensão, como também ensinará a elas, uma lição importante sobre autodisciplina.

2. Domestique os Ataques de Fúria

Às vezes, pode parecer que os ataques de fúria são o principal meio de comunicação de uma criança. Os gritos penetrantes e a inundação de lágrimas podem sinalizar fadiga, frustração, fome, raiva, decepção ou desconforto. Ataques de fúria podem deixar os pais loucos e fazê-los ter vontade de ter um ataque também.

Apesar de extremamente desagradáveis, são perfeitamente normais em crianças pequenas – já que não se resumem a uma questão de saber se comportar ou não. Uma criança pequena literalmente não pode reprimir seus sentimentos, pois vive em um universo melodramático no qual qualquer questão é de extrema importância. Também faltam a ela as habilidades da linguagem para expressar seus sentimentos.

■ **Uma História de Pais: O Domador de Ataque de Fúria (não tente isto em público...)**

Um pai, em um de meus seminários, descreveu sua resposta aos ataques de fúria de seu filho Charlie, de três anos, assim: "Eu deito no chão, dou chutes no ar e agito meus braços de modo selvagem até que o ataque de fúria de Charlie se transforme em uma insana crise de risos.".

E, dependendo de como você responde aos ataques de fúria, a criança pode aprender que atirar-se no chão, chutar e guinchar é o melhor modo de obter o que ela quer.

O que você pode fazer quando sua criança está no meio de um ataque de fúria? Aqui estão algumas sugestões práticas:

- **Ofereça uma distração.** Crianças pequenas têm espaços de tempo de atenção muito curtos. Tente chamar a atenção de seu filho com um brinquedo, uma canção ou mudança de ambiente.

- **Forneça ajuda.** Às vezes, uma criança tem um ataque de fúria porque está frustrada. Alivie sua frustração ajudando-a, calmamente, a calçar os sapatos ou mostrando a ela como um determinado brinquedo funciona.

- **Planeje antecipadamente.** Alguns ataques de fúria podem ser evitados quando os pais entram em sintonia com o relógio interno da criança. Tente manter um horário regular para as refeições e os cochilos. Se você tem que sair de casa, leve um lanche. Tente planejar excursões quando a criança estiver bem-alimentada e descansada.

- **Seja firme, mas calmo.** Se o ataque de fúria de seu filho provoca em você uma resposta enfurecida em voz alta, a reação da criança tende a aumentar progressivamente. Mantenha sua voz baixa e ofereça conforto, se for preciso. Por exemplo: em vez de gritar, pegue a criança em seus braços e a abrace, silenciosamente.

- **Não ceda se você já disse "não".** Se os ataques de fúria acontecem porque seu filho quer algo que você não quer dar, não deixe que ele o manipule. Ceder aos ataques de fúria gera inevitavelmente mais ataques de fúria.

Por exemplo: o filho de dois anos de um amigo tinha ataques de fúria terríveis quando não obtinha o que queria. Os gritos agudos da criança eram tão terríveis que sua mãe freqüentemente achava mais fácil ceder do que passar por outra cena de horror. Hoje, esse pequeno menino tem quase quatro anos e seus ataques de fúria se tornaram uma reação automática quando as coisas não acontecem do modo como deseja.

Infelizmente, quando cedemos às demandas da criança depois de dizer não, estamos definindo um comportamento a ser repetido. As crianças aprendem que ter ataques de fúria, lamentar, gritar ou bater é eficaz. Assim, é natural que elas apliquem o que aprenderam e usem as mesmas técnicas inúmeras vezes.

É melhor esperar passar o ataque de fúria ou, se a criança não parar, retirá-la do ambiente. Abaixe-se até o nível dos olhos dela e diga, calmamente, mas de maneira firme: "Eu sei o quanto você quer que eu compre esse doce, mas hoje estamos comprando somente mantimentos.".

Tente se lembrar de que os ataques de fúria não duram para sempre. Quando a criança dominar melhor a linguagem e puder expressar com palavras o que deseja e sente, não precisará se manifestar por meio de birras desse tipo.

3. Sobreviva às Aparições Públicas

Todas as viagens que fazemos com nossas crianças são potencialmente cheias de armadilhas. Não podemos prever o que acontecerá e raramente nos sentimos competentes quando elas nos envergonham na frente de outras pessoas. Poucas situações são mais duras para os pais suportarem do que uma criança impondo seu comportamento inoportuno a espectadores inocentes. Por exemplo: a criança que tem um ataque de fúria em um ônibus abarrotado; o bebê que grita ensurdecendo os passageiros dentro de um avião; a inquieta criança em uma longa fila; a criança sentada no chão da sala de espera lotada e recusando-se a levantar; a criança que berra fazendo tanto barulho em um restaurante, que você quase pode ouvir os pensamentos incriminadores das pessoas ao seu redor.

Sempre é um incômodo quando sua criança é fonte de irritação para pessoas estranhas, pois elas ficam aborrecidas e você se sente desamparado com isso.

■ Dicas: Alivie a Tensão de Viajar de Avião com um Bebê

- Planeje sua viagem. Um vôo de avião de cinco horas é confinador demais para uma criança comum e muito estressante para você. Prepare diversões – jogos, brinquedos, livros, papéis para desenho, bebidas e lanches. Esteja preparado para dar a ela muita atenção. Não se esqueça de levar o brinquedo ou manta favoritos dela.
- Alimente a criança nas decolagens e aterrissagens, duas ocasiões em que ela deve permanecer contida. Uma mamadeira ou chupeta pode confortá-la. Bebês e crianças pequenas geralmente choram e sofrem por causa de dor no ouvido, especialmente nas aterrissagens. Chupar ou engolir algo aliviará esse tipo de pressão.
- Peça um assento no corredor e leve seu filho para passear de um lado para o outro, de meia em meia hora, aproximadamente. Isso é importante se a criança for excessivamente ativa.
- Tente não se sentir tão mal. Embora você saiba que os adultos ao seu redor podem não apreciar a companhia de uma criança inquieta ou espalhafatosa, é assim que as coisas são. As crianças fazem parte da nossa vida e seu filho apenas está se comportando da maneira esperada para a sua idade.

Muitos adultos não entendem o fato de crianças pequenas que estejam cansadas, famintas ou entediadas não terem aprendido a ocultar esses sentimentos. Até mesmo estranhos que simpatizam com o seu filho podem ficar aborrecidos quando você não intervém efetivamente. Em muitas dessas situações, os estranhos podem se sentir tão inquietos e irritados quanto as crianças. As crianças exprimem abertamente o que todas as outras pessoas estão sentindo, porque ainda não adquiriram a habilidade de reprimir suas emoções.

Crianças Sempre Serão Crianças

Você já parou para se perguntar por que seu filho parece guardar os ataques de fúria para quando vocês estão em público? Bem, da próxima vez que seu filho de três anos se jogar no chão, chutar e gritar ou seu filho de sete anos decidir que é legal usar uma palavra detestável no meio do shopping, pare e questione-se: Se não estivesse em público, você ficaria transtornado? Com isso, não estou sugerindo que se perdoe o comportamento rude ou incontrolável, mas apenas mostrando que muitos pais tendem a ter uma reação excessiva quando há estranhos por perto.

Quando as crianças fazem uma cena em casa, seja por meio de um terrível ataque de fúria ou de um surto de palavrões, geralmente os pais podem controlar a situação mais facilmente. Porém muitas pessoas têm uma expectativa velada de que as crianças devam agir em público como pequenos adultos. E a opinião dos "críticos" estranhos pode assumir mais importância do que deveria. Nós nos sentimos expostos, sendo repreendidos por um público crítico e insensível.

Infelizmente, o mito da criança bem-educada é bastante difundido, especialmente entre adultos que não são pais. Espectadores, especialmente os que não têm filhos, são os que menos perdoam, convencidos de que se eles fossem os pais, suas crianças jamais se comportariam daquele modo. Às vezes, as pessoas mais velhas, cujos filhos já cresceram, esquecem-se de como são as crianças. Eu vi avós que se queixavam de crianças inquietas, fazendo declarações como: "Ele nunca pára quieto!" ou "Ela faz tanto barulho!".

É fácil sentir a culpa que os outros tentam impor nos pais de crianças pequenas. Você não quer que seu filho seja um problema a mais, além do que já é. Mas diferentemente das pessoas ao seu redor, você tem a responsabilidade primária pelo seu conforto e bem-estar. Às vezes, a única coisa que você pode fazer é silenciosamente repetir o mantra: "Eu não conheço essas pessoas. Eu nunca as verei novamente. Elas não são minhas amigas.".

■ Uma História de Pais: O Que os Olhos Não Vêem, o Coração Não Sente

O filho de Cathy, Jonah, um garoto tímido de dois anos, estava gritando incontrolavelmente no seu carrinho de bebê, enquanto as pessoas que passavam faziam observações, como: "Por que ela não consegue calar aquela criança?" e "Deus, que fedelho!". Embora Jonah seja seu primeiro filho, foi difícil, especialmente para uma mãe de primeira viagem, não se colocar em posição defensiva. Cathy percebeu que o comportamento nada civilizado não estava vindo apenas de Jonah, mas também das pessoas que faziam os comentários. Ela decidiu ignorar as observações, recusando-se a ser julgada pela falta de compreensão de pessoas estranhas.

4. Acabe com o Resmungo

Você está sentada à mesa da cozinha, tentando escrever um cartão a um amigo, quando seu filho de seis anos a interrompe. É a terceira vez em três minutos.

"Eu estou cheio!", ele resmunga.

Sem olhar, você diz: "Deixe de resmungar. Eu já falei que terminaria logo!".

A voz de seu filho aumenta um tom. "Mas, mamãe, eu não tenho nada para fazer."

"Então encontre algo. Eu preciso terminar este cartão." Agora você está ficando nervosa.

"Mas, mãeeeeeeeeeee!" O tom de voz dele agora subiu ao extremo. "O que eu vou fazeeeeeeer?"

Você joga a caneta no chão e se vira. "Pare de resmungar agora mesmo. O que você quer que eu faça? Você tem um quarto cheio de brinquedos!".

Parece um disco riscado que toca sempre a mesma faixa. Ele resmunga; você reage. Ele resmunga um pouco mais; você levanta sua voz. Ele resmunga; você cede ou desiste. É compreensível e inacreditavelmente frustrante. Quando seu filho começa a lamentação, tudo o que você consegue pensar é como fazê-lo parar.

O resmungo é como o giz que arranha o quadro-negro. É como a irritante sirene ininterrupta de um alarme de carro ou o latido contínuo de um cachorro. E pode levar qualquer pai bem-humorado ao limite. Mas, na maioria das vezes, ordenar que uma criança pare de resmungar é quase tão eficaz quanto ordenar que pare de chorar.

Desempenho de Papel: Uma Estratégia Anti-resmungo

Quando uma criança desenvolve o hábito de resmungar, ela geralmente não consegue sair desse padrão sozinha. Carol, uma das mães presentes em meus seminários, tentou ensinar sua filha de quatro anos, Hannah, a identificar a diferença entre resmungar e pedir, para que pudesse ter mais controle sobre o modo como se expressava. Quando Hannah começava a resmungar, Carol dizia: "Eu só respondo quando você falar em seu tom de voz normal, Hannah. Você pode me pedir da maneira certa para que eu escute?". Com o tempo, Hannah aprendeu a pedir o que queria sem resmungar. Quando ocasionalmente alterava o comportamento, Carol dizia calmamente: "Tente novamente. Eu aposto que você pode dizer isso em seu tom normal de voz, Hannah."

Outra menina de seis anos era tão resmungona que a mãe teve dificuldades para explicar a diferença entre os tipos de vozes:

Jennifer *(resmungando):* Estou morrendo de fome. *Por favorrrrr...* Eu quero um lanche.

Mãe: Você terá seu lanche se me pedir com sua voz normal.

Jennifer *(resmungando):* Esta *é* minha voz normal!

Mãe: É? Tem certeza?

Jennifer: Siiim!

Mãe: Ok, você será a mamãe e eu serei a Jennifer. Eu vou lhe pedir um lanche com minha voz normal.

Jennifer *(começando a rir com o canto da boca):* Ok.

Mãe *(em um ganido exagerado...):* *Manhêêê*, estou morrendo de fome. *Por favorrrrr...* Eu quero um lanche.

Jennifer *(rindo):* Esta não é a minha voz normal!

Mãe: Ainda bem. Estava começando a ficar preocupada. Agora deixe-me ouvir sua voz normal.

Jennifer concordou. E também ficou mais consciente do modo como falava quando estava resmungando. Além disso, ela e a mãe puderam compartilhar uma risada porque o exercício foi conduzido de maneira divertida, não julgadora. Mas, se você tentar desempenhar papéis, tenha cuidado para fazer isso de maneira divertida, nunca sarcasticamente. Sua meta é ensinar, não zombar de seu filho. Além disso, se sua criança realmente tem fome ou está cansada, não conseguirá compreender suas palavras ou apreciar seu humor.

■ Uma História de Pais: Lições de Linguagem

Sheila e sua filha de cinco anos de idade, Emily, estavam em um ônibus. Dois bancos à frente, um menininho perturbava a mãe, resmungando em voz alta e de maneira irritante: "Mamãe, por favor, podemos ir ao jardim zoológico? Por favor... Por favor.". Como seu discurso ficava cada vez mais estridente, as pessoas no ônibus fecharam a cara em sinal de reprovação. Sheila observava sua filha, que, em fascinação silenciosa, olhava fixamente para o menino. Sheila pensou que tinha encontrado o "momento de ensinamento perfeito", até que Emily se inclinou e sussurrou ruidosamente: "Mãe, aquele menino também fala resmungando!".

Não ceda. Um resmungão experiente sabe dobrar os pais com seus argumentos inflexíveis. Se você está tentado a desistir apenas para não ouvir mais a ranhetice, vá para longe de seu filho. Diga: "Se você está a fim de resmungar, tudo bem, mas eu não quero ouvir isso. Vá para seu quarto e resmungue à vontade até que esteja pronto para parar. Eu estarei na cozinha; saia somente quando terminar a lamentação!".

Uma das mães que eu conheço jura que uma estratégia, bastante original, funciona. Quando a filha começa a resmungar, ela lhe dá um gravador e diz: "Por que você não vai até o quarto e grava isso para mim? Eu tentarei escutar quando tiver uma chance.". Inevitavelmente, a filha já esqueceu toda a queixa quando a mãe está pronta para escutar a fita.

■ Seis Respostas Rápidas para Cortar o Resmungo pela Raiz

Sempre use sua própria voz "anti-resmungo" ao dar estas respostas:
1. "Você pode me pedir novamente."
2. "Eu não consigo escutar quando você está resmungando."
3. "Tente um tom de voz diferente."
4. "Resmungar não transformará meu *não* em *sim*."
5. "Ok, se você quiser resmungar, faça isso em seu quarto."
6. "Ai! Meus ouvidos estão começando a doer."

5. Transforme Desafio em Cooperação

Quando as crianças assumem uma postura autoritária em casa ou em público, os seus frustrados pais se perguntam freqüentemente: "Quem está no comando aqui?".

Porém, não é muito eficaz responder a desafios à sua autoridade com frases do tipo *"Eu estabeleço as regras aqui!"* ou *"Porque sim!"*. Tais declarações não são convincentes nem persuasivas e as crianças sabem disso.

Eu descobri que há modos melhores para solucionar conflitos pais-filhos sem gritar, chegar às raias da loucura ou se envolver em uma luta de poder.

Desobediência Deliberada

Os pais acreditam que seu dever é estabelecer as regras e o dever de seu filho é seguir essas regras. Mas, freqüentemente, eles enfrentam situações difíceis quando seu filho os desobedecem deliberadamente.

Aqui está uma situação típica: a mãe fala ao filho que ele pode andar de bicicleta com os amigos, mas quer que ele volte em uma hora. Quando chega em casa depois de duas horas, sem nenhuma desculpa real, naturalmente ela fica aborrecida, porque as regras ou limites da casa foram ignorados.

Em vez de ficar nervosa, essa mãe obterá resultados sendo firme e reforçando as conseqüências. É essencial que o filho saiba que ela vai seguir as regras. Se ela faz uma ameaça e não a cumpre, perde toda a credibilidade. Então, sem perder a paciência, ela tem de permanecer firme: "Eu sei o quanto é divertido andar de bicicleta, mas, como você não voltou quando deveria, perderá o privilégio de usá-la esta semana." Essa resposta também ensina o filho que ter permissão para andar de bicicleta com os amigos é um privilégio, não um direito, e que privilégios vêm acompanhados de responsabilidades.

Quem É o Chefe?

Quando a criança se torna desafiadora, freqüentemente diz a seus pais: "Você não manda em mim!". Essa era uma das frases preferidas do meu filho Todd.

■ **Uma História de Pais: A Resposta Paradoxal**

Um pai usava a seguinte estratégia para extrair cooperação da resistência de seu filho:

Jon: Eu não quero escovar meus dentes!
Pai: Está bem. Você ainda não cresceu o suficiente para escovar seus dentes sozinho. Eu aposto que você não sabe!

A resposta do pai funcionou para Jon porque ele é uma criança que ama desafios e adorou a chance de provar que seu pai estava errado!

Eu admito que, às vezes, baixei ao nível dele, respondendo furiosamente: "Sim, eu mando em você!". Entretanto essa não era uma reação muito efetiva, e uma resposta melhor teria sido: "Todd, eu sei que você detesta quando as pessoas mandam em você, mas as roupas precisam ser colocadas no cesto, e não no chão.".

Muitas lutas de poder podem ser evitadas se reduzirmos o número de pedidos e regras que impomos às nossas crianças e mantivermos as mais importantes. Quando a criança sente que seus pais estão dando ordens constantemente ou estão criando muitas regras rígidas, é de se esperar que se torne não-cooperativa. Os pais precisam ser mais flexíveis sobre regras menos importantes e deixar claro quais as que realmente não devem ser questionadas.

■ Uma História de Pais: No Final do Dia

"Lucy tinha dois anos e meio e eu ainda lhe pedia para arrumar sua bagunça. Ela dizia: 'Não, não vou fazer, você faz isso!'. Então, eu me ajoelhava e dizia: 'Ok, eu farei isso com você. Afinal, no fim do dia, nós temos de arrumar nossos brinquedos.'.

Isso funcionou bem até o terceiro ano de Lucy. Então, um dia, Lucy recebeu uma amiguinha para brincar em casa. Elas fizeram uma grande bagunça no quarto da Lucy. Os brinquedos ficaram espalhados por toda parte. Quando chegou a hora da amiga ir embora, algo estranho aconteceu. Lucy pediu para a amiga ajudá-la a guardar os brinquedos. 'Não, eu não quero!', disse a amiga dela. E Lucy respondeu: 'Tudo bem. Eu farei isso com você. No fim do dia, nós temos de recolher nossos brinquedos!'.

Eu acredito firmemente que as crianças aprendem observando o que fazemos, e não ouvindo o que queremos que façam. Percebendo isso, nossas tarefas diárias serão realizadas de maneira mais tranqüila e fácil."

Os pais também precisam examinar as palavras que usam para fazer seus pedidos. A frase: "Por que você nunca se lembra de levar seu prato à pia?" realmente não é uma pergunta, mas uma crítica. Isso não encorajará cooperação, além de ser humilhante. Um modo melhor para controlar esse tipo de esquecimento seria expressar um pedido, como: "Quando você terminar de comer, eu gostaria que colocasse seu prato na pia.".

6. Acabe com as Crianças Surdas-para-Pais

Seus filhos são crianças surdas-para-pais? Você se pega elevando o tom de voz para poder ser ouvido? Grita e berra para fazer uma observação? Implora para obter uma resposta? Precisa ficar se repetindo como um disco riscado? Alguma dessas táticas funciona? Provavelmente, não. O resultado é que suas crianças continuam a não escutar e você acaba se transformando numa pilha de nervos.

O que você pode fazer quando precisa obter a atenção de uma criança e ela está no modo surda-para-pais? Aqui estão algumas sugestões para melhorar a probabilidade de que suas crianças realmente escutem seus pedidos:

- **Quando você tiver algo a dizer para seu filho, faça a sua presença física ser sentida.** Em vez de gritar de um outro quarto ou do corredor, vá até seu filho e olhe nos olhos dele quando falar. Com uma criança pequena, ajoelhe-se e toque-a enquanto estiver falando.

- **Diga ao seu filho o que *fazer* ao invés de o que *não fazer*.**
  Ineficaz: "Não corra."
  Eficaz: "Caminhe enquanto atravessa a rua."

  Ineficaz: "Não pinte a mesa."
  Eficaz: "Pinte o papel."

- **Seja claro e específico.**
  Ineficaz: "Não faça sujeira."
  Eficaz: "Isso é lixo. Deve ir para a lata de lixo."

  Ineficaz: "Depressa! Vamos!"
  Eficaz: "O ônibus da escola chega em dez minutos."

- **Dê as informações necessárias à criança.** Descreva o problema. As informações ajudam-na a entender o que fazer.

  Ineficaz: "Limpe aquela comida do chão!"
  Eficaz: "Formigas entram na casa quando se deixa comida no chão."

Se você quiser que suas crianças sigam suas ordens eficazmente, tem de explicar exatamente o que quer que elas façam. Eu freqüentemente ouço pais usando frases ineficazes, como "Preste atenção.", "Seja agradável.", "Seja um bom filho.", "Cuidado!", "Cresça!" e "Aja de acordo com sua idade.". O resultado é que as crianças só ouvirão se você tiver algo claro e concreto para dizer.

■ Uma História de Pais: Olá

Kelly, a filha de oito anos de Jody, era decididamente surda-para-pais. Ela tornou rotina não responder ao primeiro chamado de Jody, e normalmente eram necessários três ou quatro chamados até que respondesse. Finalmente, um dia, Jody se sentiu tão frustrada, que caminhou em direção à filha com uma pequena lanterna e apontou o feixe de luz na orelha dela.

"O que você está fazendo?", Kelly perguntou.

"Estou verificando suas orelhas.", Jody respondeu calmamente. "Você tem tanta dificuldade para me ouvir quando peço para colocar a mesa ou limpar seu quarto, que achei que tivesse algo grudado nelas.".

Kelly riu: "Tudo bem, mãe, entendi o que você quis dizer.".

---

7. Não Seja Inundado de *Por quês*

Quando Bárbara se tornou mãe, jurou que nunca proferiria as palavras *porque sim*. Seus próprios pais freqüentemente respondiam às suas perguntas desse modo e ela sempre se ressentia com isso. Mas fez essa promessa antes de ela ter seu filho questionador. Agora, enquanto corre para tirar todo mundo de casa pela manhã, Bárbara enfrenta as infinitas perguntas de Natalie, de quatro anos: "Por que eu tenho de ir para a escola? Por que você tem de ir trabalhar? Por que não podemos ficar em casa hoje e brincar?".

Na primeira manhã em que Natalie perguntou "por quê?" Bárbara explicou pacientemente, apesar de estarem atrasadas. "Eu achei que poderia acabar com o problema de vez, expondo claramente as razões para Natalie.", ela recorda. "Eu falei sobre todas as crianças da minha classe que estavam esperando por mim, pois sou professora. Eu a lembrei de como se divertiria na escola e quanto os amigos sentiriam sua falta se ela não estivesse lá. Falei sobre passarmos muito tempo juntas durante o final de semana.

"Quando eu tinha terminado a minha longa e convincente lista de explicações, Natalie olhou para mim, com lágrimas nos olhos, e disse: 'Mas *por quê*, mamãe?'

Agora, passamos por essa rotina todas as manhãs, e *porque sim* está me parecendo cada vez mais a melhor solução.".

As Crianças *Realmente Precisam* de uma Razão?

Quando as crianças repetidamente perguntam "por quê?", nem sempre querem um motivo. Freqüentemente querem fazer você mudar de idéia. "Por quê?" é o modo como elas expressam desgosto sobre uma decisão que você tomou ou pode ser um modo de chamar sua atenção.

Os pais, enquanto isso, normalmente acreditam que, se explicarem suas razões, seus filhos concordarão mais prontamente e não se tornarão crianças infelizes. Não é assim! Quando você tenta argumentar com seu filho sobre por que ele não pode comer um biscoito, não pode ficar acordado até tarde ou não pode andar de bicicleta à noite, sua meta é conseguir que ele enxergue as coisas do seu modo, deixando de querer o que ele quer. A meta do seu filho é bastante diferente: cutucá-lo até transformar o seu *não* em *sim*.

As crianças não fazem isso porque são malcriadas, obstinadas ou deliberadamente indiferentes às suas explicações. Argumentar é uma capacidade adquirida que requer uma habilidade cognitiva que as crianças pequenas ainda não possuem. Até a idade de três ou quatro anos, as crianças reagem às situações baseadas em suas emoções e em seus níveis de conforto físico. Entre as idades de quatro e seis anos, as crianças ganham uma compreensão limitada da maneira como o mundo funciona, mas ainda faltam a elas habilidades de raciocínio bem-desenvolvidas. Elas vivem o momento. Quando seu filho pequeno quer ficar acordado depois da hora de dormir e você diz *não*, ele não ficará satisfeito com a explicação de que não pode porque, se for dormir tarde, ele estará cansado pela manhã.

Ele está totalmente comprometido com o aqui e o agora, e nem um pouco interessado em como poderá se sentir no dia seguinte.

Tentar argumentar com uma criança que ainda não tem a habilidade da argumentação conduz à frustração de ambos os lados. Não apenas a criança permanece não-convencida, como também, quando suas explicações não funcionam, você pode se tornar mais agressivo do que se não tivesse oferecido nenhuma explicação. Quanto mais tempo você investe, maior é o seu ressentimento: "Eu me esforcei tanto para explicar e ela ainda não está satisfeita!".

Responda a uma Pergunta com Outra Pergunta

Quando as crianças fazem perguntas sérias que verdadeiramente são uma busca pela explicação, informação ou compreensão, elas quase nunca começam com "Por que eu não posso?" ou "Por que você não deixa?". Perguntas sérias merecem discussão ou uma explicação elaborada. Mas a maioria dos "por quês" das crianças são perguntas projetadas simplesmente para envolver os pais e raramente de um modo positivo. Elas *adoram* tentar fazer com que você mude de idéia. Eu chamo o talento das crianças para esses interrogatórios infinitos de "técnica da lixa". Elas perguntam, perguntam e perguntam até que toda sua resistência seja desgastada.

Qualquer pergunta que comece com "Por que não posso?" ou "Por que você não deixa?" deve ser sinalizada com uma bandeira vermelha, especialmente se você já respondeu a essa pergunta antes. É insensato continuar repetindo a mesma explicação. Em vez disso, inverta a pergunta e deixe que seu filho responda a ela. Em um de meus seminários, uma das mães tinha um filho que propunha um fluxo constante de por quês curiosos, como: "Por que a cerca dessas pessoas está quebrada?". Quando ela respondia, ele vinha com outro, e depois outro. Então, ela transformou isso em um jogo mental, dizendo: "Eu pensarei em uma razão e depois você pensará em outra.".

Devolver a pergunta pode ser extremamente eficaz. Foi o que uma outra mãe do seminário descobriu, quando usou essa técnica com seu filho de seis anos:

> **Tony:** Por que eu não posso ter um cachorro?
> **Mãe:** Nós já falamos sobre isso.
> **Tony:** Mas por que eu não posso?
> **Mãe:** Eu aposto que você sabe essa resposta. Responda você.
> **Tony** *(relutantemente)*: Porque nós já temos um gato e um coelho e não temos mais espaço?
> **Mãe:** Isso mesmo. Essas são boas razões.

Essa abordagem é um modo suave de lembrar a seu filho que você já falou sobre esse assunto inúmeras vezes e acredita que ele seja capaz de entender o porquê. Isso requer que a pessoa que esteja fazendo a pergunta considere a resposta mais seriamente. Essa tática permite que você se envolva com sua criança de modo positivo e a coloque na posição de reforçar sua mensagem. Além disso, seu filho acaba se sentindo bem porque elaborou suas próprias conclusões.

Muitos pais me falam que querem aprender com os erros cometidos por seus próprios pais e desejam fazer tudo de maneira diferente. Apesar de aceitarem o fato de que as crianças precisam de regras e diretrizes, eles estão determinados a achar um estilo de paternidade ou maternidade mais aconchegante, mais amigável à criança do que aquele que experimentaram em suas casas de forma autoritária.

■ Você Sabe que Está Sendo Encurralado Quando...

- Depois que você deu uma explicação completa, seu filho pergunta com voz de birra: "Mas *por quê*?".
- Você se pega dizendo: "Como já te disse antes... ".
- A próxima palavra depois de *por que* é *não*, como em: "Por que não posso?" e "Por que não?".
- Você percebe que a pergunta "Por que não?" normalmente aparece quando você está com pressa, ocupado, cansado ou em público.
- Sua meta é convencer seu filho de que você tem razão e que ele está errado.
- Você está tão exausto de dar explicações e contra-argumentos, que começa a vacilar e acaba desistindo.

Durante esse processo, freqüentemente os pais descobrem maneiras de fazer o *não* parecer menos abrupto e o "eu mando aqui" soar mais como "eu estou no comando". E eles aprendem a melhor lição que existe: *poder amar e ainda dizer não!*

8. Tenha Autoridade

É trabalho dos pais impor limites. Mas a meta dos filhos é tentar escapar deles em qualquer oportunidade. Nós devemos fornecer estrutura; eles querem liberdade. Nós precisamos garantir a sua segurança; eles são atraídos pela aventura e o perigo. Nós temos consciência das conseqüências; eles são impulsivos e completamente imersos no aqui e agora.

Não podemos forçar as crianças a verem as coisas a partir do nosso ponto de vista, apesar de essa ser uma idéia tentadora, porque tornaria nossa vida muito mais fácil. Imagine seu filho dizendo: "Você tem razão, mamãe. Eu não devo assistir à TV enquanto não terminar minha lição de casa. Agradeço muito por me lembrar.". Isso é irreal. Mesmo assim, muitos pais tentam desesperadamente persuadir suas crianças a uma obediência idealizada. Ou então vão para o outro extremo, assumindo uma postura de "executores da lei" e se tornando rígidos e controladores.

Felizmente, a escolha não tem de estar entre ser muito permissivo ou muito rígido. Há outro caminho que se chama autoridade. Vamos analisar os três estilos: permissivo demais, rígido demais e autoridade.

Permissivo Demais

Ser permissivo significa ter de subornar, pleitear e ceder freqüentemente. Significa que sua criança tem de ser feliz com os limites que você impõe. Significa dizer não, mas querendo dizer "provavelmente não" ou "não tenho certeza". É como o pai que me falou: "Nós estabelecemos regras muito claras quanto à hora de dormir... *Eu acho*".

A permissividade pode parecer adorável hoje, mas cria insegurança. A criança não aprende a lidar com muito poder. Não importa o quanto ela proteste ou discuta, ela precisa de você no comando de modo amoroso.

Aqui está uma situação típica que demonstra a maternidade permissiva em ação. Kevin, de seis anos, tem permissão para brincar no quintal depois do jantar. Às oito horas, a mãe o chama para entrar:

Mãe: Kevin, querido, está escurecendo. Que tal entrar?
Kevin: Não, eu não quero.
Mãe: Por favor, querido.
Kevin: Não. Eu quero brincar mais meia hora.
Mãe: Está ficando tarde. Seja um bom menino e entre, está bemmmmm?
Kevin: Não!

Kevin corre pelo quintal, enquanto sua mãe reclama: "Eu não consigo nada com esse menino.". Mas, ao permitir que Kevin defina as condições, a mãe perdeu a batalha. Se as crianças têm escolha, raramente escolherão a opção que não seja a mais divertida.

Recentemente eu observei o exemplo de um pai que pedia permissão à filha. Eu vi esse pai almoçando com sua filha, que parecia ter cerca de três anos. Ele não tinha terminado, mas notou que ela estava ficando um pouco inquieta. Eu o ouvi dizer: "Está bem para você se eu terminar meu café antes de irmos?" Fiquei chocada pelo desejo dele de deixar que ela comandasse. Se ele tivesse tido mais autoridade, teria dito algo, como: "Assim que eu terminar meu café, partiremos".

■ Qual É o Seu Estilo de Paternidade/Maternidade?

SITUAÇÃO	MUITO PERMISSIVO	MUITO RÍGIDO	SIMPLESMENTE TENDO AUTORIDADE
Seu filho em fase pré-escolar chora porque quer um doce no supermercado	"Tudo bem. Eu estou muito cansada para discutir. Mas só desta vez."	"Eu disse não, e quero dizer isso! Se me pedir de novo, não terá doces por um mês!"	"Esse doce realmente parece bom, mas doces não estão na nossa lista de hoje."
Seus filhos estão brigando por causa da programação da TV	"Por favor, crianças, vocês não podem ser legais um com o outro? Vocês não conseguem ficar sozinhos?"	"É isso! Já chega! Sem TV pelo resto da semana. Isso irá ensinar vocês a se comportarem!"	"Garotos, se vocês conseguirem definir o programa a que assistirão, são bem-vindos à nossa hora de TV. Caso contrário, a TV será desligada!"
Sua filha deixou a bicicleta nova do lado de fora da casa, embora você já tivesse dito a ela para não fazer isso, e a bicicleta foi roubada.	"Oh, querida. Sinto muito que uma pessoa má tenha roubado sua bicicleta. Não se preocupe, eu prometo que a substituiremos."	"Eu disse a você para não deixar a bicicleta lá fora, mas você não me ouviu. Agora é tarde! Bem-feito!"	"Sinto muito que sua bicicleta tenha sido roubada, mas você ficará sem outra por algum tempo. Nós já discutimos isso anteriormente e concordamos que bicicletas deixadas no quintal correm o risco de ser roubadas."
Seu filho está implorando um brinquedo caro: "Por favor, pai, compre o Nintendo. Eu preciso dele!"	"Você sabe que estamos sem dinheiro, mas eu prometo comprá-lo assim que puder."	"Olhe para todos os brinquedos que você tem e veja que nunca está satisfeito. Pense nas crianças pobres que não têm nada."	"Esse brinquedo parecer ser um brinquedo e tanto. Posso ver por que você o quer. Mas, neste momento, terá de colocá-lo na sua lista de desejos."

Muito Rígido

A abordagem autoritária não é muito melhor. Os pais excessivamente rígidos assumem o controle e esperam obediência inquestionável. Ser muito autoritário significa obter obediência total das crianças a qualquer custo. As crianças nem sempre precisam de uma explicação nem têm que gostar de suas regras.

Mas, quando você diz: "a resposta é não e acabou", não é igual a dizer: "Como você desafia (ou questiona) minha autoridade? Quem você pensa que é?". Esse é um roteiro familiar que faz com que lembremos, sem nenhuma saudade, de nossa própria infância.

Criar filhos de forma autoritária gera rebeldia e mesquinhez. O exemplo a seguir ilustra uma abordagem autoritária para a situação anterior, quando Kevin foi chamado para a cama:

> **Mãe:** Kevin, é melhor você entrar agora mesmo!
> **Kevin:** Só meia hora mais.
> **Mãe:** Não! Você vai entrar agora, senão...
> **Kevin** *(resmungando)*: Eu quero ficar aqui fora...
> **Mãe:** Quando eu digo agora, quero dizer *agora*.

A mãe começa a se aproximar de Kevin furiosamente. Quando ela alcança o braço dele e o puxa para casa, ele se livra do braço dela. A mãe adverte: "Se você não entrar, eu não o deixarei sair depois do jantar pelo resto do mês!".

Melhor: Tenha Autoridade

Pais que têm autoridade entendem a necessidade de definir limites e fornecer estrutura para seus filhos; além disso, durante o processo, eles tratam as crianças do modo como eles gostariam de ser tratados: com respeito e dignidade.

A cena entre Kevin e sua mãe se torna muito diferente quando ela assume uma abordagem com autoridade. Antes de Kevin sair, ele e sua mãe concordaram que ele entraria às oito horas. Esse acordo forma a base para chamá-lo a entrar em casa:

> **Mãe:** Kevin, são oito horas.
> **Kevin:** Já? Eu fiquei fora tão pouco tempo.
> **Mãe:** Eu sei. Mas o relógio indica oito horas.

Kevin entra relutantemente e reclama um pouco, mas a mãe não leva isso para o lado pessoal. Ela não se mostra insegura quanto a sua decisão. Em vez disso, ela diz: "Eu não o culpo por estar desapontado, mas esse foi o nosso acordo". Sabendo que não tem argumentos para discutir, Kevin encontra qualquer outra coisa para fazer.

Eu gosto do modo como Bárbara Coloroso, em seu livro *Kids Are Worth It*, Crianças Valem a Pena (Avon Books, 1995), descreve esses três estilos de educar. Ela os chama de "água-viva" (permissivo demais), "parede de tijolo" (rígido demais) e "coluna vertebral" (tendo autoridade).

9. Escolha Suas Batalhas

Para muitos pais, especialmente pais de crianças pequenas, a vida diária parece ser uma série infinita de batalhas. Se você se sente como um sargento-instrutor, quando fica ditando ordens o dia todo; se você vê que suas crianças o ignoram antes de você dizer três palavras, então você provavelmente não está escolhendo suas batalhas.

Pode ser difícil saber quais batalhas são importantes e quais não são. Uma mãe, que tentava corajosamente equilibrar firmeza com flexibilidade, lançou suas mãos para cima em desânimo: "Se eu dou um dedo para Nicky, ela quer o braço!".

Mas, simplesmente, não vale a pena lutar todas as batalhas com igual intensidade. Em um de meus seminários, um pai de adolescentes resumiu sua própria experiência: "Se você não for seletivo, não obterá resultado algum.".

Mantenha Sua Perspectiva

Quando você perceber que está querendo estabelecer alguma lei ou respondendo rigidamente a uma determinada circunstância, é útil parar e perguntar a si mesmo se isso realmente importa. Os pais freqüentadores de meus seminários normalmente acham que são capazes de se tornar mais flexíveis, quando do fazem a si mesmos perguntas como estas:

- Será necessário um castigo de uma semana a partir de hoje se o Eric não terminar seu jantar?

- É muito importante o fato de Eileen usar unhas postiças roxas?

- Haverá conseqüências realmente sérias se John brincar fora de casa por mais meia hora?

- Jenny estará segura se for de bicicleta até a loja da esquina?

- Se Jill se esquecer de levar seu lanche para a escola, qual a pior coisa que poderá acontecer?

- Posso relevar quando Javier veste acessórios que acho completamente ridículos para ir à escola?

Vamos encarar os fatos. É impraticável e contraprodutivo criar regras para todas as ocasiões. É melhor permitir um pouco de folga quando as conseqüências não são sérias. Uma das mães que conheci me contou recentemente que toma as grandes decisões e deixa suas três crianças tomarem as pequenas. O método funciona muito bem para ela. Outra mãe, cuja criatividade é admirável, se pergunta se ela reagiria com a mesma intensidade se o filho não fosse dela.

Um conselho: pode ser duro, mas, se você pratica esse ato de equilíbrio quando suas crianças são pequenas, será muito mais fácil manter a credibilidade quando elas se tornarem adolescentes.

10. Use Suas Ferramentas de Poder

Uma das ferramentas de poder mais críticas dos pais é a voz que exprime autoridade. Se você conseguir aprender a usá-la nesses momentos desafiadores, quando seu filho ignorar, resistir ou simplesmente rir diante de seus pedidos, você diminuirá significativamente a quantidade de conflito diário que é tão exaustivo.

Joan, uma mãe, reclamou em um dos meus seminários que não conseguia fazer seu filho, Sam, de quatro anos, parar de espalhar toda a comida no prato, fazendo uma grande lambança. Eu sugeri a ela que controlasse a situação com uma simples mudança no estilo de sua abordagem.

Para demonstrar a questão, eu propus a Joan que desempenhasse seu papel em uma situação: "Suponha que eu seja o Sam e estou espalhando minha comida. Responda, usando as mesmas palavras e o tom de voz que você normalmente usa com ele.".

Joan disse com uma voz bajuladora: "Vamos, meu amor, agora pare de brincar com sua comida."

"Por que eu devo parar?" Eu respondi como se fosse Sam. "É divertido, e eu gosto de lambuzar as coisas."

A voz de Joan tornou-se mais firme, mas as palavras dela negaram autoridade. "Sam, apenas coma sua comida, em vez de esmagá-la até que se pareça com um angu, *está bem*?"

Depois de ouvir o tom e as palavras de Joan, entendi por que Sam não a levava a sério. Eu mostrei a ela que, ao acrescentar "está bem?" ao invés de comunicar a Sam que seu comportamento não seria tolerado, ela estava essencialmente pedindo a permissão dele. Você está dizendo: "Está tudo bem para você?". Ele vai demonstrar para você, por meio de suas ações, que *não* está tudo bem para ele. Ele quer brincar. Ele está se divertindo e espera por uma reação sua. Isso é irresistível para uma criança. Sugeri que uma resposta mais efetiva seria emitir uma advertência clara e curta: "Coma a comida como ela está ou eu vou retirá-la.". Insisti para ela usar o poder de sua voz não gritando ou expressando raiva, mas claramente e sem contra-sensos.

Sem perceber, muitos pais se expressam sem personalidade, de maneira fraca, declarando seus pedidos como perguntas:

"Agora, vista seu pijama... Ok?"
"Você se importaria de colocar a mesa?"
"Que tal desligar a TV e ajudar a guardar esta comida?"
"Eu gostaria que você chegasse em casa antes das quatro... está bem?"

Os pais acabam denunciando a falta de confiança em sua autoridade quando *pedem* em vez de *declarar* suas expectativas. Compare as perguntas anteriores às seguintes declarações, feitas com um tom de voz cortês, mas firme:

"Está na hora de colocar seu pijama."
"Eu preciso que você coloque a mesa agora."
"Por favor, desligue a televisão e me ajude com esta comida."
"Eu espero você em casa antes das quatro."

Mantenha seu poder de voz disponível como um item indispensável na sua caixa de ferramentas de paternidade (ou maternidade). Isso minimizará as batalhas, diminuirá seus sermões e terminará com as implorações — suas e deles.

PARTE 2

■

Minimize o Estresse Diário

11. Acabe com a Loucura Matutina

Para muitos de nós, as manhãs são a pior parte do dia. Até tirarmos as crianças da cama, vesti-las, alimentá-las e, finalmente, colocá-las para fora de casa, estamos completamente exaustos — e o dia apenas começou. Quando faço uma palestra, freqüentemente pergunto para os pais presentes: "Quantos de vocês disseram: 'Vamos, rápido', pelo menos trinta vezes, hoje de manhã?". Uma quantidade enorme de mãos é erguida. Mas, com a estratégia a seguir, você *poderá* minimizar sua carga e diminuir o caos.

Comece com um Tom Positivo

Suas primeiras palavras do dia definem o tom. Se você estiver correndo de um lado para o outro, despertando as crianças em altos brados, ditando ordens, não se surpreenda se suas crianças resmungarem e não se mostrarem cooperadoras. Por outro lado, um sorriso e um toque suave podem ser o início de uma manhã apressada porém muito mais tranqüila. Certa mãe que conheço canta a melodia favorita de seus filhos como um ritual diário para despertarem.

Claro que nem sempre é fácil ser alegre e agradável, especialmente nos dias em que seu filho sequer sai da cama ou quando você mesma está com o sono atrasado. Mas, mesmo que você se perca momentaneamente, a manhã inteira necessariamente não estará condenada. Para os dias que parecem começar mal, sugiro a útil técnica do "apagar". Tente dizer: "Vamos começar tudo de novo. Hora de levantar, meu dorminhoquinho!".

Prepare-se na Noite Anterior

Você pode economizar tempo e ansiedade pela manhã organizando-se mais na noite anterior. Envolva seus filhos na arrumação das roupas que vestirão na manhã seguinte. Uma mãe, cuja filha mudava de idéia todas as manhãs sobre qual roupa vestiria, não importando o que havia sido escolhido na noite anterior, rearranjou o armário de modo que as gavetas da filha ficassem apenas com poucas peças disponíveis. Funcionou!

Deixe seus filhos ajudarem você a preparar o café da manhã. Eles podem espalhar manteiga no pão, pôr o café ou o chocolate no leite, retirar as frutas da geladeira e colocá-las na mesa. Quando as crianças se sentem envolvidas e úteis, é muito mais provável que sejam cooperadoras.

Para resolver ataques de pânico de última hora, atrás de coisas extraviadas, identifique os problemas crônicos. Por exemplo: se sua filha de três anos nunca consegue encontrar os sapatos, você pode estipular um local onde ela os coloque à noite, antes de apagar a luz. Se seu filho da segunda série tende a deixar a lição de casa no chão, sugira que coloque a lição na mochila assim que acabar a tarefa. Outro modo de ter a certeza de que nada faltará é empilhar os itens essenciais em frente à porta, de forma que você tenha de tropeçar neles para sair de casa.

Faça um *Checklist*

Se várias coisas freqüentemente são deixadas para trás na correria da manhã, faça uma lista com esses itens. Deixe-a exposta em um lugar destacado, de forma que todos possam vê-la. Certa mãe me disse que usava uma lista para ajudar seu filho a não ficar rodando à toa pela casa, de manhã. Juntos, listaram tudo o que o garoto deveria fazer na rotina matutina. A lista incluía escovar os dentes, vestir-se, alimentar e acariciar seu bichinho de estimação, tomar o café da manhã e guardar seu lanche. Assim que cada tarefa era concluída, ele corria para a lista para marcar o item correspondente. A mãe deixou de se sentir uma "rabugenta", e a correria matutina deu lugar a uma rotina mais tranqüila e menos estressante.

Ofereça Opções

Um modo de encorajar os filhos a colaborarem pela manhã é oferecer-lhes opções limitadas. Por exemplo: quando seu filho de três anos começar a vagar de um lado para o outro de manhã, em vez de dizer: "Ande logo!" ou "Vamos!" trinta vezes, diga: "Que roupa você vai usar hoje?" ou "Que cor você quer usar?". Isso funciona porque, em vez de pressionar seu filho a se apressar e se aprontar, estará colaborando para que ele se sinta participante da tomada de decisão.

Se seu filho de cinco anos diz que não quer escovar os dentes, você pode responder: "Bem, você pode escolher entre escovar seus dentes sozinho ou deixar que eu os escove para você.". Geralmente essa técnica funciona, se oferecida como uma opção, não uma ameaça. Certo pai que eu conheço tem um estilo mais brincalhão. Ele diz ao seu filho de três anos: "Assim que você escovar seus dentes, poderá escovar os meus.".

Mantenha o Café da Manhã Simples

O café da manhã pode ser uma real fonte de atrito. Sem contar que o alimento mais desejado sempre está acabando. E a comida menos favorita é a que já está pronta. Evite algumas dessas batalhas, dando menos importância a essa refeição e não pressionando suas crianças a comerem.

Uma estratégia é manter o café da manhã bem simples. Mesmo que sua mãe sempre tenha servido um café da manhã quente para você, vamos encarar os fatos: pão fresco é mais fácil de preparar. E, em determinados dias, até uma fruta pode tomar muito tempo. Uma mãe me disse, certa vez, com um pouco de culpa: "Semana passada estávamos tão atrasados que dei para minha filha uma coxa de galinha do jantar da noite anterior para ela comer no carro.". Eu aconselhei que guardasse sua culpa para transgressões mais sérias. Na verdade, essa tática pode ser uma solução bastante criativa. Comer no caminho pode não ser o ideal, mas certamente não é nenhum motivo de angústia. Há muitos alimentos que podem ser ingeridos dentro do carro por crianças com três anos ou mais, como uma barra de cereais e uma maçã ou um suco em caixinha e algum tipo de pão.

■ Contagem Regressiva para Lançamento!

Planejamento Estratégico

Cronometre seu tempo diariamente até conseguir avaliar de quanto precisa para sair de casa. Por exemplo: "Desde o momento de tirar meus filhos da cama até sentarem no banco do carro eu levo uma hora, mas preciso de pelo menos mais trinta minutos de tempo para mim.".

Sistema de Avisos Prévios

Use o cronômetro do microondas para contar os minutos disponíveis para realizar as várias tarefas. Tente usar intervalos de cinco ou dez minutos e concentre-se em uma tarefa de cada vez. Por exemplo: "Você tem cinco minutos para usar o banheiro e vestir suas roupas. Você consegue fazer tudo isso no tempo estipulado, hoje?".

Plataforma de Lançamento

Instale alguns ganchos ao lado da porta, para que as crianças possam pendurar suas roupas. Não coloque mais de dois itens de vestuário em um único gancho. Sob a prateleira dos casacos, dê para cada criança um recipiente colorido para botas, carrinhos e outros itens essenciais de viagem. O gancho do casaco da criança também pode ser usado para uma mochila. Mantenha jaquetas de outra estação e roupas de pouco uso em outro armário ou em local inacessível.

Programa de Reentrada

Sua plataforma de lançamento somente funcionará se você ajudar suas crianças a adquirirem o hábito de pendurar suas roupas quando entrarem em casa. Não se esqueça de dar o bom exemplo!

Quando tudo falhar, agradeça pelos finais de semana – aqueles adoráveis dois dias nos quais você geralmente não tem de lidar com horários rígidos. Tente não programar compromissos ou incumbências durante uma manhã inteira; assim todos vocês podem ficar juntos e aproveitar o convívio amoroso da família. Você também pode se consolar pelo fato de que, crescendo, seus filhos conseguirão fazer mais por eles mesmos, o que tornará as manhãs menos apressadas. Na realidade, em apenas alguns anos os papéis podem estar invertidos, com seu filho batendo o pé impacientemente à porta, dizendo: "Vamos, mãe, eu tenho aula de canto. Apresse-se ou eu vou me atrasar".

12. Acabe com as Brigas por Comida

Sempre que o assunto "comida" é levantado em meus grupos, ouve-se um enorme lamento de frustração, desamparo e ansiedade. Os pais investem muita energia emocional, tentando fazer com que seus filhos comam, e as crianças se mostram difíceis de agradar, obstinadas e "sem fome".

Aqui estão nove estratégias para ajudar a acabar com as brigas por comida em sua casa:

1. **Relaxe quanto às seleções tradicionais de comida.** Uma fatia de pizza, um sanduíche de ovos com salada, cortado em triângulos, ou mesmo as sobras da noite anterior podem atrair mais do que o tradicional café da manhã com pão e manteiga. Meus dois filhos adoram espaguete amanhecido como café da manhã...

   Quando ouço falar em pais que fingem ser indiferentes ou que verdadeiramente não estão interessados no que seus filhos comem ou deixam de comer, sei que eles evitarão batalhas diárias durante as refeições. E você realmente *não* pode obrigar as crianças a comerem nem controlar a fome delas – ou a falta de fome. (Já tentou dar a um bebê mais leite do que ele quer?) Assim, tente evitar lutas de poder por causa de comida. Essa é uma abordagem que não funciona.

2. **Não suponha que seu filho está com fome só porque é hora da refeição.** Antes de colocar comida na frente de seu filho, pergunte: "Você está com fome?". Se ele disser que não, considere seriamente. Se você insistir para que coma quando não tiver vontade, a criança não aprenderá a reconhecer seus próprios sinais de fome.

3. **Concentre-se menos no que seu filho come durante um dia.** Em vez disso, considere o que ele come durante o período de uma semana. Ele pode estar comendo uma porção muito pequena a cada refeição, mas no período estar ingerindo a quantidade necessária de comida.

4. **Sirva muitas porções menores.** Por exemplo, se você geralmente serve ao seu filho de três anos três quadrados de ravióli, reduza isso para um e divida-o em quatro pedaços. Se ele quiser mais, sempre terá.

■ Uma História de Pais: Uma Batata, Duas Batatas

Sobre tentar que as crianças comam refeições nutricionalmente equilibradas, especialmente alimento integral e legumes, um pai lembrou que, quando tinha sete anos, comia apenas uma batata por jantar todas as noites — durante semanas — e nada mais! Ele era uma criança saudável e agora é um adulto saudável. Outra mãe me disse que teve permissão para comer cereais em todas as refeições, durante quase dois anos. "Não ser pressionada a comer torna a hora da refeição mais agradável.", declarou. Ela também sobreviveu e eventualmente superou seu limitado cardápio.

5. **Não force seu filho a comer "só mais uma colherada" para agradar a você.** As crianças naturalmente encontram sua rotina alimentar – a menos que você interfira nesse processo. Evite o "clube do prato limpo" ou se lembrar das "crianças que não têm o que comer". Apesar do que nossos pais pregavam, comer todos os legumes do prato nunca acabou com a fome do mundo.

6. **Não dê tanta atenção às exigências de seu filho.** Freqüentemente, os pais recorrem a qualquer tipo de manobra – incluindo ameaçar, subornar, implorar ou dedicar enormes quantidades de tempo procurando por comidas que consideram agradar ao paladar enjoado de seu filho – apenas para ver seus esforços irem pelos ares.

7. **Introduza gradualmente comidas novas.** Pergunte se seu filho deseja experimentar algo diferente; se ele disser que não, reaja positivamente, dizendo, por exempo: "Ah, eu suponho que você ainda não esteja pronto para experimentar batata assada.". Uma mãe que conheci teve êxito com a psicologia inversa, dizendo: "Você não pode mesmo experimentar. Esta é uma comida para adultos!". De repente, seu exigente filho estava comendo até aspargos!

8. **Não suborne com a sobremesa.** Uma amiga se recusa a usar a sobremesa como recompensa por seus filhos comerem. Em vez disso, ela a serve diariamente às 4 horas da tarde, como um prazer após a escola. Pense nisso. Faz sentido recompensar uma criança por comer uma colherada extra de brócolis para que ela possa ter direito à sobremesa? Comer brócolis não constitui nada de admirável, generoso ou virtuoso!

9. **Saiba que isso também passará.** É como um pai disse, em um de meus seminários, a uma mãe que estava preocupada com a integral devoção de seu filho ao espaguete enlatado: "Quantos homens de vinte e cinco anos

Minimize o Estresse Diário • **29**

de idade você conhece que gostam de espaguete enlatado e quantos só comem isso?"

■ **Uma História de Pais: "Coma Seus Marrons"**

Às vezes, cozinhar com seu filho pode incentivá-lo a comer. Uma mãe, adepta da "comida marrom" (trigo integral, arroz integral etc.), pediu a seu filho de seis anos que a ajudasse a fazer bolinhos de farelo de trigo. Tudo corria bem, até a hora de acrescentar os pedaços de melaços; a criança disse bem alto, com voz de nojo: "Isso cheira a gasolina!".

Bom começo. Mas, da próxima vez, que tal omitir os melaços?

---

13. Ganhe as Guerras da Hora de Dormir

Levar a pequena Julie, de três anos, para a cama na hora de dormir era uma luta constante. Como sua cansada mãe Helen descreveu, todas as noites eram repletas de tons dramáticos e pedidos em voz alta de "só mais um(a)"... minuto, história, copo d'água, massagem nas costas, beijo. Bem depois de as luzes serem apagadas, Julie ainda chamava de seu quarto: "Mamãe, eu preciso que você venha aqui."; "Mãe, eu estou com medo."; "Mamãe, eu estou com sede.".

Poucas crianças gostam de ir para a cama. A mesma criança que em um momento resmunga "Eu estou muito cansado para arrumar a bagunça", repentinamente está bastante desperta e cheia de energia na hora de dormir. Se você quase perdeu as esperanças de que uma transição tranqüila para a hora de dormir seja possível, tente estas estratégias:

Dê um Aviso Prévio

Em vez de anunciar: "Hora de dormir!", dê um aviso de dez minutos finais quando o horário da televisão estiver terminando – e cumpra-o. Ou você poderia dizer com antecedência: "Logo, logo, estará na hora de vestir seu pijama!".

"Se você tomar seu banho agora, teremos tempo para duas histórias hoje à noite. Se preferir brincar durante quinze minutos antes do seu banho, eu só poderei ler uma história. Você decide."

Quando o Tempo Terminar, Seja Firme

Muitos pais se sentem culpados por imporem uma hora de dormir rígida, porque sentem que não passam tempo suficiente com seus filhos. Esquecem-se de que têm uma necessidade legítima de algum tempo só para eles. Tenha em mente que você será um pai ou uma mãe mais eficaz se conseguir ter uma boa noite de sono. Você disse boa-noite e passou pelo ritual. Deixe seu filho saber que depois de você dar o beijo de boa-noite, ele deve permanecer em seu quarto. Uma mãe falou para a filha: "Agora é a hora só do papai e da mamãe.".

Não Tente Forçar o Sono

Ainda que possa insistir para seu filho permanecer em seu quarto e não perturbá-lo, você não pode forçar uma criança a dormir. Você poderia dizer: "Depois que eu dou meu beijo de boa-noite, é minha vez de ficar com o papai. Você pode brincar em silêncio com seus brinquedos, pode ler um livro ou escutar uma música relaxante, mas tem de ficar em seu quarto." Ou no caso de pai ou mãe solteiros: "Agora é a minha hora.". É muito mais provável que seu filho permaneça no quarto se você lhe der algum controle sobre o ambiente dele. Por exemplo: se ele quiser usar uma camiseta em vez de pijama ou se preferir dormir em uma barraca erguida no chão do quarto, seja condescendente. Você também pode providenciar "acessórios" noturnos para mantê-lo entretido – uma lanterna ou uma fita com suas histórias preferidas.

■ Uma História de Pais: O Estratagema do Pijama

Quando Molly, de três anos, declarava: "Eu não vou vestir meu pijama – *nunca mais*"!, sua mãe ficava tentada a responder com uma ameaça. Ela sempre se sentia muito desamparada quando Molly teimava e se recusava a cooperar. Certa vez, ela tentou uma abordagem diferente. Ignorando o que Molly falava, ela simplesmente disse: "Se você colocar seu pijama agora, poderemos ler uma história antes de você ir para a cama.". A declaração simples e objetiva fez Molly aparecer vestida com seu pijama em poucos minutos.

Estabeleça um Entendimento sobre a Privacidade

Um dilema comum que os pais enfrentam é se devem ou não deixar as crianças dormirem na cama com eles. Isso já pode ter se tornado um hábito durante uma doença ou uma onda de pesadelos. Não há nenhuma resposta certa para a pergunta sobre deixar as crianças dormirem em sua cama. Eu acredito que os pais tenham de decidir isso sozinhos. O que eu pergunto é: "Como realmente *você* se sente sobre isso? O que *você* gostaria de fazer?". Alguns pais sentem-se confortáveis com a idéia da "cama familiar". Se isso funciona para você, então está tudo bem. Mas faça isso apenas se você quiser – não porque se sente pressionado por seu filho. E é absolutamente fundamental que ambos os cônjuges concordem com isso! A maioria dos pais simplesmente não quer seus filhos na cama com eles. Podem achar que não há espaço suficiente, que uma criança inquieta os mantém acordados ou simplesmente querem sua privacidade.

Porém a alternativa não é arrastar seu filho para o quarto dele e fechar a porta, enquanto ele chora copiosamente. Se ele está dormindo com você e você quer que ele durma em sua própria cama, tente realizar a mudança gradualmente. Comece com um saco de dormir no chão, ao lado de sua cama, depois passe para o corredor e finalmente para o quarto dele. A maioria das crianças prefere suas próprias camas, depois que passam por esse processo de separação.

Apesar de ser tentador deixar a criança vir para a sua cama quando ela estiver assustada, tente confortá-la no próprio quarto, não no seu. Se ela teve um sonho amedrontador, você pode sentar na cama dela, até que se sinta bem. Pergunte se quer deixar uma luz acesa, se deseja um copo d'água ou se quer um bichinho de pelúcia como companhia.

Afinal, sua meta é evitar que a hora de dormir se torne uma batalha noturna. Conseguindo isso, sua criança pode desenvolver bons hábitos de sono, e você pode ter um tempo só seu ou ir para a cama mais cedo – o que precisar mais!

14. Sobreviva ao Supermercado

Empoleirado no banquinho do carrinho de compras, Jeffrey, de dois anos e meio, agarrou uma barra de doce que tinha arrancado firmemente da prateleira. A mãe, enquanto tentava argumentar com ele, alegou: "Vamos, Jeffrey, querido, devolva o doce, por favor. Você fará isso para a mamãe?". Ele respondeu como uma criança típica: "Não. Eu *quero* o doce.".

A mãe de Jeffrey lançou um olhar embaraçoso para o mar de compradores que a assistia atentamente e tentou novamente: "Por favor, doçura. Agora dê o doce para a mamãe." Ele segurou o doce bem apertado contra seu peito e disse: "Não. É meu!".

Finalmente, ela perdeu a paciência e arrancou a barra de doce dos seus dedos fechados como ferro, enquanto ele esperneava, chutava o carrinho e berrava.

Por que comprar comida é uma fonte de tensão e brigas para pais e crianças pequenas? Bem, do ponto de vista de uma criança, o supermercado é um caleidoscópio selvagem de cores, sons, cheiros e sensações. As prateleiras de produtos coloridos, as fragrâncias da padaria e os longos corredores de cadernos, lápis, brinquedos e personagens de ação representam uma tentação irresistível. E seu filho vê os adultos cheirando os melões, apertando os pães, provando as uvas e pegando os vidros das prateleiras. Por que ele não pode? Esperar que uma criança pequena permaneça tranqüila nesse ambiente é tão irreal quanto levá-la ao circo e esperar que cochile durante o espetáculo.

Aceite o fato de que, se você levar as crianças para fazer compras, não poderá esperar terminá-las em menos de trinta minutos. Porém, há maneiras de ensinar ao seu filho o "comportamento apropriado para supermercado" e até mesmo como se divertir no processo:

- Invente jogos de números e de letras para distrair seu filho de cinco anos. Peça a ele que conte o número de caixas de cereal em uma prateleira ou para lhe falar quantas letras reconhece em um pacote.

- Recrute a ajuda de seu filho de quatro anos para encontrar itens de que você precisa nas prateleiras. Diga: "Por favor, procure a lata com a figura de ervilhas." e "Pegue para a mamãe a caixa azul.". Pergunte: "Você pode achar a marca de suco de laranja que nós usamos?".

- Uma garota de oito anos de idade pode levar uma calculadora eletrônica de bolso para somar os itens à medida que eles são colocados no carrinho de compras. Diga a ela: "Diga-me quando chegar em cem.".

- Peça a seu filho de cinco anos para ajudá-la a tomar decisões. Diga: "Nós temos dinheiro para comprar apenas um tipo de cereal. Você decide: será o azul ou o amarelo?".

- Seu filho de sete anos pode segurar a lista de supermercado e lê-la em voz alta, enquanto caminham pelos corredores.

- Se tiver sorte de fazer compras em um supermercado que tenha carrinhos pequenos, do tamanho das crianças, você achará essa compra muito menos estressante. Sua criança em fase pré-escolar pode se sentir mais adulta e ativa.

A Hora da Fila do Caixa

A expedição semanal às compras pode ser bem demorada. Até mesmo se houver poucas pessoas à sua frente, na fila do caixa, você provavelmente ficará ali pelo menos dez a quinze minutos. Considerando-se que o intervalo médio de atenção de uma criança é uma fração disso, não é nenhuma surpresa que esta última parada seja bastante dificultosa. Aqui estão algumas estratégias de sobrevivência para a fila do caixa:

- Converse com o gerente sobre a implantação de pelo menos uma fila de caixa sem doces e chicletes. Algumas lojas já oferecem essa amenidade, como resultado do pedido de um grupo de pais que solicitou uma zona amigável da família.

- Deixe a criança pegar um livro para colorir ou de atividades enquanto você está fazendo as compras. Diga que ela pode brincar com ele enquanto estiver na fila. Ou traga um livro ou brinquedo portátil de casa especificamente para esse momento.

- Deixe que seu filho de seis anos a ajude a colocar os mantimentos nas sacolas. Ele pode não fazer o trabalho como você ou o empacotador do supermercado, mas, desde que não quebre os ovos ou outros itens frágeis, não pode causar tantos danos. Você também poderia deixar a criança entregar os itens ou cupons ao funcionário do caixa.

Quando tudo der certo, elogie sua criança por fazer um bom trabalho. Você poderia dizer: "Obrigado! Você me ajudou muito.". Preste atenção especial ao comportamento melhorado e faça um comentário sobre isso. Por exemplo: "Eu notei o esforço que você fez para não tocar nas coisas, apesar de ter sido bastante tentador.".

Soluções para as Armadilhas das Compras

Muitos pais de crianças pequenas se deparam com as armadilhas relacionadas a seguir. Se quaisquer destas situações soar familiar para você, então tente as soluções sugeridas:

- Sua criança pequena não quer ficar no carrinho de compras.

  Não faça: Não se envolva em uma guerra de poder no momento em que sua criança estiver tentando pular do carrinho. Crianças pequenas podem ser completamente obstinadas quando querem a liberdade.

  Faça: Estabeleça que ela deve ficar perto de você e não correr de um lado para outro. Se não for possível deixá-la sair do carrinho, traga um brinquedo, livro ou lanche para entretê-la, enquanto você cuida das compras.

- Seu filho continuamente pega itens da prateleira e os coloca no carrinho.

  Não faça: Não caia na armadilha de dizer "não" cem vezes em cada corredor. Isso deixará ambos exaustos.

  Faça: Diga com antecedência: "Você pode pegar as coisas que estão na nossa lista e passá-las para mim?". Se ele pegar outros itens, diga: "Macarrão não está em nossa lista hoje.".

- Seu filho de três anos resmunga e implora incessantemente durante suas compras.

  Não faça: Não ceda às manhas do seu filho apenas para mantê-lo em silêncio.

  Faça: Estabeleça, antes de entrar na loja, que seu filho poderá escolher uma guloseima ou um brinquedo, e apenas isso.

- Seu filho está tendo um ataque de fúria no corredor do supermercado.

  Não faça: Não tente argumentar com ele, suborná-lo ou também ter um ataque de fúria.

  Faça: Tente ficar calma. Saia da loja, se necessário. Mais tarde, faça seu filho lembrar as regras básicas para o comportamento dentro de lojas, depois que ele se tranqüilizar.

15. Dome a Televisão

Antes do nascimento de meu primeiro filho, vi um de meus sobrinhos estatelado em frente à TV em uma espécie de transe. Quando tentava falar com ele, não respondia – eu era literalmente ignorada. A cena deixou uma impressão profunda em mim. Assim, sempre que eu sentia que a televisão tinha começado a assumir muita importância nas vidas de meus filhos, convocava uma reunião familiar e dizia aos meninos que haveria uma nova regra sobre a TV: só seria permitido assistir à TV nos finais de semana. Eu explicava minhas razões e escutava as perguntas e objeções deles. Mas eles puderam ver como realmente eu me sentia com essa situação e perceberam que nem mesmo pressionada eu mudaria de idéia. Para minha surpresa, eles aceitaram a nova regra com muito menos relutância do que eu estava esperando.

Para resolver situações parecidas, aqui estão algumas sugestões para racionalizar o tempo diante da TV em sua casa.

Reforce Seus Valores

Assista à TV com seus filhos, usando a oportunidade para comunicar seus valores, expressando opiniões indiretamente. Por exemplo, comente o comportamento de um personagem da TV: "Parece que essa moça está sendo muito irresponsável sobre a segurança do amigo dela!" ou "Essas crianças estão humilhando aquele menino. O que vocês acham que ele deveria fazer?".

Se há um filme polêmico que suas crianças estão loucas para ver, assista com elas (mesmo que não queiram sua presença) e depois pergunte sua opinião sobre o filme. Se você tem qualquer dúvida sobre a adequação do conteúdo do filme para suas crianças, verifique. Quando você assistir a um programa de TV ou a um filme com crianças mais velhas, não faça sermões sobre a violência ou imoralidade do filme, mas pergunte o que elas pensam das ações e decisões dos personagens. Você poderia perguntar casualmente: "Aquela situação parece real? Você recomendaria esse filme? Por quê? O que você faria naquela situação?". Perguntas como essas extraem informações das crianças, possibilitando-lhe ter uma visão de como elas pensam, e ajudando você a transmitir seus valores – desde que não faça sermões e realmente escute quando elas responderem.

Limite as Horas de TV

Você não tem de ir ao extremo de proibir completamente a TV. O que você *precisa* fazer é limitar o quanto e a que seus filhos assistem – especialmente as crianças pequenas. A TV tem efeito tão prejudicial à sua saúde mental e física que a Academia Americana de Pediatria recomenda que crianças com menos de dois anos de idade não assistam a ela de forma alguma, e que crianças mais velhas sejam limitadas a um máximo de dez horas por semana. Embora eu encoraje os pais a manterem o aparelho de TV fora do quarto das crianças, muitos deles discordam veementemente dessa prática. De acordo com a Fundação Família Kaiser, 53% das crianças norte-americanas têm um aparelho de TV em seus quartos.

Mantenha a Sua Palavra

Quando Marilyn não permitia que sua filha de oito anos assistisse a um programa de televisão que ela considerava muito violento, a filha reagia furiosamente. "Jennifer me fazia sentir como a pior mãe do mundo.", recorda Marilyn. "Ela dizia que era a única em sua classe que não tinha permissão para assistir àquele programa, e todos comentavam isso na escola. Ela se sentia excluída e boba, e por isso me chamava de má e dizia que eu a tratava como a um bebê."

Esse pode ser um momento difícil para os pais. Você é motivado por amor, mas seu filho considera-o uma pessoa odiosa. Essa mãe pensou que poderia ajudar, explicando para sua filha por que o programa estava fora da programação de TV de sua casa. Foi uma tarefa em vão. Quanto mais a mãe explicava, mais Jennifer lutava para fazer com que ela mudasse de idéia. Eu disse para essa mãe que declarasse a regra claramente, sem tentar explicar, e visse o que aconteceria. O seguinte diálogo aconteceu:

> **Jennifer:** Você simplesmente está sendo malvada. Todo mundo da escola assiste ao programa, menos eu. Você não quer que eu tenha amigos.
> **Mãe:** Nós não assistimos a programações violentas de televisão nesta casa.
> **Jennifer:** Por favor, mãe!
> **Mãe:** Jennifer, eu sei que você gostaria que eu cedesse, mas não mudarei de idéia. Assistir a esse programa *não* é uma opção.

Às vezes, você deve apenas declarar sua decisão e então permanecer irredutível, apesar do desespero de seu filho. Ele pode ficar furioso, mas você precisa exercitar sua autoridade.

Cultive o Hábito da Leitura

Não caia na onda da multimídia. Ouço muitos pais expressarem a opinião de que os livros já perderam a guerra contra o entretenimento eletrônico. Esses pais alegam que, quando têm opção, as crianças sempre escolhem TV, filmes, computadores e jogos eletrônicos em vez de livros. Eu discordo. Nunca houve um mercado tão variado e estimulante de livros para crianças de todas as idades. E os livros estão vendendo!

Também descobri que, quando uma criança gosta de ler, ela *lerá*, não importa o que mais aconteça. Fiquei impressionada com a história de uma criança que amava tanto o livro de Roald Dahl, *James and the Giant Peach*, James e o Pêssego Gigante, que se recusou a assistir a versão filmada. "Eu já imaginei todos os personagens", ela disse, "e não quero estragar isso.". E também fiquei emocionada com o extraordinário fenômeno *Harry Potter*, que provou que as crianças ainda podem ser atraídas pela magia dos livros, mesmo em nosso mundo de alta tecnologia no qual tantas crianças parecem permanentemente grudadas a uma tela.

Acredito que o amor à leitura seja um dos maiores legados que podemos deixar as nossas crianças. Jim Trelease, autor de *The Read-Aloud Handbook*, O Manual da Leitura em Voz Alta (Londres: Penguin Books, revisado 2001), ensinou inúmeros pais, professores e administradores a ajudarem suas crianças a se apaixonar por livros. Para os pais que alegam ser muito ocupados para lerem para seus filhos, ele escreve: "Se os norte-americanos não tivessem tempo algum, as videolocadoras teriam pedido falência, haveria apenas dez canais de TV, um aparelho de TV para cada casa e os estacionamentos dos shoppings estariam quase vazios. Temos tempo para o que valorizamos. As pessoas que encontram tempo para ler para seus filhos têm as mesmas 24 horas diárias que as que não têm tempo algum, mas assistem ao seu time favorito na TV ou à novela da tarde que elas gravaram, falam ao telefone por 35 minutos e encontram tempo para dar uma passadinha no shopping."

Controlar o tempo diante da TV é uma batalha difícil que exige mais do que muitos pais estão dispostos a investir. Porém, inúmeros estudos relacionaram a TV com o sucesso acadêmico, demonstrando um fato que pode motivar muita gente a limitar a quantidade de tempo devotada a ela: os que mais assistem à TV são os que menos alcançam os objetivos escolares.

16. Não Seja Pego pela *WWW...*

Hoje, cada vez mais, os pais encaram "tecnoterrores". Não é somente a TV: há o computador e os vídeo games, também. E, enquanto o preço pago pela juventude de meus filhos por assistirem à TV era apenas o entorpecimento mental, atualmente o cardápio inclui sexo e violência virtuais – sem mencionar os sérios perigos dos predadores reais, vivos que as crianças enfrentam.

Os pais têm de ser especialmente vigilantes, expressarem as regras clara e firmemente e reforçarem freqüentemente seus valores.

As sugestões seguintes ajudarão neste dilema tão difícil:

- **Mantenha o computador em uma área aberta.** Não coloque um computador no quarto de seu filho. Se fizer isso, perderá todo o controle. As crianças podem querer jogar vídeo games e navegar na Internet o dia inteiro, o que as torna passivas e isoladas, e você não poderá controlar sua exposição delas ao computador.

- **Controle o acesso delas.** Mantenha-se atento ao que suas crianças estão fazendo no computador, especialmente quando estão na Internet. Pornografia, ódio e violência são um pandemônio. Mesmo com o Net Nanny ou outros softwares de bloqueio à world wide web, as crianças hoje são tão espertas nos computadores que podem anular seus melhores esforços. Você tem de prestar atenção. Coloque o computador no escritório ou na sala onde todos têm acesso e você possa falar com elas – e vice-versa – sobre o que estão fazendo on-line.

- **Fique no comando.** Apesar de o nosso universo de alta tecnologia evoluir mais rápido do que qualquer pessoa possa imaginar, ainda é você que deve estar no comando, não suas crianças. Esperar que elas mesmas limitem o próprio acesso a todos os novos dispositivos eletrônicos excitantes é como pedir que se comportem quando são deixadas sozinhas em uma loja de brinquedos. Mimi Doe, em *Busy But Balanced*, Ocupado, mas equilibrado (Griffin Trade Paperback, 2001), tem muitas sugestões para aumentar a intimidade familiar longe da tela onipresente. Uma dica: "Crie um 'horário não-tecnológico' em sua casa e desligue os computadores, DVDs, gameboys, TVs, telefones, playstations, fax e walkmen. O tédio das crianças tem seu lado positivo – é a partir dele que a criatividade flui, que a voz interna das crianças pode ser ouvida, finalmente.".

A seguir, temos uma lista de dicas importantes para os pais ajudarem suas crianças a usarem a Internet com segurança:

- Certifique-se de que as crianças não gastem todo seu tempo no computador. Faça com que interajam com outras pessoas, não apenas com a tela.

- Mantenha o computador em uma área visível e de bastante movimento da casa.

- Aprenda a usar e operar o computador.
- Veja aonde suas crianças vão enquanto estão on-line – navegue junto na Rede.
- Tenha certeza de que suas crianças se sentem confortáveis para fazer perguntas para você.
- Mantenha as crianças longe de salas de bate-papo não-monitoradas ou IRCs (Internet Relay Chats).
- Discuta bastante com as crianças sobre as atividades on-line de que elas gostam.
- Discuta essas regras com suas crianças.
- Ajude-as a encontrar um equilíbrio entre o tempo dedicado ao computador e outras atividades.
- Tente conhecer os "amigos on-line" do seu filho, da mesma forma que você conhece todos os outros amigos dele.
- Advirta-os de como as pessoas podem não ser o que parecem.
- Lembre-se de monitorar o cumprimento dessas regras.
- Não armazene senhas ou informações de cartão de crédito no seu computador.
- De vez em quando, verifique os arquivos de cache, histórico e os arquivos provenientes de downloads do seu computador. Deixe seus filhos saberem que você fará isso.

Adaptado de: *The Parent's Guide to Protecting your Child in Cyberspace*, de Parry Aftab (Nova York: McGraw-Hill Professional Publishing, 1999).

17. Valorize as Tarefas Domésticas

Uma das reclamações freqüentes que ouço de pais é que as crianças hoje não estão fazendo as tarefas domésticas da maneira como eles se lembram de fazer quando eram jovens. Essa constante fonte de frustração torna-os rabugentos, principalmente quando constatam que as crianças resistem a essas tarefas ou então as ignoram. Muitas vezes, nós, pais, podemos nos fixar em questões de limpeza e tarefas domésticas, excluindo outros valores. No entanto, a maioria dos pais provavelmente concordará que não é um sinal saudável quando uma criança se torna obcecada por limpeza. Imagine como você reagiria se seu filho entrasse na cozinha e dissesse: "Ei, mãe, este lugar está cheio de panelas e pratos sujos. Deixe-me lavá-los imediatamente para você.".

Crianças raramente compartilham de nossa paixão por camas perfeitamente arrumadas ou chãos que não estejam cobertos de brinquedos. Elas simplesmente parecem não se preocupar com a bagunça que fazem. Ao ordenarmos constantemente que "arrumem sua cama... recolham seus brinquedos... recolham o lixo...", a maioria das crianças tende a ser resistente e não-cooperadora.

Não estou dizendo que tarefas domésticas sejam menos importantes ou irrelevantes. O que defendo é dar às tarefas domésticas sua real importância.

Faça a Conexão

Considerando que as crianças aprendem valores importantes fazendo coisas úteis, podemos conseguir o máximo a partir de seu genuíno desejo de se sentirem necessárias. Fazemos isso quando estabelecemos uma conexão entre as tarefas domésticas que executam e a real contribuição que essas tarefas trazem à vida da família. Mesmo crianças pequenas, de dois anos, podem ordenar cores, pares de meias, colocar roupas no cesto, ajudar a recolher e a jogar papéis fora etc. Nessa idade, elas adoram "trabalhar" ao seu lado e ainda não perceberam que as tarefas domésticas podem ser tediosas. Crianças em idade pré-escolar podem ajudar a preparar uma comida simples, a arrumar a mesa, a recolher as folhas, a usar a pá de lixo ou a varrer. Crianças de escola primária podem ensinar os irmãos mais novos, além de aprenderem a usar a lavadora de louça ou de roupa.

As crianças rapidamente compreendem a diferença entre tarefas domésticas superficialmente impostas – "trabalho secundário" – e tarefas que são realmente significativas. Por exemplo: se você pedir a sua filha para comprar um litro de leite no caminho de volta da escola, porque você tem de trabalhar até mais tarde e não terá tempo para ir ao mercado, ela poderá ver facilmente que essa tarefa satisfaz a uma real necessidade: o leite para o café da manhã do dia seguinte. Por outro lado, ela poderia achar que arrumar a cama ou dobrar as roupas antes de colocá-las nas gavetas é um trabalho secundário, que não alcança nenhum propósito significativo.

Certa mãe tentou fazer essa conexão com o filho em idade pré-escolar, que reclamava e sempre protelava quando era hora de arrumar os muitos brinquedos, quebra-cabeças e livros, espalhados por todo o chão:

Mãe: Ronnie, pode me dizer por que eu o chateio, sempre que peço para você arrumar o quarto de brinquedos?

Ronnie: Sim. Porque você gosta de me perturbar.

Mãe: Hummm. Sua professora pede para você guardar seus brinquedos depois que termina de brincar?

Ronnie: Sim...

Mãe: Bem, eu imagino o que aconteceria se ninguém recolhesse os brinquedos na sua escola.

Ronnie *(rindo)*: Eles ficariam empilhados até o teto! A gente nem conseguiria entrar lá!

Para reforçar a mensagem, quando as crianças são pequenas, você pode fazer conexões simples entre tarefas e benefícios. Você poderia dizer: "Por favor, coloque o suco na geladeira para que não estrague.". Melhor ainda, pergunte a elas o que acham que aconteceria se uma tarefa fosse negligenciada: "O que você acha que aconteceria com o sorvete se nós esquecêssemos de colocá-lo no congelador?... Com as migalhas, se fossem deixadas na mesa de um dia para o outro?... Com os pratos, se nós não os lavássemos?".

Mas não repita sua ordem. Peça uma vez, deixe as conseqüências claras, e então permita que seus filhos as experimentem. Se o suco ficar fora da geladeira durante a noite, você poderá dizer: "Eu sei que você adora tomar seu suco pela manhã, mas o suco estragou porque não foi colocado na geladeira ontem à noite.".

Não se Esqueça de Dizer "Obrigado"

Todos nós gostamos de ouvir que nossas ações tornam a vida das outras pessoas mais fácil ou mais feliz. As crianças não são diferentes. Quando arregaçam as mangas para o trabalho, deixe que saibam que você aprecia isso. Tente ser específico em seu elogio e não diga apenas: "Você é tão útil!", mas "Quando você me ajuda a lavar os pratos é muito mais rápido e temos mais tempo para ler juntos.".

Sempre que possível, reforce em palavras que a tarefa realmente faz uma diferença significativa, permitindo que suas crianças vejam a própria casa como um lugar onde as pessoas realizam tarefas para ajudar umas às outras.

18. Acabe com o Mau Humor

Todas as crianças têm mau humor de vez em quando. Se você estiver tendo um dia ruim, pode ser penoso escutar choro, gemidos e reclamações. Mas você pode tornar sua vida mais fácil, aliviando a ansiedade de seu filho e negociando habilmente com seu mau humor. As seguintes situações são típicas de momentos de mau humor que os pais experimentam com seus filhos, junto com maneiras práticas e simples para lidar com esses momentos.

Situação 1: "Ninguém Gosta de Mim"

Sua filha de sete anos está andando desconsoladamente pela casa. Quando você lhe pergunta o que está errado, ela responde com um resmungo: "Ninguém gosta de mim.".

Reação Ineficaz: Você pode acreditar que essa declaração é infundada, já que ela normalmente é muito sociável, e sua primeira reação poderia ser: "Não seja absurda! Você tem muitos amigos.". Porém, sua filha certamente não se sentirá melhor, e provavelmente ficará aborrecida com você por não ter dado nenhuma credibilidade à reclamação dela.

O que Você *Pode* Fazer: Verifique o que realmente está acontecendo. Por que sua filha está se sentindo tão aborrecida? O que aconteceu para fazer com que ela declarasse tão enfaticamente que ninguém gosta dela? Às vezes, as reclamações são um modo indireto de extrair informações... Mas não negar as palavras dela dará à sua filha a oportunidade de usar você como uma caixa de ressonância. Você poderia responder amigavelmente: "Você parece tão triste." Isso abrirá a porta para que ela conte o que está se passando em sua mente. E nada desarma mais um mau humor do que a empatia.

Situação 2: "Eu Estou Entediado"

Ultimamente, parece que seu filho de oito anos sempre está mal-humorado por alguma coisa. Ele freqüentemente fica amuado e se queixa de estar entediado. Não importa o que você sugira, ele rejeita, dizendo: "Isso é chato!" ou "Eu não quero fazer isso.".

Reação Ineficaz: Você continua sugerindo atividades, esperando encontrar uma que seu filho aceite. Quando isso não funciona, você fica tão frustrado que lança mão de ameaças, como: "Se você não melhorar o humor, eu vou cancelar nosso passeio ao jardim zoológico neste final de semana.".

Tentar achar algo que seu filho ache interessante pode consumir muito do seu tempo e paciência. Às vezes, um mau humor é apenas um mau humor. Ameaças nunca ajudam a mudar para melhor o humor de uma criança. O mais provável é que as ameaças tornem seu filho mais confrontador e aumentem ainda mais o mau humor.

O que Você *Pode* Fazer: Exclua-se da situação. Não é trabalho seu ser o diretor de entretenimento de suas crianças. Quando eu era criança, minha mãe usava a seguinte estratégia, com grande efeito: às vezes, eu ficava de mau humor, e minha mãe não era particularmente tolerante quanto a isso. Ela dizia: "Só porque você está mal-humorada, isso não significa que eu também tenha de ficar assim. Por que você não volta quando se sentir bem?".

A abordagem da minha mãe funcionava. Ela não estava ordenando que eu deixasse de ficar de mau humor. Ela estava dizendo que eu poderia ficar amuada e mal-humorada o quanto quisesse, mas não na presença dela. Como meu principal motivo para ficar assim era chamar a atenção dela, não havia mais motivo de eu ficar resmungando pela casa.

Situação 3: Guerra de Poder à Vista

Sua filha de quatro anos está furiosa com você. Ela quer sair e brincar, mas você falou que ela deve guardar os brinquedos primeiro. Você pode sentir uma disputa pelo poder à vista quando vir sua cara amarrada.

Reação Ineficaz: Você está frustrada; não entende por que ela não pode simplesmente fazer o que você diz, assim poderia prosseguir com suas atividades. Você diz a ela: "Se você tivesse começado a recolher seus brinquedos dez minutos atrás, quando eu pedi pela primeira vez, agora estaria lá fora brincando.". Embora isso possa perfeitamente fazer sentido para você, sua filha não entenderá a lógica. Na realidade, isso pode fazer com que ela se torne mais inflexível ainda.

O Que Você *Pode* Fazer: Perceba que uma tarefa aparentemente simples, como recolher os brinquedos, pode parecer gigantesca e interminável para uma menina de quatro anos. Tente fazer um jogo com o que para ela se parece com uma tarefa doméstica. Você poderia pegar um cronômetro e dizer: "Vamos apostar uma corrida. Eu apanharei os livros e você colocará as roupas sujas no cesto; veremos quem terminará primeiro.".

Até mesmo quando você responde de maneira adequada, como esses exemplos sugeriram, não espere que o mau humor sempre desapareça como magia. Nem toda situação é tão simples. Às vezes, o tempo é o melhor remédio. Porém, se você considerar esse momento especial para parar e ser sensível ao que seu filho está experimentando, pode contribuir com a melhora do humor dele.

Preste Atenção no Seu Próprio Humor

Não se esqueça: as crianças copiam o nosso comportamento. Se tendemos a reclamar muito e somos facilmente atingidos pelas decepções da vida, há muita chance de que nossos filhos imitem nossas ações. O contrário também é verdadeiro. Por exemplo, imagine as seguintes situações:

- O encanador não apareceu no horário marcado e você teve de esperar a manhã inteira.

    Não Pense: "Ele acabou com o meu dia."
    Pense: "É tão chato quando as pessoas não aparecem a um compromisso que marcamos."

- Um caixa de banco foi rude com você.

    Não Pense: "Como ele ousa falar comigo desse modo? Vou denunciá-lo ao gerente."
    Pense: "Acho que ele está tendo um dia ruim."

- Seu amigo cancela um almoço.

    Não pense: "Ele obviamente não se preocupa comigo ou com minhas necessidades."
    Pense: "Estou aborrecida por não vê-lo, mas podemos agendar outro almoço."

19. Acabe com a Enrolação

"Enrolar" é tão natural para as crianças pequenas quanto respirar. Enquanto os pais tendem a se concentrar no futuro e a realizar coisas, as crianças pequenas vivem o momento e permanecem totalmente absorvidas no que estão fazendo. Quando você pede para seu filho se apressar, isso soa apenas como mais um ruído do ambiente.

As crianças simplesmente não compartilham de nossa urgência com horários. Afinal, as crianças pequenas sequer conseguem ler as horas, quanto mais controlá-las. Muitas crianças lutam com transições, especialmente quando envolvem separação. Dizer adeus para pais e amigos é difícil para elas, mesmo se gostam de ir à pré-escola ou estão esperando o lanche que recebem depois que voltam para casa. Embora as crianças deliberadamente não criem problemas para nossos horários cuidadosamente planejados, enrolar é a maneira que têm de passar o tempo. Também é um modo de se sentirem no controle e de nos manterem concentrados nelas.

Qual é a solução? Se você puder ajudar seu filho, conseguirá também satisfazer às suas próprias necessidades – e isso pode nem mesmo requerer muito tempo. Aqui estão sete maneiras de fazer isso:

- **Seja compreensivo.** Reconheça que a atividade que seu filho está realizando é importante para ele. Diga: "Eu gostaria muito que nós tivéssemos mais tempo para brincar com seus brinquedos. Parece divertido. Mas, nesse exato momento, seus amigos estão esperando por você na escola.".

- **Remova os obstáculos.** Às vezes, as crianças não conseguem prosseguir porque estão indecisas entre muitas opções. Se levar muito tempo para seu filho escolher uma história na hora de dormir, retire os títulos que ele nunca pede e doe-os a uma biblioteca ou a um hospital infantil local. Isso ajudará seu filho a se concentrar em seus títulos favoritos.

- **Dê um aviso.** Crianças que estão ocupadas não podem parar instantaneamente. Poder antecipar um evento os ajuda a mudar o ritmo. Avise seu filho de que ele tem mais cinco minutos para guardar os blocos e depois ajuste o cronômetro do microondas. Quando o alarme soar, está na hora de terminar a atividade.

- **Brinque de ganhar-do-relógio.** Para crianças pequenas, use o cronômetro regressivamente. Diga a seu filho pequeno ou em fase pré-escolar: "Eu aposto que você não consegue se lavar, vestir seu pijama e entrar debaixo do edredom antes do cronômetro tocar!". As chances de ele fazer tudo em um instante são altas.

- **Ofereça opções.** Digamos que sua filha de dois anos não queira deixar de assistir a um vídeo, embora a família precise ir até a casa da vovó. Diga a ela que há dois modos de entrar no carro: pulando em um pé só ou sendo carregada por você. Oferecendo a escolha, ela provavelmente irá pulando em um pé só.

- **Inverta as posições.** Deixe seu filho mandar em *você*. Em vez de tentar tirar seu filho de cinco anos da cama todas as manhãs, compre um despertador exclusivo e diga para acordá-la quando ele despertar. Isso funciona como mágica. Assim que ele tem a chance de estar no comando, pára com sua rotineira "enrolação" matutina.

- **Acompanhe o ritmo.** De vez em quando, suspenda sua agenda. Em vez de apressar sua filha a sair do parque, deixe-a balançar até que *ela* diga que está na hora de ir. Tente dizer alguma coisa que você raramente diz, como: "Querida, fique o tempo que quiser. Não estou com pressa, hoje." Se você deixar seu filho ocasionalmente determinar o ritmo, é muito mais provável que ele coopere quando seus planos não combinarem com os dele.

20. Pratique a Consistência

Em um mundo perfeito, nós, pais, sempre seríamos completamente consistentes sobre nossas regras. Mas a vida com crianças é bagunçada e os pais são apenas humanos. A consistência é uma meta maravilhosa e você obviamente será mais eficaz se não anunciar uma regra em um dia e quebrá-la no dia seguinte. Porém, quando você está exausto, triste, distraído ou estressado, as regras são mais difíceis de ser cumpridas.

A chave para a consistência é evitar momentos de exasperação ou fadiga que o levem a desistir e declarar a inútil frase "só desta vez". Um exemplo: Myra tinha uma regra clara sobre sua filha Janet, de oito anos: ela não tinha permissão para ir até a loja sozinha. Janet não gostava dessas regra, porque queria ser mais independente, mas Myra não se sentia confortável permitindo que a filha atravessasse a movimentada rua entre sua casa e a loja. Porém um dia, quando Myra estava ocupada com um bebê doente e Janet continuava a importunar, ela concordou porque não teve forças para discutir. "Você pode ir", ela falou para Janet, "mas esta é a única vez. Não pense que vou começar a deixá-la fazer isso regularmente."

O que você acha que aconteceu? Uma vez que Myra tinha aberto a porta, Janet não quis que ela fosse fechada novamente. A regra tinha sido efetivamente abolida. Myra pagou um preço alto por sua inconsistência.

A consistência é especialmente importante no cotidiano. As rotinas previsíveis ajudam a diminuir o caos, especialmente quando várias crianças estão envolvidas. Isso torna a vida de todos muito mais fácil, pois as crianças não somente sabem o que podem esperar, com também contam com você para impor as regras domésticas.

Não confunda consistência com rigidez. Haverá ocasiões em que você talvez queira fazer uma exceção e pode fazê-la, sem parecer um pai "fraco" ou "mole". Você poderia dizer: "Hoje à noite vamos quebrar nossa regra sobre nenhuma TV antes de dormir, porque será exibido um especial sobre chimpanzés ao qual todos vamos assistir.".

É muito difícil ser consistente, mas nossa inabilidade em realizar o que dizemos arruína nossa credibilidade com nossos filhos. Se ameaçamos e não cumprimos ou não agimos quando as regras da casa são quebradas, as crianças deixam de nos levar a sério. Muitas crianças até admitem que se sentem mais seguras e amadas quando seus pais gastam tempo e se dão ao trabalho de impor as conseqüências para mau comportamento.

Não há nenhuma dúvida de que é um grande objetivo "dizer o que você vai fazer e fazer o que você disse", mas todos sabemos que é mais fácil falar do que fazer. Porém a luta vale a pena, pois ninguém quer ser como a mãe de cujo filho ouvi declarar: "Ah, sim, ela sempre diz que eu perderei meus privilégios de final de semana se eu não cumprir o horário de entrar em casa, mas normalmente consigo dobrá-la!".

Bob, um pai solteiro presente em um de meus seminários, lutava para ser consistente. Admitiu que permanecer consistente era às vezes muito desgastante, especialmente no final de um longo e estressante dia de trabalho. Quando seus filhos ignoravam seus pedidos ou negligenciavam suas tarefas domésticas, ele se aborrecia e dizia às crianças que suspenderia a TV durante uma semana. Porém, assim que chegava a hora do programa favorito das crianças, elas se desculpavam, imploravam e prometiam que seriam boas. E elas eram mestras na persuasão.

"Pai, nós realmente sentimos muito. Prometemos que agiremos correta-
mente na próxima vez. Por favor, apenas dessa vez, deixe-nos assistir ao programa. Esta noite é o último episódio do ano dos Simpsons."

O pai finalmente cedia, muito cansado para lutar: "Ok, mas esta é a última vez. Da próxima vez que vocês não fizerem suas tarefas domésticas, eu
suspenderei a TV durante duas semanas."

"Obrigado, pai, você é o melhor!" Por um momento ficaram felizes e
supercarinhosos – mas aprenderam que, quando o pai diz não, realmente
quer dizer "bem, talvez".

Querer dizer realmente o que você diz é a base para ser consistente –
portanto, se você não se sente seguro quanto a sua posição, terá dificuldades
para permanecer firme. Pare e pense primeiro: é uma ameaça o que eu realmente quero enfatizar para eles? Para ser consistente, você tem de se sentir seguro o suficiente para assumir o papel de autoridade. As crianças não
respeitarão mais o que você diz, se disser sim em um dia e não no dia seguinte para o mesmo mau comportamento.

21. Estabeleça Rituais e Tradições

Eu gosto de chamar os rituais de "a zona de conforto familiar". Essas atividades repetidas, sejam uma canção da hora de dormir ou um telefonema de sábado à noite para a vovó, ajudam as crianças a se sentirem conectadas e
seguras. Rituais são a cola que une as famílias. Freqüentemente, os rituais se
tornam a base das histórias familiares para o resto da vida: "Lembra-se de
como jogávamos adivinhação na mesa de jantar?". Muitas vezes, os rituais são
passados de uma geração para outra. Um pai, em um de meus seminários,
descreveu como preparava as rabanadas para a família aos sábados pela manhã,
da mesma maneira que seu pai fazia quando era jovem.

Às vezes, os rituais surgem de momentos aprazíveis. Uma mãe me contou como a mãe dela a acordava todas as manhãs cantando *You are my sunshi-
ne* (Você é o meu sol). Outra descreveu o ritual da construção do boneco de
neve, seguido de um belo chocolate quente. Essa era uma de suas recordações
mais preciosas. Um homem descreveu o ritual anual do dia de abertura do es-
tádio de beisebol, complementado com cachorros-quentes e refrigerantes –
comidas geralmente proibidas. Ele fez desse passeio uma rotina anual com
seus filhos. Os pais também descrevem rituais religiosos, tão essenciais à sua
infância – e querem que seus filhos também experimentem —, como assistir

a um culto religioso, caminhar até o shopping aos domingos pela manhã ou o jantar especial de Sabbath de sexta-feira à noite, tradição da religião judaica.

■ Crie um Ritual para a Hora de Dormir

Um dos rituais diários mais importantes acontece na hora de dormir. Ele pode ajudar a diminuir o ritmo de seu filho e reduzir a ansiedade que freqüentemente surge nessa hora. Você poderia dar um banho nele e em seguida contar uma história. Ou brincar com algum jogo, aconchegá-lo na cadeira de balanço, cantar sua canção favorita, enquanto massageia suas costas. Realmente não importa o que você faça, contanto que o faça constantemente e na mesma ordem. Não deixe de lado as coisas rotineiras. Pular páginas da história ou contar superficialmente a parte do monstro apenas adiarão o sono, com os protestos de seu filho. Além disso, a criança sentirá como se tivesse sido ludibriada.

Os rituais da hora de dormir podem ser um modo precioso de se relacionar com sua criança sem interrupções externas.

Examine o curso normal dos eventos, e veja se você consegue identificar os rituais e tradições de sua família. Aqui estão algumas possibilidades que podem ser consideradas:

- Vocês têm algum local de férias favorito que visitam todos os verões?

- Como sua família comemora os aniversários?

- Um passeio rotineiro depois do jantar faz parte da sua rotina de verão?

- No Natal, você dá um passeio para olhar as luzes e as decorações das casas das pessoas?

- Você toma parte dos grandes jantares de feriados com toda a família reunida?

- Em noites de inverno, você faz chocolate quente ou estoura pipocas e conta histórias assustadoras?

- Sua família tem canções, rimas ou declarações que são repetidas freqüentemente?

- Você tem um modo especial de se despedir quando deixa as crianças na escola?

Recentemente ouvi Caroline Kennedy Schlossberg falar sobre o modo especial como ela e o irmão celebravam o aniversário de seus pais. Cada um escolhia um poema para recitar de memória. Embora ela se lembre de todas as brigas que isso causava entre eles, agora, adultos, cada poema traz uma lembrança especial para eles.

Rituais e tradições familiares podem ser qualquer coisa que você deseja que eles sejam. Eles representam seu modo próprio de celebrar sua união e fortalecer a zona de conforto na qual seus filhos vivem.

PARTE 3

■

Dando Suporte sem Pairar sobre Seus Filhos

22. Não Seja um Pai/Mãe-Helicóptero

Certa vez, uma mãe me disse: "Meu filho não tem cuidado com nada. Tenho de me preocupar por nós dois.". Se seu filho é uma criança pequena ou um adolescente, é natural você querer ajudar quando ele estiver em uma situação difícil. Mas, freqüentemente, queremos tanto impedir que nossas crianças experimentem as conseqüências de negligenciar as tarefas domésticas, esquecer uma tarefa escolar ou ser irresponsáveis, que pairamos sobre eles como helicópteros, prontos a salvá-los no primeiro sinal de dificuldade. É muito tentador para os pais fazerem para as crianças o que elas podem fazer sozinhas.

Quando fazemos isso, nossa ansiedade é aliviada temporariamente, mas isso não torna as crianças mais fortes ou mais auto-suficientes. Aprender a se manter afastado quando se está louco para interferir pode requerer um autocontrole enorme, mas pode ser a melhor forma de generosidade e amor.

Assim, antes de correr para ajudar seu filho, pare e faça a seguinte pergunta: "Eu realmente preciso fazer alguma coisa? O que acontecerá se eu *não* o lembrar de trazer o livro de História para casa?". Algumas vezes, o que sua criança realmente precisa é de uma negligência benigna, como as indicadas na seguinte lista do que deve e do que não ser feito para ensinar independência aos nossos filhos.

Uma História de Pais: A Mãe Superprotetora

Quando a mãe de Jody soube que a filha de sua vizinha estava zombando de Jody, ficou tão enfurecida que esteve a ponto de apanhar o telefone e ligar para a vizinha e dizer alguns desaforos. Felizmente, outras mães presentes no seminário fizeram com que ela mudasse de idéia, sabendo que era melhor deixar as meninas cuidarem disso sozinhas.

Às vezes, nossas próprias recordações de dores e rejeição que sofremos quando éramos jovens nos faz querer interferir e proteger nossas crianças de dor semelhante. Essas recordações podem nos fazer ir além da empatia, mas precisamos perceber que os jovens são bastantes instáveis e menos hábeis para guardar rancores. A menina que xinga sua filha hoje pode ser a mesma que compartilhará segredos com ela amanhã.

O Que Não Deve Ser Feito para Ensinar Independência

Às vezes, o que nós, pais, não fazemos é tão importante quanto o que fazemos:

- Não se ofereça prontamente a intervir sem antes dar a seu filho uma chance de resolver as coisas por si mesmo. Resolver o problema para a criança poderia fazer *você* se sentir bem, mas, quando você autoriza seu filho a descobrir soluções sozinho, *ele* se sente bem. Além disso, você sempre pode ajudar depois, se realmente for preciso.

- Não se atormente imaginando os "e se". Aceite o fato de que a vida é incerta. Sempre haverá situações que você não poderá controlar.

- Não tire conclusões precipitadas. Se seu filho fala que o professor o reteve no recreio, não diga: "Estou certa de que você deve ter feito algo para merecer isso.". Em vez de assumir que a criança está errada ou culpar o professor, escute a explicação de seu filho primeiro, sem fazer comentários, e então pergunte o que ele acha que você pode ou deve fazer para resolver a situação.

- Não diga a seu filho que é tolice se sentir triste quando se tem um problema. Não ajudamos as crianças a lutarem e vencerem oprimindo suas emoções fortes. É melhor ensinar que sentimentos incômodos são normais. Se você pode aceitar os sentimentos de suas crianças, elas se sentirão seguras para irem até você quando elas estiverem chateadas.

- Não pressione seu filho a lidar com problemas que estão além da sua habilidade. Ensinar independência não significa forçar sua criança a lidar com situações que a amedrontem. Evite dizer coisas como: "Você é uma menina grande; não deveria estar assustada!" ou "Garotas com sete anos devem cuidar de si mesmas no ônibus escolar.". Respeite o ritmo e as habilidades de sua criança.

O Que Deve Ser Feito para Ensinar Independência

Você pode nutrir a independência colocando os seguintes princípios em prática:

- Deixe as conseqüências ensinarem. Resista ao desejo de reclamar, avisar e dar sermão. Você deve aceitar que sua criança está tropeçando ou está cometendo um erro, pois isso faz parte do crescimento. A maioria de nós aprendeu muito mais com as conseqüências do que com todas as advertências com as quais nossos pais nos bombardearam.

- Ofereça orientação em lugar de soluções quando sua criança reclamar de um problema. Faça perguntas como: "O que você gostaria de dizer àquela pessoa?" ou "O que você pode fazer da próxima vez que isso acontecer?".

- Seja empático. Deixe sua criança saber que é normal ficar triste, bravo, assustado, desapontado ou frustrado e que você entende esses sentimentos. Mas lute contra o instinto de beijar o machucado e fazer com que seu filho se sinta bem. Claro que é doloroso para os pais verem seus filhos infelizes. Mas é freqüentemente mais generoso escutar sem julgar do que automaticamente intervir para protegê-los.

23. Permita Privacidade – Até Certo Ponto

Pais preocupados, amorosos, que têm as melhores intenções com seus filhos, freqüentemente se confundem sobre onde delimitar a linha quando se trata da sua privacidade. Embora 99% dos pais, em uma recente pesquisa nacional, tenham dito que confiam em seus filhos, mais de um terço deles admitiu bisbilhotar em seus quartos ou escutar telefonemas.

Aqui estão algumas respostas para as perguntas mais difíceis feitas por pais sobre a privacidade de seus filhos:

Sempre É Inaceitável Bisbilhotar nos Quartos dos Meus Filhos?

Se suas crianças não dão motivos para suspeitar de que problemas possam estar afetando a saúde ou o bem-estar delas, não mexa em seus diários, computadores e pertences pessoais.

A maioria das crianças, até seus dez anos, preza muito o santuário de seus quartos; elas precisam ter um espaço privado onde possam jogar, criar e sonhar, sem medo de pais entrando no ambiente sem serem convidados. Geralmente, os pais apreciam as necessidades das crianças quanto ao espaço privado delas, embora, às vezes, o desejo de bisbilhotar possa ser irresistível. Chamo a invasão de privacidade de uma criança, quando se chega à curiosidade excessiva, de "bisbilhotice doentia". Embora possa ser grande a tentação de dar uma olhada dentro da mente e da vida de uma criança, agir sob tal tentação demonstra enorme falta de respeito pela autonomia dela. Imagine como você se sentiria se a situação fosse contrária: você pegando seus filhos remexendo em suas gavetas ou documentos pessoais sem permissão.

Com Qual Freqüência Devo Inspecionar Meu Filho?

A maioria dos pais reconhece a necessidade de respeitar a privacidade de seus filhos, embora saibam que são os responsáveis pelo seu bem-estar. Às vezes, essas necessidades entram em conflito, e não é fácil saber quando intervir.

Não faça interrogatórios, especialmente no momento em que seu filho voltar da escola. Certamente ele contará se você der espaço e evitar fazer mil perguntas. Além disso, se quiser ter uma idéia melhor do que ele faz quando está fora de casa, faça perguntas diretas, não generalizadas. Por exemplo, em vez de "Como foi o seu dia?", pergunte: "O que foi servido no almoço, hoje?".

Como Posso Ter Certeza de que Meus Filhos Não Usam Drogas?

Os pais sabem que as drogas estão lá fora e mesmo crianças de famílias bem-estruturadas podem cair em armadilhas. E é sabido que as crianças estão expostas ao álcool e às drogas cada vez mais cedo.

Alguns pais, que não estão seguros sobre os hábitos de seus filhos, compram kits de teste de drogas caseiros, só para terem certeza. É importante estar alerta aos perigos aos quais as crianças podem estar expostas; no entanto, os pais mais prejudicam do que ajudam, quando insistem em testar seus filhos se não há nenhuma razão para acreditarem que estejam consumindo drogas.

A confiança une as famílias e os filhos podem se sentir legitimamente excluídos e furiosos quando os pais supõem que eles não sejam confiáveis. Uma alternativa mais positiva é falar com eles sobre drogas. Tente estar tão informado quanto eles – ou o quanto pensam que estão. Escute seus instintos e esteja alerta a sinais que possam denunciar que as crianças estão experimentando drogas. É necessário ser vigilante, mas não ingênuo. Muitos pais acreditam que uma política de tolerância zero necessariamente não impede as crianças de experimentarem drogas. Em alguns casos, o tiro pode sair pela culatra. Porém, ao tomar uma posição firme sobre drogas e bebidas para menores de idade, você expõe claramente seus valores sobre essas questões. Você conhece seu filho e precisa estar alerta. Procure por sinais de mudança – na personalidade, nas notas e no ritmo de vida dele. Conheça os amigos de seu filho e as pessoas com as quais ele passa o tempo.

Há Momentos em que Meus Filhos Devem Perder o Direito à Privacidade?

A maioria dos pais gostaria de abafar problemas sérios desde o início, antes de terem de lançar mão da invasão de privacidade. Mas as crianças também devem fazer a parte delas para ganharem a confiança dos pais. Isso freqüentemente se torna um problema, especialmente com pré-adolescentes e adolescentes.

A confiança deve ser uma via de mão dupla. Se as crianças quiserem que você respeite sua privacidade, não devem mentir quando você fizer perguntas diretas sobre questões importantes de saúde ou de segurança.

Quando você assume uma posição sobre um assunto como o ato de fumar, esteja preparado para ser impopular com suas crianças. Elas raramente apreciam quando os pais restringem atividades aprazíveis ou definem limites no comportamento.

■ **Uma História de Pais: A Nuvem de Fumaça**

"Quando eu estava lavando roupa, achei um maço de cigarros amassado no bolso da calça jeans da minha filha de doze anos. Eu lhe pedi uma explicação e ela disse que os cigarros não eram dela. Negou que estivesse fumando e disse que uma amiga os tinha colocado lá.

Eu não sabia se ela estava contando a verdade ou não, mas quis confiar nela e lhe dei o benefício da dúvida. Então, alguns dias depois, eu senti cheiro de cigarro no quarto dela. Procurei nas gavetas e achei cigarros e fósforos. Quando eu a confrontei, ela ficou defensiva e enfurecida por eu ter mexido em suas gavetas. Senti que ela tinha perdido seu direito à privacidade por ter mentido para mim sobre o cigarro. Ela discordou fortemente, mas essa era uma questão muito importante e me mantive firme. Eu lhe falei que confiança tinha que ser uma via de mão dupla."

Como Posso Conseguir que Meu Filho Fale Comigo sem Precisar Interrogá-lo?

A maioria dos pais preferiria não invadir a privacidade de seus filhos. O que desejam é que seus filhos sejam sinceros com eles. Muitos me dizem que querem ser o melhor amigo e confidente de seu filho especialmente durante a fase pré-adolescente e na adolescência. Isso é uma meta irreal, já que faz parte dessa fase aprender a se separar dos pais e criar uma identidade diferente da deles. A maioria das crianças se sente mais confortável confiando em seus semelhantes.

Porém, se você suspeita de algum problema, fale com seus filhos e os escute sem interromper ou falar muito. Espere até que você esteja tranqüilo e no controle. Deixe bem claro que sua preocupação é o bem-estar deles. Deixe-os saber que você está do lado deles, disponível para ser um bom ouvinte e ajudar a tomar decisões importantes. Enfatize que confia neles para fazerem o que é correto e que farão as escolhas com base em suas próprias necessidades e sentimentos, e não para satisfazer a outras pessoas que os estejam pressionando.

Lembro-me de uma ocasião em que um de meus filhos veio a mim com um problema e me perguntou o que deveria fazer. Suprimi meu desejo fortíssimo de sufocá-lo com meus conselhos e devolvi a pergunta: "O que você acha que deveria fazer?". Ele falou ininterruptamente durante vinte minutos. Eu basicamente acenava com a cabeça e escutava em silêncio (nada fácil ou típico para mim!). Quando acabou, disse: "Obrigado, mãe. Você me ajudou muito!". Eu percebi que, escutando e o deixando falar, eu tinha sido uma "conselheira" melhor do que se tivesse emitido minhas opiniões bem-intencionadas.

A melhor maneira de evitar completamente conflitos de privacidade é estabelecer um ambiente de confiança e um canal de comunicação aberto desde cedo na vida das crianças. Quando aprendem a ver você como aliado e

Dando Suporte sem Pairar sobre Seus Filhos • **57**

defensor, e não como um inimigo, é muito mais provável que levem a você suas reais preocupações em vez de ocultá-las.

24. Dê Poder aos Seus Filhos Permitindo Escolhas

Quando meus filhos eram pequenos, tenho certeza de que, às vezes, eu parecia uma ditadora. As palavras mais freqüentes que saíam de minha boca eram ordens. Assim, certo dia, meu filho Todd, então com sete anos, foi bastante direto comigo, dizendo: "Quando você me dá uma ordem, eu quero fazer exatamente o contrário.". Agora que é um adulto (funcional e encantador), tem sua própria teoria, da qual me fez lembrar recentemente: "Quando alguém me dá uma sugestão ou conselho e me diz uma vez, eu vou considerar. Mas, se me falar duas vezes ou mais, é mais provável que eu a rejeite.".

■ **Dicas de Escolhas**

- Quanto mais jovem for uma criança, menores serão as margens de escolha. Tome cuidado para não oferecer opções em aberto.
- Distinga entre uma escolha e uma ameaça. Por exemplo, ao dizer: "Desligue a TV neste minuto ou perderá seus direitos de vê-la!", você não está oferecendo uma escolha. O certo seria dizer: "Se você desligar a TV agora, haverá tempo para o seu jogo favorito antes de ir para a cama.".
- Não ofereça uma escolha quando realmente não houver nenhuma. Algumas situações são inflexíveis. Se sua criança tiver de ir logo para a escola, não há nenhuma razão para a seguinte pergunta: "Você quer se vestir agora para a escola?". Ela provavelmente dirá não e você terá se colocado em uma posição inviável – e impossível – de vetar sua escolha dela.

Como resultado da observação de Todd, quando ele tinha sete anos eu trabalhei para mudar minha abordagem. Tentei impor as regras que considerava essenciais, permitindo às minhas crianças maior flexibilidade em áreas que significavam menos para mim.

A meta de proporcionar opções é ajudar as crianças a desfrutarem de um pouco de poder e sentirem que suas preferências são levadas em consideração. Em troca, você ganha mais cooperação do que se simplesmente ditasse ordens.

Se você olhar para a maioria das regras, poderá notar que há vários modos diferentes de alcançar o fim desejado. Dar a sua criança a opção de decidir como a meta será alcançada permite que ela se sinta mais no controle – e resistirá menos. Se rejeitar o delicioso macarrão que você está servindo, poderá tomar iogurte ou comer um lanche preparado por ela mesma.

25. Seja o Defensor de Seu Filho na Escola

Você deve ser o defensor de seus filhos na escola, mas isso *não* significa pairar constantemente sobre eles, irritar-se, interferir e reclamar. *Não* significa se comportar como uma mãe-urso que protege seus filhotes do perigoso mundo externo. O melhor modo de ser o defensor de seu filho é estabelecer uma relação cooperativa com o professor dele, os administradores da escola e os pais amigos seus. Embora seja natural ser o protetor dos interesses do seu filho – e, às vezes, isso significa ser agressivo – tente partir do pressuposto de que vocês compartilham das mesmas metas.

As seguintes sugestões ajudarão você a ser um defensor verdadeiramente efetivo do seu filho:

- Apresente-se. No início do calendário escolar, faça questão de se apresentar aos professores e oferecer apoio. Pergunte a cada professor o que espera dos pais e como você poderá ser útil.

- Seja acessível. Tenha a certeza de que a secretaria da escola poderá contatar você a qualquer momento, especialmente se houver uma emergência. Também certifique-se de deixar instruções por escrito para as necessidades especiais de seu filho.

- Envolva-se. Descubra as atividades escolares e determine como você pode se envolver. Se ambos os pais trabalham fora durante o dia, o envolvimento nas atividades dos dias de semana vai ser limitado. Porém você pode se voluntariar para as feiras escolares, comparecer às reuniões feitas à noite ou participar de eventos especiais.

- Leve as reuniões de pais e professores a sério. Demonstre respeito pelo professor e pela reunião, chegando na hora certa e escutando o que ele tem a dizer. Esteja preparado com perguntas – e tente não ficar na defensiva se o professor fizer apenas comentários pouco positivos sobre seu filho. Também é útil tomar notas. Desse modo, se seu filho não estiver presente, você depois poderá informá-lo mais clara e objetivamente sobre os comentários do professor a seu respeito. Considere a opção de ter seu filho presente na reunião. Naturalmente, você precisa do consentimento da escola ou do professor; porém acredito que há vantagens concretas. Em vez de falar sobre seu filho com o professor e depois, em casa, lhe contar o que foi dito, a ida de seu filho à reunião o autoriza a tornar parte do processo e perceber que ele, e não você, tem de assumir a responsabilidade por seu comportamento e desempenho acadêmico em classe.

- Siga as regras. Uma escola é uma comunidade que depende da cooperação e do cumprimento de regras. Você pode cooperar certificando-se de que seu filho chega na hora certa, apropriadamente vestido e preparado. Seja justo. Se você estabelecer uma relação adversária com o professor de seu filho, ninguém ganhará. Ouvi muitos professores dizerem que a única vez que têm notícias de certos pais é quando há uma reclamação. Se seu filho diz que o professor foi injusto, não salte imediatamente em defesa dele, sem obter mais informações. Em vez disso, tente ajudá-lo a descobrir uma solução por si mesmo.

Quando você deixa o professor de seu filho saber que você e ele compartilham dos mesmos objetivos e que você está agindo como um parceiro e não como um adversário, seu filho será o maior beneficiário dessa boa relação.

26. Crie um Solucionador de Problemas

No mundo complicado de hoje, as crianças e os adolescentes enfrentam uma gama maior de desafios do que as crianças de uma geração atrás. Ensinar simplesmente a obedecer os pais – do modo como muitos de nós fomos criados – não é suficiente para prepará-los para a vida no mundo real. Uma criança a quem apenas se ensina a obediência, aprende a agradar as pessoas, mas pode não aprender a desenvolver um sistema de valores, resistir a pressões, manipular conflitos ou defender o que ela acredita que seja certo.

Nossas crianças precisam, realmente, de habilidades para solucionar problemas e de maneiras criativas e inteligentes de responder às escolhas e conflitos.

Faça Perguntas "E-SE..."

Myrna Shure, autora de *Raising a Thinking Child*, Criando uma Criança Pensante (Henry Holt, 1994), inventou a técnica do "E-se..." há mais de uma década para desativar conflitos de playground entre crianças pequenas, em escolas de cidades do interior. Os livros dela são recursos excelentes para orientar crianças em busca de soluções para os conflitos. Assim, quando seu filho vier até você com um problema ou reclamação, em vez de dizer a ele o que fazer, peça que reflita sobre as seguintes questões:

- Como você reagiu?
- O que mais você poderia ter feito?
- O que aconteceu quando você disse isso?

A primeira pergunta ajuda a criança a ter ciência de suas respostas. A segunda a ajuda a perceber que há uma gama extensa de respostas que podem ser escolhidas. A terceira é um modo de deixá-la ver as conseqüências e resultados.

Exemplo: Você pergunta ao seu filho de quatro anos: "O que você pode fazer se outra criança pegar seu brinquedo?". Ele poderia responder: "Eu posso bater nela!". Então, em vez de dizer: "Bater não é legal.", pergunte: "O que aconteceria se você batesse nele?" ao que ele poderia responder: "Ele me bateria de volta!" ou "Eu teria problemas.".

Você pode transformar esse exercício em um jogo, usando situações cotidianas com as quais provavelmente suas crianças se depararão. Não critique as respostas de seus filhos nem os force a fornecer respostas rápidas. Ajudar as crianças a descobrirem as coisas sozinhas desenvolverá nelas o sentimento de autoconfiança.

Crie Perspectiva

Outro aspecto importante da resolução de problemas é considerar outros pontos de vista. Você pode ajudar suas crianças a fazê-lo perguntando a elas o que as outras pessoas poderiam estar sentindo ou pensando:

Dando Suporte sem Pairar sobre Seus Filhos • **61**

- Por que você acha que a vovó se preocupa quando você pula na cama?

- Por que você supõe que aquela criança sempre está atormentando as crianças mais novas?

Essa técnica ajuda as crianças a desenvolverem empatia, julgamento e perspectiva – habilidades interpessoais valiosas que poderão usar ao longo de suas vidas.

É tentador, quando há um problema, simplesmente dizer a seu filho o que fazer. Mas, agindo assim, você não permite a criança nenhuma oportunidade de descobrir o que fazer por ela mesma, como uma pessoa capaz e responsável. Uma mãe tentou uma abordagem diferente, quando sua filha, Emma, recebeu um convite de última hora para a festa de aniversário de uma amiga. Não havia tempo para comprar um presente. A mãe não podia ir até o centro comercial, pois tinha um bebê que estava dormindo e ela não quis acordá-lo. Ela convidou Emma a pensar sobre o que poderia ser feito.

Mãe: Querida, temos um dilema. A festa da sua amiga é às 15 horas e não temos tempo para comprar o presente. Vamos pensar em como podemos lidar com isso. Alguma idéia?

Depois de explorar várias possibilidades, Emma sugeriu uma idéia que a mãe achou interessante.

Emma: Mãe, e se eu der um cartão prometendo que ela poderá ir com a gente escolher um presente no final de semana?"

Mãe: Querida, eu estou orgulhosa por você ter descoberto o que fazer. Essa foi uma solução muito criativa.

Encorajar sua criança a explorar opções e avaliar os prós e os contras ajuda-a a pensar por ela mesma, em vez de depender de você.

27. Evite a Armadilha da Lição de Casa

Alguns professores encorajam um grande envolvimento dos pais, enquanto outros querem que os pais mantenham uma certa distância. Até dentro da mesma escola, pode haver pouca unanimidade entre o corpo docente.

Você não pode imaginar como pais bem-intencionados lutam arduamente entre a necessidade de mostrar que se preocupam com a vida acadêmica de seus filhos e a de encorajá-los a assumirem a responsabilidade por seus próprios atos.

Eu acredito que a lição de casa é um assunto exclusivo entre a criança e seu professor. O propósito da lição de casa é ajudar a criança a estabelecer hábitos de estudo independentes e testar o que ela entende ou não sobre a lição. Quando você corrige a ortografia e verifica todas as lições em busca de erros, o professor não verá quais são as habilidades que precisam ser reforçadas. Pior ainda, as sessões de lição de casa podem deteriorar facilmente e se transformar em lutas noturnas de poder que deixam ambos frustrados e nervosos. Eu sei que uma mãe está superenvolvida quando diz: "*Nós tivemos* tanta lição de casa ontem à noite!".

Deixar sua criança ser responsável pela lição de casa não significa mostrar falta de interesse pelo que ela está aprendendo na escola. Você pode, porém, mostrar seu interesse sem se envolver diretamente em suas tarefas, fazendo regularmente perguntas sobre as lições de casa. Por exemplo: pergunte a seu filho qual é o conteúdo do livro que leu ou diga que você gostaria de ouvir um capítulo do livro que ele está lendo na escola em voz alta. Essa não deve ser uma sessão na qual você critique os esforços de seu filho, mas simplesmente uma oportunidade para você se colocar a par do que ele está aprendendo.

Uma mãe me contou como havia saído da armadilha de brigar com seu filho todas as noites, para verificar suas lições de casa. Agora, ela deixa isso entre seu filho e a professora e diz a ele: "Sua professora não *me* passou nenhuma lição de casa – ela passou a lição para você e seus colegas de classe.".

■ Uma História de Pais: Não Toque em Nada!

"A lição de casa tinha se tornado algo tão desagradável entre mim e meu filho, Jason, que eu tinha dores no estômago todas as noites!", uma mãe me falou. "Então, Jason começou a extraviar seu livro de tarefas ou deixar o livro de Ciências na escola. Assim, eu tinha que ir até as casas de outras crianças para pedir os livros emprestados ou fazer cópias das folhas da lição de casa. Comecei a ver que meu superenvolvimento não estava funcionando – e estava sendo exaustivo demais para mim. Mas eu não conseguia enxergar isso até uma noite, na qual me vi sentada, colorindo a capa do relatório de Estudos Sociais do meu filho, enquanto ele dormia!"

Esse exemplo não é incomum. Pelo contrário: durante anos tenho ouvido incontáveis histórias das batalhas diárias que acontecem por causa da lição de casa.

Dando Suporte sem Pairar sobre Seus Filhos • **63**

Você Sabe que Está na Hora de se Intrometer Quando...

- A frustração interfere com o aprendizado. Se sua criança realmente está aturdida por causa de uma tarefa e tão brava ou transtornada que não consegue concluí-la, você precisa ajudá-la a recuperar o equilíbrio. Talvez você possa fazer um lanche e comê-lo em sua companhia para que passe um tempo longe da lição de casa. Outras vezes, você pode sugerir que ela leve a tarefa inacabada para a escola e obtenha atenção individual da professora durante o período escolar.

- O adiamento pode desandar um projeto. Se a data de entrega de um projeto de Ciências é em quatro dias e sua criança nem mesmo o começou, você precisa orientá-la. Ajude-a a desmembrar um projeto grande em partes menores.

- Sua criança não está se adaptando à lição de casa. Programe uma reunião envolvendo pais, professor e crianças, cuja presença é fundamental para contribuir com idéias para desenvolver um plano de lição de casa que se ajuste às necessidades de todos.

- Sua criança está tendo dificuldades de aprendizado. As crianças com um estilo de aprendizagem diferente podem tanto precisar de uma abordagem específica para a lição de casa, como também de supervisão. Se você suspeitar de que sua criança tem uma deficiência de aprendizagem, fale com o psicólogo da escola ou com seu médico de família sobre a possibilidade de avaliá-lao.

■ **Uma História de Pais: Mais ou Menos**

Uma mãe recordou como tentou microgerenciar a lição de casa de seu filho. Ela não obteve êxito, pois filho era resistente e se ressentia com sua interferência. Então ela constatou: "Quanto mais eu me preocupava, menos ele fazia.".

---

28. Ajude Sua Criança a se Organizar para o Sucesso

Minha amiga Barbara Hemphill é perita em organização e autora da série *Taming the Paper Tiger*, Domesticando o Tigre de Papel, (Kiplinger Books,

1992). Barbara é convicta de que assumir uma abordagem organizada para as tarefas diárias pode reduzir substancialmente as tensões do cotidiano. E, acredite nisso ou não, até mesmo as crianças podem se organizar para o sucesso. As sugestões dela são simples de executar e notavelmente eficazes. Não apenas os seus dias serão menos caóticos, como também as habilidades de organização podem dar à sua criança um real senso de controle e independência.

Eis algumas sugestões de Barbara que são as minhas favoritas:

- Use cores para se organizar. Se você tem mais de uma criança, há grandes chances de que elas passem grande parte do tempo ocupadas com batalhas do tipo "Isto é *meu!*" "Não, é *meu!*". O modo mais fácil de resolver esse problema é designar uma cor para cada criança, e codificar tudo com cores, dos cadernos às colchas, indo até as caixas de brinquedos. Costure etiquetas coloridas nas roupas delas e use-as também em brinquedos e livros.

- Facilite as coisas com etiquetas. Ajude suas crianças a colocarem tudo em seu lugar (é mais fácil de achar quando elas precisarem), etiquetando gavetas, estantes e caixas claramente. Por exemplo: se uma frase comum em todas as manhãs for: "Mãe, eu não consigo achar meus sapatos!", designe um lugar para os sapatos, preferivelmente próximo da porta da frente.

- Faça listas. Todo mundo na família pode participar fazendo listas e marcando os itens concluídos. Mantenha uma lista de compras fixada com um ímã na geladeira. Se suas crianças preparam seus próprios lanches para levar à escola, mantenha uma lista dos itens disponíveis, como sobras de frango, maçãs e biscoitos. Você pode até colocar uma lista de pedidos. Se sua criança quiser um brinquedo especial, diga a ela para colocá-lo na lista de desejos que serão considerados no próximo aniversário ou Natal. Os adultos também podem participar da lista de desejos. Um livro novo, uma noite fora ou um suéter pelo qual você se apaixonou podem aparecer sob a árvore de Natal para você.

- Exiba um calendário. Mantenha o controle dos horários de todo mundo com um calendário grande, fácil de ler. Barbara sugere que canetas ou marcadores com tinta colorida sejam colocados junto ao calendário, para que os itens possam ser escritos na cor adotada para cada criança. Desse modo, uma rápida olhada dirá quem tem aula de futebol ou aula de música, por exemplo. Os pais também me disseram que um quadro de

mensagens com apagador é essencial para famílias ocupadas, especialmente à medida que as crianças crescem.

A maioria de nós não nasce com a habilidade de organização. Gostaria
de ganhar um real cada vez que digo: "Onde coloquei isto?". Mas nunca é
muito tarde ou muito cedo para praticar técnicas que trazem menos tensão e
maior controle sobre as inúmeras atividades de nossas vidas diárias.

29. Separe sem Ansiedade

A maioria das crianças novas sofre a ansiedade da separação de um modo ou
de outro. Elas não têm o desenvolvimento emocional ou as habilidades de
memória para perceberem que, se o papai e a mamãe passarem uma noite
fora, é apenas uma ausência temporária. Se você trabalha fora de casa e suas
manhãs incluem deixar seu bebê ou sua criança pequena na escola maternal
ou pré-escola, você provavelmente experimenta um elemento extra de angústia e culpa quando sua criança "abre as torneiras" e grita com uma voz
aflita: "Mamãe, não vá!". Elizabeth Crary do *Parenting Press*, em Seattle,
tem uma série de livros solucionadores de problemas para crianças. Um dos
mais úteis é chamado *Mommy, Don't Go*, Mamãe, Não Vá, (Parenting
Press, 1996).

■ **Quebra de Humor**

O comediante Jerry Lewis conta que certa noite, quando sua filha tinha três anos de
idade, estava implorando para que ele ficasse em casa e não fosse para o teatro onde
estava se apresentando:

"Papai, você não pode ficar em casa hoje à noite?", ela indagou.

"Não, doçura!", ele respondeu. "Eu tenho de trabalhar, para que você possa ter o
que comer."

"Mas, papai," ela suplicou, "eu não estou com fome!".

Aqui estão algumas dicas para reduzir a ansiedade da separação:

- Faça despedidas curtas. O melhor modo para controlar seu adeus é mantê-lo curto. Essa atitude, além de reduzir o exagero, passa à criança a
  mensagem de que está tudo bem.

- Crie um ritual. Você pode minimizar a separação temporária com uma atitude regular. Uma das mães que conheci, todos os dias dá um beijo na palma da mão do filho, antes de deixá-lo na escola maternal. Pode ajudar oferecer à criança um "objeto de transição", como um bichinho de pelúcia. Quando o filho de três anos de Madeline ficava choroso, ela tirava sua faixa de cabelo e a colocava no pulso dele: "Esta é a sua pulseira do poder!", ela dizia. "Use-a até eu voltar." Ele adorava, e a pulseira do poder se tornou parte do ritual diário deles.

- Sempre diga adeus. Não tente sair furtivamente, sem que seu filho não a esteja vendo, mesmo se ele estiver brincando alegremente e não notar que você está prestes a ir embora. Quando ele *perceber* que você saiu, ficará até mais transtornado. Em vez disso, diga: "A mamãe voltará depois da sua sonequinha.".

- Não peça permissão para partir. Haverá dias em que sua criança não desejará que você vá embora. Nessas ocasiões, você pode ser tentada a retardar sua partida até que possa arrancar um sorriso dela. Mas, na maioria das vezes, isso apenas prolongará a agonia. Nunca peça permissão, dizendo: "Está bem para você se a mamãe for trabalhar agora?". A resposta provavelmente será um ressonante "Não!". Em vez disso, diga de forma verdadeira: "Adeus, agora, docinho, vejo você logo depois do lanche.".

- Mantenha sua perspectiva. Lembre-se: isso também passará. Outro dia, a mãe de um filho adulto estava reclamando que ele raramente encontrava tempo para telefonar para ela. "Veja você," ela disse, "esse é o mesmo menino que se agarrava às minhas pernas, como se disso dependesse sua própria vida, sempre que eu saía do quarto. Tenho certa saudade disso."

▧ Uma História de Pais: A Fotografia de Casamento

Nikk, a filha de quatro anos de Judy, estava tendo dificuldades para se adaptar na sua nova escola infantil: "Um dia, quando a apanhei na escola, Nikki me falou que tinha chorado. Disse que não sabia o que a estava deixando tão triste – ela simplesmente começou a chorar. Durante os próximos dias, tivemos longas conversas sobre como ela ficaria bem, assim que conhecesse as crianças e se acostumasse à escola.

Então, um dia eu a apanhei na escola e Nikki estava sorrindo. Ela me falou que não tinha chorado sequer uma vez naquele dia. Eu lhe perguntei por que, pois quis saber qual de minhas palavras de sabedoria a tinha tocado. Ela começou a sussurrar ao redor de sua mochila e tirou minha fotografia de casamento, com moldura e tudo, que tinha tirado da minha cômoda. Ela me falou que todas as vezes que sentiu saudades de mim e de seu pai, olhou para nossos rostos e não se sentiu mais triste."

PARTE 4

■

Mostre Amor sem Mal Educar

30. Acabe com os "Eu Quero"

Embora ninguém queira uma criança gananciosa, insaciável e exigente demais, freqüentemente eu tenho a impressão de que os pais realmente não sabem como frear esse tipo de comportamento. O modo para curar os "eu quero" é saber a diferença entre o que nossas crianças *precisam* e o que elas *querem*. Nesas cultura consumista e competitiva, geralmente é difícil para os pais diferenciarem essas coisas. As seguintes diretrizes podem ajudar você a tornar essa diferença mais clara para suas próprias crianças.

Estabeleça Seus Valores Desde Cedo

Comece bem cedo a diferenciar vontades de necessidades. Depois que você cria o hábito de dar a seus filhos tudo o que eles querem – ou tudo o que você acha que eles desejariam se pudessem falar – é muito mais difícil interromper esse hábito.

Mesmo antes de uma criança aprender a falar, ela pode indicar seus desejos de maneira bastante convincente, apontando ou agarrando. Se você der ao seu filho a maioria das coisas que quer, ele sempre esperará isso, e será muito difícil resistir aos seus argumentos no futuro – especialmente se ele costuma fazer um escândalo quando você se recusa a dar o que ele está implorando.

Quando o desejo da criança for por coisas materiais como, por exemplo, um balão de gás brilhante que ela vê no supermercado ou quando implora por um biscoito, a estratégia mais efetiva é a consistência. Deixe bem claro que brinquedos ou "porcarias para comer" não são comprados em supermercado, dizendo: "Nós estamos aqui para comprar mantimentos.". Defina limites sobre quando e com que freqüência sua criança tem direito a um deleite. Antes mesmo de você colocar os pés dentro de uma loja, explique para seu filho o que ele deve esperar.

Uma mãe, presente em um de meus seminários, tem uma política sábia para comprar presentes de aniversário. Antes de entrar em uma loja de brinquedos para comprar um presente para a festa de aniversário de um amigo do filho, ela lembra ao garoto: "Jonathan, nós vamos comprar *apenas* o presente do Jeremy. Depois, vamos embora. Só para você saber.".

Dizer *não* não precisa ser a rejeição de um pedido. Freqüentemente, isso pode apenas representar uma satisfação futura. Você pode dizer: "Nós colocaremos essa boneca na sua lista de pedidos.". Esses pequenos episódios, juntos, ensinarão à criança que ela nem sempre pode ter o que quer no momento em que deseja.

Seja um Modelo de Comportamento

As crianças aprendem muito facilmente com o comportamento dos pais; assim, fique atento ao que observam você dizer ou fazer. Cuidado ao demonstrar suas vontades. Se suas crianças vêem que o pai compra o mais recente dispositivo de computador no dia que chega às lojas ou ouvem a mãe dizer que *precisa* ter aquela roupa que viu na loja, é bem provável que elas se comportarão do mesmo modo na próxima vez que *quiserem* um brinquedo novo. Em vez disso, tente estabelecer valores que sejam menos focados nas coisas materiais. Isso não significa necessariamente que você deva evitar constantemente o consumo do que deseja, mas simplesmente deixe claro que você pode esperar. Diga, por exemplo: "Talvez no meu aniversário alguém me dê esse novo programa de computador.". Não passe todos os finais de semana nos shoppings comprando coisas.

Quando possível, tente desestimular o frenesi de consumo. Faça com que seus filhos pensem em maneiras especiais de comemorar um aniversário ou feriado sem fazer uma compra. Sugira o café da manhã na cama no dia do aniversário da mamãe e um poema engraçado ou teatrinho para o dia dos Pais.

■ Respostas Imediatas para Deter os "Eu Quero"

- "Talvez da próxima vez. Hoje, não."
- "Eu vou pensar sobre isso e dou uma resposta depois."
- "Por que você não coloca isso na sua lista de desejos?"
- "Oh, você tem razão. Esse robô é incrível. Eu entendo a sua vontade de tê-lo."
- "Por que você não economiza sua mesada para poder comprá-lo?"
- "O meu *não* não se transformará em *sim*."

31. Esteja Ciente dos Elogios que Saem pela Culatra

Como as palavras saem tão facilmente de nossas bocas quando crianças se saem bem! Adoramos expressar satisfação: "Que boa menina!", "Você é o maior!", "Você sempre é tão atenciosa!". Acreditamos que declarações como essas aumentarão o amor-próprio de nossos filhos e os tornarão mais dispostos a desempenharem um bom papel.

Considerando que nossas intenções são as melhores, ficamos surpresos ao saber que nossas palavras de elogio possam, de fato, ser desencorajadoras ou ameaçadoras. Como isso é possível? Se você ouvir como normalmente os adultos elogiam as crianças, notará que freqüentemente há um julgamento, no fundo:

- **"Você comeu todo o feijão. Que bom menino!"** Essa declaração diz ao seu filho que comer todo o feijão faz dele um menino bom. Então, se ele não comer todo o feijão, ele é um menino ruim?

- **"Eu fiquei tão orgulhoso quando você ganhou a corrida hoje!"** Sua mensagem diz que seu orgulho está reservado a realizações marcantes. Se ele não tivesse ganhado a corrida, você ainda teria razão para ter orgulho dele?

- **"Que menina inteligente você é! Sua professora disse que você é a melhor aluna de Matemática do terceiro ano."** A implicação (para pais e professora) é que ela tem de ser a melhor da classe para ganhar a admiração de seus pais e de sua professora. Se ela não conseguir resolver os problemas de Matemática na próxima semana, eles pensarão que ela não era tão inteligente assim? Talvez fiquem desapontados e pensem menos nela.

Em cada um desses exemplos, o adulto está oferecendo um elogio julgador em lugar de um elogio descritivo. O elogio julgador é focado no contentamento, orgulho e admiração do adulto por uma criança que satisfez às expectativas de sucesso de seus pais. O elogio descritivo é focado nos esforços da criança e nos seus sentimentos de realização:

"Você comeu todo o feijão! Devia estar com fome."

"Como você se sentiu ganhando a corrida?"

"Você pode me mostrar como você resolveu aquele problema tão difícil de Matemática?"

As crianças desenvolvem grande amor-próprio quando percebem que seu amor não é baseado nas notas que obtêm, em como elas se sobressaem ou em quantos amigos elas têm. O senso de amor-próprio de nossos filhos cresce a partir da satisfação que eles sentem ao ver o resultado de seus esforços – mesmo se eles não produzem os resultados que eles (ou você) esperam.

Não Exagere

Tão destrutivo quanto o elogio julgador, o falso elogio é ainda pior. As crianças podem sentir quando os elogios são genuínos e quando eles são nada além de chavões. Se um pai diz para uma criança que acabou de aprender a andar de patins: "Você é um grande patinador de gelo; deveria estar na Olimpíada!", a criança reconhece a declaração como excessiva. Ela sabe que não é boa o bastante para estar numa Olimpíada. Ela pode sentir a mentira e isso faz com que duvide de si mesma em vez de se sentir encorajada.

■ Uma História de Pais: Desligue a Máquina de Euforismo

Uma mãe, em um de meus grupos, descreveu o recital de dança de sua filha de cinco anos. Quando terminou, sua filha saltou sobre ela, falando: "Você me viu? Eu fui bem?" A mãe falou, eufórica: "Você deveria estar na Broadway! O seu foi o melhor desempenho que eu já vi." A menina olhou para a mãe com ar de suspeita. "Você só está falando isso porque é minha mãe. Mas como eu *realmente* fui?"

Quando as Crianças Só Objetivam Satisfazer, Elas Podem Parar de Correr Riscos

Às vezes, os pais caem na armadilha de pensar que um amontoado de elogios pode condicionar seus filhos a se comportarem bem e que quanto mais os elogiarem, mais motivados seus filhos se sentirão para se superar. Mas usar elogios como motivação pode ser manipulador – e as crianças sentem isso. Quando colocamos o foco nessas recompensas externas (até mesmo verbais), encorajamos nossas crianças a serem motivadas pela recompensa, não pelos seus interesses, esforços ou senso intrínseco de realização.

A ironia é que, quando usamos elogios para motivar as crianças, elas freqüentemente ficam dependentes de nossas respostas. Depois que descobrem o que nos agrada, elas tendem a não se arriscar e a não tentar tarefas difíceis. Além disso, se a atenção de uma criança está sempre voltada para seus empenhos, a fim de ver como está se saindo aos nossos olhos, ela não terá motivação para correr riscos ou tentar algo novo.

Certa mãe me falou que o filho estava se tornando um "viciado em elogios", sempre perguntando: "Você está orgulhosa de mim, mamãe?".

Um pai pode pensar que está motivando sua filha a ganhar o torneio de tênis ao dizer: "Você pode ganhar se se concentrar durante a partida." Mas o que ele está dizendo realmente é que, se ela ganhar, ele ficará satisfeito e orgulhoso (como se fosse a vitória *dele*) e, se ela perder, ele ficará desapontado ou até mesmo envergonhado (como se fosse a derrota dele). Enquanto o pai "possuir" as realizações da filha, ela nunca poderá sentir o prazer intrínseco de fazer algo que simplesmente goste ou sentir a profunda satisfação de trabalhar duro e se esforçar para melhorar suas habilidades.

O melhor caminho para motivar as crianças não é dizer palavras de elogio sobre o resultado, mas palavras de encorajamento sobre o processo. Somos muito orientados para resultados e não ensinamos nossas crianças a sentirem orgulho de seus esforços nem as inspiramos a continuar tentando.

As crianças apreciam palavras de encorajamento que não sejam julgadoras, mas encorajadoras de sua individualidade e, acima de tudo, honestas. Elas têm grande prazer e orgulho em descrever suas realizações e momentos de glória. E, quando elas são encorajadas a experimentar a incomparável satisfação interna, os elogios são apenas conseqüência.

32. Não Suborne para Obter Bom Comportamento

A seguir há uma cena típica de suborno entre uma mãe e sua filha de quatro anos:

Mãe: Coma suas ervilhas.
Becky: Eu odeio ervilhas!
Mãe: Sim, mas elas fazem bem a você.

Becky: Argh! Elas são maçudas e moles.

Mãe: Vou te dizer uma coisa. Se você comer apenas três porções grandes de ervilhas, eu lhe darei mais um biscoito na sobremesa.

Becky: Duas porções. E eu quero mais *dois* biscoitos.

Mãe: Ok, Ok, duas porções.

Becky: Pequenas.

Mãe (*cedendo*): Ok, mas só desta vez.

O problema com o suborno é que ele comunica em voz alta e clara: "Ok, eu desisto. Não consigo fazer você praticar o que é certo. O que isso importa para você?". Geralmente funciona para obter resultados imediatos a curto prazo, mas, no final das contas, pode ser um tiro pela culatra.

Depois que isso se torna um padrão, as crianças naturalmente vão *esperar* uma recompensa por fazer o que você pede. Você perderá a autoridade que diz: "Espero que você considere minhas palavras seriamente.". E finalmente as crianças aprendem que existe uma troca para comportamento apropriado. Elas não aprendem a se comportar porque isso faz com que se sintam bem ou porque respeitam sua autoridade. Eles apenas fazem a coisa certa porque querem uma recompensa por terem se comportado como se espera que elas se comportem.

O Suborno Encoraja as Crianças a Serem Manipuladoras

Qual a melhor maneira para motivar as crianças a escovarem os dentes, limparem seus quartos, fazerem a lição de casa, desligarem a TV quando você pedir e fazerem suas tarefas domésticas? Na maioria dos exemplos, a própria autoridade dos pais é suficiente. As crianças são reafirmadas por nossas expectativas claras e razoáveis. Porém, uma vez que você estabeleceu um padrão de suborno, é muito difícil desfazê-lo, embora isso possa ser feito, como Ellen descobriu com seu filho de seis anos, Matt:

Ellen: Matt, está na hora de guardar seus brinquedos e colocar suas roupas sujas no cesto.

Matt: O que você me dará se eu fizer isso?

Ellen (*enfaticamente*): A satisfação de um quarto limpo e a facilidade de encontrar suas coisas.

Matt: Na última vez que eu limpei, você me deu um carrinho.

Ellen: Eu aposto que você amaria se ganhasse um brinquedo novo toda vez que fizesse algo que eu peço. Mas estamos falando sobre limpar o quarto, não sobre um brinquedo novo.

■ Uma História de Pais: Um Quebrador de Acordos

Fazer Ben, de cinco anos, escovar os dentes todas as noites era um problema para sua mãe. Ele reclamava e discutia, ela se aborrecia e gritava. Finalmente, a mãe fez um trato: se Ben escovasse os dentes sem fazer estardalhaço, no final de cada dia ele ganharia cinqüenta centavos. Isso funcionou bem durante aproximadamente duas semanas. Mas, uma noite, depois que a mãe disse: "Ok, hora de escovar seus dentes!", Ben respondeu: "Não, eu não quero."

"Mas e o nosso acordo?", perguntou sua mãe.

"Eu não ligo para ele!", disse Ben. "Basta não me pagar hoje."

Matt: Eu não farei isso, a menos que ganhe um carrinho novo, porque foi isso que você fez antes.

Ellen: Eu acho que você teve sorte da última vez. Porém, a regra da família é: todo mundo cuida do seu próprio quarto. Talvez, enquanto você estiver arrumando seu quarto, encontre um jogo com o qual poderemos brincar juntos assim que terminar sua tarefa doméstica.

Ellen *ofereceu* a Matt algo para desejar. Mas ela evitou formular seu pedido de uma maneira que sugerisse suborno: "Se você fizer isso, eu lhe darei isso.".

Encoraje sua criança a escovar os dentes, dizendo: "Depois que você escovar seus dentes, será a hora de uma história.". Tal linguagem torna claro que higiene pessoal não é opcional. Isso também tira o foco da atividade menos agradável, dando à sua criança algo divertido para esperar.

Use Recompensas... mas com Precaução

Quando seu filho ajuda uma pessoa, estuda seriamente para uma prova ou faz um esforço especial para ajudar você, deixe-o saber que você notou e está orgulhoso dele. Nesses casos, recompensas espontâneas são suficientes. Mas como elas se diferenciam dos subornos?

Um suborno é uma oferta que você faz *antes* do ato: "Se você tirar um A na prova de inglês, eu lhe compro um vídeo game.". Uma recompensa acontece *depois* do fato, é algo que a criança ganha: "Você deve estar muito orgulhoso por ter tirado um A em sua prova de Matemática. Isso pede uma comemoração.".

Palavras de encorajamento, expressões de admiração e apreciação no fim de um esforço ainda são os melhores motivadores. Sentimentos que vêm do coração sem nenhuma etiqueta de preço anexada podem fazer uma criança se sentir com dois metros de altura. Então, ela desejará fazer o bem porque isso a faz se sentir bem consigo mesma.

Em Vez de Suborno, Ofereça Orientação

Aqui estão alguns exemplos da diferença entre suborno e orientação:

Suborno: "Se você secar os pratos, eu lhe darei dinheiro para comprar um gibi."

Orientação: "Os pratos precisam ser secos. Eu preciso de sua ajuda."

Suborno: "Se recolher suas roupas, será recompensado pelo esforço."

Orientação: "Roupas não devem ficar no chão. Por favor, apanhe-as agora."

Suborno: "Se prometer obedecer à babá, eu trarei um presente para você."

Orientação: "Eu espero que você seja útil à Angie enquanto eu estiver fora."

33. Transforme Seu *Não* em *Sim*

"Você sempre diz não!" Essa reclamação soa familiar? Quando admiti para alguns outros pais que minha resposta inicial para os pedidos de meus filhos era normalmente negativa, muitos deles admitiram que também compartilhavam da mesma tendência. Se você responde freqüentemente aos pedidos de suas crianças negando automaticamente, tente uma pequena experiência: conte o número de vezes que você diz não durante um único dia. Esse exercício pode ser enormemente esclarecedor (e um pouco embaraçador). Se você acentuar o negativo, provavelmente descobrirá que suas crianças freqüentemente deixam de considerar um não como resposta. Ao invés disso, elas continuarão tentando conseguir que você diga sim – de modo que, mesmo que você não ceda, terá sempre uma batalha em suas mãos.

Sheryl, uma mãe presente em um de meus seminários, contou que um dia se sentiu "seriamente incomodada" pelo hábito do seu filho de seis anos implorar para lhe comprar um brinquedo ou uma guloseima sempre que iam ao supermercado. Embora ela sempre dissesse que não e normalmente ficasse transtornada, Paul continuava a adular a mãe. "Como eu posso convencê-lo de que estou falando sério para que ele deixe de implorar?", ela perguntou. "Já esgotei todas as maneiras de dizer não."

"Talvez você deva tentar dizer sim!", eu sugeri. "Quando Paul pedir para comprar uma guloseima especial, você pode dizer algo como: 'Ok, você pode ter seu doce quando formos à feira, no sábado!' ou 'Certamente. Seu aniversário está chegando e eu estou planejando algo especial.'". Sheryl tentou desistir do *não* automático, que normalmente era seguido por um mini-sermão. Apesar disso não funcionar sempre, diminuía consideravelmente as lamentações de Paul e a mãe ficava menos irritada. A estratégia funciona porque o uso de palavras positivas em vez de negativas se opõe à percepção da criança de que você sempre diz não e nunca dá o que ela deseja.

Para reduzir o número de vezes que você diz não e permanece firme, reformule as mesmas mensagens de um modo positivo: "Sim, você pode ter um biscoito – depois do jantar.". "Sim, você pode assistir à TV assim que terminar sua lição de casa." "Sim, você pode usar batom em casa, só não pode na escola." Mostrando à criança que ela pode ter o que quer seguindo as suas regras, é muito mais provável que você obtenha a cooperação dela.

O que você pode fazer se, já tendo dito não, percebe que poderia facilmente ter concedido o desejo de seu filho? Você não quer parecer um pai ou uma mãe "mole", oscilando entre o sim e o não. Veja um modo de conceder: "Sabe, Rebeca, ficar em casa em vez de ir ao parque agora não é má idéia. Eu não tinha pensado nisso. Se for importante para você, nós podemos sair mais tarde.". Em outras palavras, apesar de ainda estar no comando, está levando a sério o pedido de sua filha.

Claro que alguns "nãos" não podem ser transformados em "sins". Quando sua criança pedir algo que você e ela sabem que não será permitido, simplesmente diga: "Eu aposto que você sabe a resposta para essa pergunta!".

34. Não Seja um Pai ou uma Mãe "Mole"

É raro um pai falar que se preocupa por ser muito rígido. Mas, quando as preocupações são sobre tolerância, muitos pais se abrem. Freqüentemente, acho que os pais estão cheios de dúvidas sobre *quando* e *como* mostrar autoridade. Eles não querem atormentar constantemente as crianças sobre o comportamento delas, mas também não querem que sua educação seja aberta a tudo. A pergunta é: como alcançar um equilíbrio?

Eu acho que há um consenso sobre os pais hoje *serem* menos rígidos que os pais de gerações anteriores e as crianças menos obedientes. Não podemos ignorar o fato de que vivemos em uma sociedade mais aberta, permissiva. Mas isso necessariamente não significa que somos menos efetivos como pais. O que as gerações anteriores chamavam de respeito pela autoridade, freqüentemente era apenas medo; hoje a maioria dos pais rejeita esse método de criação de filhos. Não queremos que nossas crianças tenham medo de nós – e atualmente a maioria delas não tem. Eu me lembro de uma mãe, em um dos meus seminários, que falou sobre o orgulho por seus filhos serem totalmente abertos com ela, pois ela sempre sentiu muito medo de falar abertamente com seus próprios pais. Porém, todos rimos quando ela continuou, um pouco pesarosa: "Eu tenho de admitir, entretanto, que, às vezes, eu preferiria que eles *tivessem* um pouco mais de medo de mim.".

Confie em Seu Instinto

Quando meus filhos eram pequenos, descobri que era muito mais fácil reforçar uma regra quando eu acreditava completamente nela; então, eu não me preocupava se eles gostavam ou não. Essa regra era sobre cochilo ou horário do silêncio. Eu sabia que, se não tivesse uma hora de paz todas as tardes, não seria uma boa companhia e faria a Bruxa Má do Ocidente parecer um anjo. Os meninos pareciam sentir que eu não iria ser flexível quanto a essa regra. Eles nem mesmo *tentavam* argumentar.

Por outro lado, havia regras com as quais eu não me preocupava tanto assim, e meus filhos podiam sentir isso também. Um exemplo eram os banhos diários. Todas as noites eu dizia: "Hora de entrar na banheira!", mas, se eles fizessem uma cena, às vezes eu até os liberava do banho. A verdade era: banhos diários não eram prioridade na minha lista.

Minha própria experiência me mostrou que é impossível impor limites quando você mesmo tem dúvidas sobre eles. Eu comecei a entender onde poderia ser mais flexível, e percebi que, às vezes, não havia problema em ser menos rígida. Percebi também que meus filhos eram mais cooperativos com as regras mais duras quando viam que eu podia ser um pouco mais leve em outras questões. Quando viam que eu estava pensando seriamente em minha resposta, eles pareciam mais dispostos a aceitá-la quando a resposta era não.

Cinco Sinais de que Você É Mole

Você está preocupado porque seu estilo de paternidade ou maternidade pode ser considerado mole? Se as seguintes cenas forem familiares, talvez você precise reexaminar o que o está impedindo de agir com autoridade:

1. Você diz a seu filho de cinco anos que o quer na cama com as luzes apagadas antes das oito horas. Mas ele normalmente protesta tanto, que sempre passa das nove quando vai para a cama. Você sempre acaba ficando brava com ele (e com você também!).

2. Suas crianças estão lutando por causa da TV, e você se aborrece e diz que a TV ficará suspensa durante três dias. Porém, você cede depois de um dia, porque eles estão deixando você louca.

3. Você está na loja e sua filha começa a resmungar e a implorar por um pirulito no caixa. Isso é contra sua regra e ela sabe disso, mas você cede porque está muito cansada para discutir e tem medo de que ela faça uma cena.

4. Você não aprova que seu filho jogue jogos de guerra violentos no computador. Mas, quando ele reclama que é o único na classe a não ter permissão para jogar o mais recente jogo e a acusa de ser má, você se sente arrependida e cede.

5. Antes de deixar seu filho ir brincar, você quer saber quem estará no comando e se as crianças assistirão à TV sem supervisão, mas você sente vergonha de perguntar ao pai (ou à mãe) responsável e, assim, deixa para lá.

35. Acabe com a Mentalidade do "Direito"

Quando dou palestras para grupos de pais, uma pergunta sempre surge: Por que as crianças são tão exigentes hoje em dia? A sensação é que nossas crianças nunca estão satisfeitas. Elas querem mais de tudo: brinquedos, jogos, comida-porcaria, material de computador, uma TV saber-se lá mais o quê. Em uma recente conferência, um homem na platéia expressou os sentimentos de muitos pais, declarando: "As crianças hoje parecem se sentir no direito de ter todos os novos brinquedos anunciados na televisão. Quando eu era pequeno, simplesmente compreendia que meus pais não iam comprar brinquedos e guloseimas para nós, exceto em ocasiões especiais. Se você quisesse algo, esperaria pelo aniversário ou Natal. Se tivesse sorte, ganharia um ou dois presentes. Como podemos voltar a esse ponto?".

É uma questão provocativa. Quando pergunto aos pais por que eles acham que as crianças hoje têm esse senso de direito, eles normalmente falam sobre nossa sociedade materialista, o colapso dos valores culturais, a influência da TV e o poder dos shopping centers, que apelam para os poderes aquisitivos de nossos filhos. Não há dúvida de que tudo isso é verdade. Mas geralmente eles são surpreendidos quando eu sugiro uma fonte muito mais próxima de casa.

O senso de direito adquirido não acontece simplesmente. As crianças não adquirem isso somente respirando o ar cultural. Não é apenas algo que adquirem com a televisão ou com seus amigos. Começa em casa. As crianças se sentem com direitos porque os pais lhes dão esse direito como se o tivessem adquirido.

Notei um fenômeno interessante. Bem antes de as crianças acreditarem que não podem viver sem coisas materiais, alguns pais já foram convencidos de que é trabalho deles realizar todos os desejos de seus filhos. Por exemplo: uma mãe descreveu alegremente para mim como agüentou ficar numa fila por uma hora para comprar à primeira filha, de um ano, um Teletubby – na ocasião, um novo boneco que era a sensação das crianças, baseado em uma personagem de um programa de televisão britânico. "Eu tive muita sorte," ela disse com alívio, "pois comprei um dos últimos bonecos da loja."

"Espero que sua filha aprecie tamanho sacrifício de sua parte!", eu disse, com um sorriso de canto de boca.

Ela riu. "Bem, é claro que ela é muito pequena para saber, de fato, sobre esses bonecos; mas eles são tão populares! Não queria que ela ficasse sem um."

Suspeito de que pais como ela, apesar de terem boas intenções, sucumbiram a um tipo de pressão consumista adulta. Eles acreditam que seus filhos devam fazer parte da mais recente moda passageira porque todo mundo faz. Talvez eles tenham medo de que suas crianças se sintam rejeitadas. Ou talvez o objeto seja algo que *eles* gostariam de ter tido quando crianças. Um pai me relatou que sempre quis um Lego grande quando era pequeno, mas seus pais não puderam comprar o brinquedo. Hoje, seu filho de três anos é dono de vários Legos, com os quais, porém, raramente brinca.

Antes de entrar na onda da moda do momento, faça uma auto-análise honesta. Pergunte: "Meu filho realmente precisa disso? O que acontecerá se eu simplesmente disser não? Por que estou tão ansioso para comprar isto para ele?".

Da próxima vez em que você se pegar pensando que seu filho tem direito à mais recente moda passageira ou ao novo brinquedo, lembre-se das coisas que ele realmente *tem* direito: seu amor, apoio e sabedoria para dizer *não*.

36. Não Seja Pressionado a Brincar

Quando meu filho Eric tinha cinco anos, costumava me aborrecer até as lágrimas com sua coleção de carrinhos. Não só ele adorava esses carrinhos, como também adorava que eu brincasse com ele, o que consistia em eu escutar a descrição de cada carrinho em detalhes infinitos – o que podia fazer, onde era seu lugar na pequena garagem e assim por diante. Eu fingia estar interessada porque não queria magoá-lo; sentia que deveria compartilhar das atividades pelas quais meu filho estava tão apaixonado.

Mas um dia, sentada, assistindo ao Eric brincando no chão com seus carrinhos em redor do quarto, deixei escapar um suspiro inconsciente. Ele parou o que estava fazendo e me encarou com uma mistura de surpresa e acusação. "Você não está interessada em meus carrinhos?", ele perguntou, como se não pudesse compreender tal coisa. A armação estava desfeita e senti uma ponta de culpa. "É verdade!", admiti. "Você e seus amigos se divertem muito mais brincando com os carrinhos do que eu."

Os Pais Nem Sempre São os Melhores Colegas

Muitos pais, procurando aquele conceito evasivo chamado de "tempo de qualidade", assumem que têm de se resignar, brincar e jogar o que seus filhos quiserem, sempre que puderem. Embora esse possa ser um modo maravilhoso de compartilhar o mundo de nossas crianças, não precisamos nos sentir culpados porque eles amam a boneca Barbie e nós não. Nossa tarefa como pais não é ser o mestre de cerimônias profissional de nossos filhos ou o colega de brincadeiras sempre disposto. Lembre-se também de que, quando está entediado, exausto ou distraído com outras preocupações, você não é de nenhuma maneira o melhor colega de brincadeira.

Envolva as Crianças em Atividades que *Você* Goste

Quando sua criança pergunta: "Você vai brincar comigo?" e você não está disposto, por exemplo, a mais uma rodada de damas, você pode tentar mostrar a ele uma atividade de que você gosta. Depois que revelei meus verdadeiros sentimentos ao Eric sobre seus carrinhos de brinquedo, eu disse: "Você sabe o que eu adoraria fazer com você em vez disso? Uma salada de ovos!". Eric ficou contente por se juntar a mim na cozinha e gostou de descascar os ovos e amassá-los quase tanto quanto gostava de brincar com seus carrinhos.

O que as Crianças Realmente Desejam É Tempo com Você

Parte do segredo é compreender que o que as crianças realmente desejam não é necessariamente brincar de bonecas ou carrinhos, mas passar o tempo com você. Desde que seus filhos sintam que vocês estão desfrutando do tempo juntos, freqüentemente não importa o que você faça. Isso não significa que você nunca deva brincar com os jogos de que seu filho gosta, mas pode definir alguns limites.

Sarah que trabalha fora em tempo integral e ficava com medo sempre que voltava para casa. "Assim que minha filha de quatro anos, Amy, me via, dizia: 'Vamos para o meu quarto, mamãe. Eu quero brincar de princesa!'. Sentindo-me culpada por ter passado o dia inteiro longe dela, eu, agonizante, me sentava e fingia gostar da brincadeira na qual ela era a princesa e eu era todos os outros. Ela ditava cada palavra que eu deveria dizer e, se eu não respondesse certo, ficava brava: 'Mamãe, você não está prestando atenção!'.

Percebi finalmente que essa rotina não estava funcionando para nenhuma de nós e falei: 'Vamos programar meia hora, dois dias por semana, para brincarmos de princesa. Marque em nosso calendário. Assim, mamãe pode estar pronta. Podemos programar outras atividades divertidas nos outros dias, como fazer um jantar especial ou caminhar no parque.' Amy adorou a idéia, e penduramos um calendário grande, colorido, com nossos 'dias de princesa' marcados, junto com nossas atividades alternativas." Sarah também evitou o perigo de brincadeiras sem término definido e os gritos de "Mamãe, eu ainda não acabei!". Quando é hora de parar? Ela ajustou um cronômetro para trinta minutos e Amy aceitou esse limite claro.

Quando Você se Render, Divirta-se!

Quando Sarah percebeu que, embora tivesse entrado no jogo de Amy, ela não o faria diariamente, até se divertiu mais. "Comecei a usar uma fantasia ou um chapéu e improvisar um pouco, dizendo coisas com sotaques engraçados. E, em vez de ser impaciente com as instruções cuidadosas de minha filha, fiquei impressionada com a atenção dela aos detalhes – até a inflexão que queria que eu usasse –, quando dizia coisas como: 'Não, mamãe, faça um riso mau, não um riso engraçado.' Talvez ela seja diretora algum dia."

As observações de Sarah refletem o que muitos pais descobriram brincando com seus filhos: aprendemos mais sobre como nossas crianças pensam e quais são seus talentos. E, mais uma vez, apreciamos sua habilidade simples em se divertir.

Um conselho final: encontre algum tempo para começar a brincar. Você não quer que a criança sempre sinta que está implorando para você brincar com ela. Se você diz periodicamente: "Ei, vamos brincar com algum jogo?", estará reforçando a idéia importante de que gosta de passar seu tempo com ela.

37. Evite a Armadilha da Felicidade

Muitos pais estragam seus filhos porque têm dificuldades para dizer não. Sem saber disso, as mães e os pais bem-intencionados caem no que eu chamo de "armadilha da felicidade". Eles simplesmente não agüentam ver seus filhos tristes ou desapontados de forma nenhuma; assim, dão tudo o que pedem ou exigem.

Aqui estão cinco estratégias básicas para evitar a armadilha da felicidade:

Deixe Bem Claro que *Não* Significa Não

Quando você diz não, ele soa mais como um *talvez?* Se você for ambivalente, as crianças perceberão isso imediatamente. Elas reconhecem os sinais de que você não quer torná-las infelizes. Elas percebem isso quando você se sente desconfortável ao dizer não. Se você não envia uma mensagem clara, encoraja manhas, lamentações, birras, discussões e até mesmo ataques de fúria. Lembre-se: embora *você* esteja ocupado, as crianças não estão. Elas levarão o tempo e o esforço que precisarem para conseguirem fazer você mudar de idéia.

Espere que seus filhos o testem. Esse é o modo deles descobrirem se você realmente quer dizer o que diz. Quando você tem de dizer não, aja com segurança sobre isso. Um pai que conheço declara firmemente: "Este *não* não virará *sim*.".

Reconheça a Manipulação e Não Ceda a Ela

Preste atenção e repare se estabeleceu padrões com seus filhos que lhes permitam manipular você. Por exemplo: se seu filho sabe que um ataque de fúria público o fará oscilar, vai achar os ataques de fúria públicos irresistíveis. Deixe bem claro que isso não funcionará. Se você estiver em um lugar público, diga: "Pare agora ou teremos de partir!" – e *faça* isso. Se você estiver em casa, diga: "Por favor, vá para seu quarto até se tranqüilizar!" ou simplesmente: "Eu sinto muito que você esteja chateado, mas eu não vou mudar de idéia.".

Não Tenha Medo de Sentimentos Negativos

Um dos sinais seguros de que você caiu na armadilha da felicidade é quando você não consegue ver seus filhos expressarem tristeza ou reclamações. Deixe seu filho saber que é aceitável sentir e expressar emoções negativas. É útil reconhecer os sentimentos dele, mas deixe-o saber que você vai apoiar a decisão dele. Por exemplo, em vez de dizer: "Não há nenhuma razão para chorar!", você poderia dizer: "Eu sei o quanto você gostaria de ir ao parque de diversões. Claro que está desapontado. Mas eu não posso deixar que vá enquanto estiver gripado.".

Concentre-se nas Necessidades, Não nas Vontades

As crianças nem sempre conseguem distinguir entre o que elas querem e do que precisam. Os pais têm de fazer isso por elas, mesmo se isso deixá-las momentaneamente infelizes. Muitos pais e mães se confundem sobre a diferença: é só olhar para aqueles que passam horas nas filas antes do Natal para comprarem o mais recente brinquedo difícil-de-comprar para seu filho. As crianças são condicionadas a querer tudo o que vêem, e quando querem algo, querem-no com todas as suas forças: "Pai, eu *preciso* ter esse jogo.". "Mas, mãe, você sabe que eu sempre *quis* ter um gatinho!"

Claro que negar os desejos dos filhos pode ser desconfortável. Não espere que eles lhe dêem um grande abraço e digam: "Oh, obrigado, mãe, por não me comprar aquele skate!".

Mas crianças desapontadas não são crianças mal-amadas. Repare que uma criança não fica necessariamente mais contente quando ela ganha o que quer.

Na realidade, as crianças se sentem muito mais seguras quando há limites claros.

O fato de sua criança expressar um desejo não implica que você tenha de responder com um sim ou um não imediato. Às vezes, é mais eficaz dizer: "Deixe-me pensar nisso e depois falarei com você!". E realmente dê uma posição para ela. Às vezes, você será pego de surpresa quando estiver pronto para discutir sobre o assunto, e seu filho não terá mais nenhum interesse em conversa sobre ele.

Seja um Pai ou uma Mãe, Não um Amigo(a)

Às vezes, pais que cresceram em casas rígidas querem que seus filhos sejam criados em ambientes mais abertos e flexíveis. Não há nada de errado nisso. O problema surge quando você tenta ser o amigo de seu filho em vez de ser seu pai ou sua mãe.

Você proíbe seu filho de andar de bicicleta depois da escola porque acha que é muito jovem para sair sozinho. Ele fica furioso com você e grita: "Eu odeio você!". Esse tipo de declaração realmente pode magoar os pais, especialmente se não deixam claro que seu papel é, às vezes, ser impopular com seus filhos.

Em vez de se sentir culpado ou ceder, você poderia dizer: "Sinto muito que você sinta isso, e eu posso ver que você está furioso, mas a resposta ainda é não!".

Os pais não caem na armadilha da felicidade refletidamente; normalmente são incentivados por intensos sentimentos de amor e cuidado. A armadilha da felicidade fica mais fácil de ser evitada quando aprendemos a nos livrar de nossa culpa, reconhecemos a diferença entre necessidades e vontades e acreditamos que a criança mais feliz é aquela a quem são dados amor e limites, simultaneamente.

PARTE 5

■

Abra os Canais de Comunicação

38. Ouça com Empatia

Suan, a filha de oito anos de Julie, estava tendo problemas em se adaptar aos seus óculos novos. Alguns dos companheiros de escola zombavam dela e isso só piorava as coisas. A primeira vez que Susan voltou da escola chorando, porque as crianças tinham zombado dela e a chamaram de "quatro olhos", o coração da Julie ficou bastante apertado. Ela odiou ver a filha magoada. "Eles não sabem o que estão falando!", ela disse ternamente. "Você parece ótima de óculos. Apenas ignore-os."

Para frustração de Julie, animá-la não parecia fazê-la se sentir nem um pouco melhor. E os insultos dos colegas continuavam. Depois de alguns dias dessas chateações, Julie estava tentando novamente convencer Susan de que não valia a pena ficar aborrecida e triste pelos comentários das meninas, quando a filha gritou: "Você simplesmente não entende!", e correu do quarto.

Julie estava atordoada: "No princípio, eu não pude entender por que ela estava tão brava!", disse. "Eu pensei que estivesse sendo útil. Entretanto percebi que Susan tinha razão; eu realmente não estava escutando seus sentimentos de mágoa, estava apenas tentando acabar com eles."

Um pouco depois, Julie foi até o quarto da filha e se sentou na cama.

Julie: Sabe, eu acho que deve ser horrível ser zombada e chamada de "quatro olhos".

Susan: Sim. Se eu choro, elas fazem pior ainda.

Julie: Eu sei. Quando tinha a sua idade, meus irmãos mais velhos sempre me perturbavam e, se eu chorasse, só piorava as coisas. Eu estou pensando no que você poderia falar da próxima vez.

Na próxima meia hora, Julie e Susan propuseram uma estratégia. "No princípio foi difícil.", Julie admite. "O que eu realmente quis fazer foi colocar ao redor de minha filha uma "bolha protetora!" para que ninguém pudesse magoá-la. Mas a única coisa que ajudou foi conhecer os sentimentos de mágoa de Susan e ajudá-la a se defender sozinha.".

Escutar com paciência e entendimento deixa suas crianças saberem que você está ao lado delas. O processo de responder com empatia é uma habilidade adquirida. A menos que tenha sido uma parte familiar de nossa própria educação, não é algo que vem naturalmente. Porém é uma das habilidades mais importantes que podemos adquirir. Pessoas de todas as idades – e não apenas as crianças – se percebem amadas quando sentem que as entendemos; e devemos entendê-las a partir de suas próprias perspectivas.

39. Não "Superexplique" as Coisas

Os pais com quem converso freqüentemente têm a preocupação em se comunicar com seus filhos em um nível mais profundo do que apenas ditar ordens. Muitos deles recordam sua própria infância como sendo cheia de regras rígidas e ordens infinitas que pareciam arbitrárias e que não consideravam os seus sentimentos. Eles acreditam que as crianças têm *direito* a explicações e acham que, se pelo menos não *tentarem* conversar sobre as coisas, não estarão tratando seus filhos com respeito. Eles também odeiam ser muito abruptos; isso pode parecer indelicado ou impaciente.

Muitos pais que argumentam excessivamente têm dificuldade para dizer não. Eles estão procurando algo para minimizar a decepção e acreditam que as explicações fazem isso. A verdade é que, quando você adquire o hábito de explicar cada decisão eternamente, isso apenas faz com que seu filho fique mais inclinado a discutir. E alguns assuntos não são negociáveis: você usa cinto de segurança porque isso é lei; vocês dão as mãos para atravessar a rua porque é uma regra.

Os pais também têm a convicção de que, se derem para seus filhos muitas explicações, eles felizmente mudarão de idéia sobre o que queriam no primeiro momento (o que eu acho uma fantasia). O que eles pensam ser motivo é, na verdade, uma tentativa de convencimento. Considere este diálogo que minha aluna Mary teve com sua filha de cinco anos de, Isabel, que não quis ser deixada em casa com uma babá, enquanto seus pais saíram para o jantar:

Isabel: Eu quero ir também!

Mãe: Você realmente não quer ir. Você e Sandy sempre se divertem muito, quando ela vem cuidar de você.

Isabel: Eu quero ir com vocês. Eu não quero que a Sandy venha.

Mãe: Você me falou que estava esperando por Sandy. Ela é a sua babá favorita.

Isabel: Eu não ligo. Eu quero ir com vocês.

Mãe: Mas, doçura, você se sentirá tão entediada naquele restaurante...

Isabel: Não, eu vou!

Mãe: Além do mais, a comida é nojenta. Eles nem mesmo cozinham o peixe e você odeia arroz. Peixe cru e arroz! Eca!

Isabel: Eu poderia comer só um pouco. Talvez eu até goste.

Não é difícil perceber aonde esse diálogo chegaria. Claramente, Isabel tinha apenas uma coisa em sua mente: queria ir com os pais. E, tentando desse jeito, sua mãe não iria convencê-la de que ela realmente ficaria em casa. Em vez disso, Mary precisou cortar a discussão com algumas palavras amorosas e um firme adeus:

Mãe: Venha cá e me dê um grande abraço, filha. Nós estamos indo.

Isabel: Eu quero ir!

Mãe *(abraçando Isabel)*: Eu sei, querida. Nós sairemos juntos à noite em breve. Mas, hoje, o papai e eu temos um encontro de adultos.

Isabel: Por que eu não posso ir?

Mãe: Talvez outro dia, agora nós temos de ir. *(Beijando Isabel, ela se levanta e sai.)*

Aqui está uma dica: se, quando seu filho alcançar a idade de cinco anos, você começar a tratá-lo como se ele estivesse pronto para a faculdade de direito ou para a equipe de debates da escola, esse é um ótimo sinal para argumentar menos e declarar sua posição firme e claramente, sem explicações infinitas.

40. Arrume Tempo para Seus Filhos

O tempo se tornou nosso artigo mais precioso, pois nunca é o bastante. Freqüentemente eu vejo pais que entram em meus seminários quase ofegantes, como se tivessem acabado de correr em uma maratona. De certo modo, isso é *verdade.* A vida moderna deixa a maioria das pessoas se sentir como se tivesse muito a fazer e muito pouco tempo para isso. Tanto estresse envolve o tempo – a falta dele – e as pressões ligadas a esse artigo tão limitado.

Se você se sente tão sobrecarregado pelos "deveres" e "semideveres" de sua vida e nunca tem tempo suficiente para curtir suas crianças, aqui estão algumas idéias de pais que eu conheço:

Decida o que É Importante

As pessoas sempre estão dizendo: "Se eu não fosse tão ocupado...", sem realmente pensarem como reduzir suas tarefas de modo a arrumarem mais tempo para passar com seus filhos. A administração do tempo é certamente útil, mas envolve muito mais que rearranjos de itens na sua "lista de coisas a fazer", pois talvez sua lista seja simplesmente muito longa. É difícil abandonar a convicção fortificada de que o trabalho em excesso por si só é uma virtude. Você pode achar maneiras para passar o tempo e ganhar tempo – mas para quê? A chave para administrar melhor seu tempo é reavaliar o que realmente importa e renunciar a alguns dos "semideveres" que possam estar atrapalhando seus dias.

Estratégia: Elabore uma lista de tudo o que você faz durante o dia. Depois, divida seus itens em três categorias: deveres, semideveres e prazeres. Por exemplo: pagar as contas é um dever, mas limpar a sala de estar com aspirador de pó pode ser um semidever. Como prazeres, você poderia listar a leitura de um livro ou um passeio de bicicleta com seu filho. Depois que você revisar as categorias, tente pensar em modos de gastar menos tempo com os semideveres, organizar os deveres e aumentar o tempo dedicado aos prazeres.

■ Uma História de Pais: Preste Atenção!

"Outro dia, quando estava deixando minhas crianças na escola, meu filho mais velho estava olhando para o carro em frente ao nosso, no qual outra mãe fazia a mesma coisa. Ela estava falando ao telefone celular. Parou o carro, os filhos desceram e, à medida que ia embora, os filhos davam tchau, acenando, mas ela ainda estava falando ao telefone e não olhou para trás. Se você pudesse ter visto o olhar nos rostos dessas crianças, teria ficado com o coração partido. Andamos com muita pressa hoje em dia, e nossas crianças estão pagando o preço. Elas, às vezes, se sentem como se fossem nada além de uma incumbência a ser realizada."

Pratique o Compartilhamento Familiar

O melhor modo de fazer suas crianças se sentirem importantes e incluídas em sua vida é envolvê-las na atividade de ser uma família. Muitos pais separam as tarefas comuns do dia do "tempo de qualidade" que eles passam com seus filhos. Porém, a maioria das crianças (especialmente as pequenas) gosta de tomar parte das atividades diárias do papai e da mamãe. Elas freqüentemente se sentem orgulhosas e importantes quando têm a chance de ser úteis.

Estratégia: Envolva as crianças em suas atividades. Se você está cozinhando, deixe seu filho ajudar a escolher o arroz. Quando você estiver lavando roupa, peça a ele para separar as roupas claras das escuras ou achar os pares das meias. Quando estiver trabalhando no jardim, mostre a ele como plantar uma semente. As tarefas podem levar um pouco mais de tempo e requerer mais de sua paciência, mas o tempo será bem-empregado na construção de laços entre você e seu filho. Esse tipo de envolvimento também o ajuda a se sentir como um membro valioso da família, ao perceber que fez algo diferente e ao se sentir seguro por ter dado uma contribuição.

Deixe Seu Trabalho Fora de Casa

Embora nem sempre seja possível, tente separar sua vida profissional da familiar. As crianças se sentem decepcionadas se esperam avidamente pelos pais chegarem em casa depois de um dia inteiro no escritório, só para vê-los rapidamente, pois continuarão trabalhando noite adentro. Ou então os pais estão tão preocupados com o que aconteceu no trabalho que não podem estar emocionalmente presentes com as crianças.

Estratégias: Uma mãe que eu conheço termina seu trabalho extra no trem, no caminho de volta para casa, e fecha sua pasta durante a noite. Ela fez disso uma regra: não abrir a pasta novamente até estar no trem na manhã seguinte. Um pai resolveu o problema dando ao tempo gasto com seus filhos o tratamento de prioridade na agenda dele. Ele programou um tempo familiar em sua agenda no trabalho, da mesma maneira que fazia com reuniões de vendas e conferências. A secretária tanto o lembra de seus compromissos familiares como dos profissionais: "Você tem um jogo de beisebol com John às duas horas.". Uma mãe, que é executiva de uma grande empresa, reserva todas as quartas-feiras para jantar cedo com os filhos, às cinco e meia.

Passe um Tempo Sozinho com Seu Filho

As crianças apreciam um tempo especial com apenas um dos pais. Freqüentemente, ouço histórias de adultos que ainda se lembram de maneira terna como "papai e eu jogávamos basquete por meia hora depois do jantar" ou "mamãe e eu tocávamos duetos no piano." Essas recordações são apreciadas porque lembram tempos em que os pais estavam totalmente concentrados e preocupados em estar sozinhos com seus filhos.

Estratégia: Quando você realmente está com pouco tempo disponível, tente encontrar maneiras de passar vários momentos com seus filhos. Uma mãe, por exemplo, fazia questão de passear por quinze minutos com sua filha de sete anos todas as noites depois do jantar, se o clima permitisse. Outra mãe tem um ritual noturno de dez minutos no qual ela diz ao filho em fase de educação infantil: "Fale-me sobre a melhor parte do seu dia.". Um artista que conheço passa vinte minutos por noite ensinando lições de pintura a seu filho. Juntos, eles escolhem seus desenhos favoritos para enviar aos parentes. E quase todo pai que conheço tem um ritual de boa-noite na hora de dormir.

É fácil falar para uma criança: "Eu amo você!", mas é o tempo real que nós passamos completamente focalizados apenas nessa criança que faz com que ela se sinta importante.

Eu nunca ouvi pais de crianças crescidas dizerem que desejavam passar mais tempo no escritório quando seus filhos eram pequenos.

Os acontecimentos de 11 de setembro de 2001 trouxeram esse lar até nós mais acerbamente do que qualquer fato já ocorrido antes. Essa tragédia nos alertou sobre o que mais importa: colocar a família em primeiro lugar e valorizar as pessoas importantes em nossas vidas.

41. Evite Palavras com Sinal Vermelho

Palavras com sinal vermelho são aquelas expressões simples que quase sempre aumentam qualquer conflito com uma criança, um cônjuge ou outra pessoa com quem temos uma relação íntima. Conhecendo as palavras que podem refletir negativamente, podemos substituí-las por expressões que mais provavelmente resultarão em cooperação e entendimento.

A maioria das palavras ou frases com sinal vermelho acontece no início ou próximo do início de uma frase. Aqui estão algumas alternativas para duas palavras aparentemente inócuas que estão entre as piores ofensivas: *se* e *por que*.

"Se Você..."

Se – normalmente seguido por *você* – envia um sinal vermelho a ser usado como uma ameaça:

> "Se você não guardar seus brinquedos, eu vou dar tudo para o Exército de Salvação".
>
> "Se você não consegue cuidar das suas roupas, eu não vou comprar nenhuma pelo resto do ano".

Muitas crianças percebem uma ameaça como um desafio e podem repetir a ofensa apenas para testar a firmeza dos pais. Pior, essas ameaças freqüentemente são impossíveis de serem levadas à frente. E, se nós não levarmos adiante uma ameaça, nossos filhos deixarão de nos levar a sério.

Além disso, se uma ameaça é tão irracional ou fora de propósito quanto a ofensa que produz, não ensina nada à criança sobre as conseqüências realistas do seu comportamento.

Melhor Opção: Em vez de *se,* use *assim que* ou *quando.* Essas frases são mais positivas e menos punitivas. Elas o encorajam a se manter racional e a fazer uma declaração realista que você pode levar à frente:

> "Assim que você guardar seus brinquedos, nós vamos lanchar."
>
> "Quando você pendurar sua jaqueta, podemos brincar com um jogo."

"Por que Você Não..."

Por que também envia um sinal vermelho, especialmente quando seguido por *você nunca, você não pode,* ou *você não*:

> "Por que você nunca recolhe suas coisas?"
>
> "Por que você não pode manter suas mãos quietas?"
>
> "Por que você não escuta?"

Essas perguntas não têm respostas. Na realidade, não estamos perguntando *por que* para obter uma resposta racional. Em vez disso, estamos simplesmente culpando ou então fazendo uma declaração crítica. Não é provável que as crianças cooperem quando sentirem que estão sendo acusadas.

Outro uso comum da palavra *por que* está em "Por que você fez...", como em: "Por que você bateu na sua irmã?". A maioria das crianças nem mesmo sabe por que faz o que faz. Elas são criaturas basicamente impulsivas e espontâneas.

Melhor Opção: Omita essa inútil expressão *por que,* e mude a pergunta para uma declaração clara, firme e não-acusatória:

Amar Sem Mimar

"Esses brinquedos precisam ser recolhidos."

"Nada de brincadeira de mão."

"Eu gostaria que você pendurasse sua jaqueta sem eu ter de lembrá-lo."

Na pior das hipóteses, essas são declarações globais sobre a natureza de uma criança que ela não pode mudar, em vez de declarações sobre aspectos de seu comportamento sobre os quais ela tem algum controle. As acusações colocam as pessoas – crianças e adultos – na defensiva, e uma pessoa nossas condições certamente não está motivada a mudar para melhor ou melhorar seu comportamento para agradar ninguém.

■ Uma História de Pais: O Poder das Palavras

"Minha bolsa foi roubada. Meu marido, bravo e aborrecido, disse: 'Você sempre larga suas coisas espalhadas por todo lado. Se você não fosse tão descuidada, isso não teria acontecido.'. As palavras dele me enfureceram e me fizeram sentir estúpida. Mas, naquela noite, meu filho de dez anos ouviu sobre o ocorrido. Ele colocou seu braço ao redor de mim e disse: 'Oh, mãe, você deve estar se sentindo horrível.'"

Moral da história: Quando as coisas derem errado, tente não dizer aos seus familiares o que está errado com *eles*.

---

42. Abra um Diálogo com Seu Adolescente ou Pré-Adolescente

Quando nossas crianças chegam à pré-adolescência, começamos a sentir uma complicada pressão de emoções paternas/maternas. Por um lado, queremos que elas se tornem mais independentes e auto-suficientes. Por outro, preocupamo-nos em protegê-las dos infinitos perigos que essa independência acarreta.

A chave é manter os canais de comunicação abertos. Encoraje seus filhos adolescentes ou pré-adolescentes a falarem para você aonde vão, com quem e quando estarão de volta. Eles podem não gostar de interrogatório e a confiança é uma questão importante para filhos nessa fase. Uma das maiores reclamações deles sobre seus pais é: "Vocês não confiam em mim.". Espere que eles usem essa frase – é o modo que têm para tentar convencê-lo a dizer *sim* ao invés de *não*. Você pode responder: "Eu confio em você, mas não gosto da situação. Você não terá controle sobre o que pode acontecer quando estiver na casa de amigos sem a presença de um adulto.". Alguns pais dizem a seus filhos: "Eu confio em você quanto a ficar longe de problemas, mas não posso ter certeza quanto às outras crianças.".

Você também pode perguntar por questões de segurança: "Os pais da sua amiga têm uma arma em casa?", "As bebidas estão trancadas?" ou "Os pais dela estarão em casa?". Também é aconselhável manter relações mais estreitas com os pais dos amigos de seus filhos.

Você não pode brigar com seu filho pré-adolescente ou com seus amigos da maneira como fazia quando eles estavam infantil ou na escola primária. Mas você pode ajudá-los a praticar maneiras de resistir à pressão negativa dos colegas. Diga para seus filhos "frases" para eles usarem quando estiverem em uma situação difícil e ensaie essas situações com eles.

Por exemplo: há uma festa no final de semana que vem. Você sabe que os pais estarão presentes, mas você também sabe que algumas crianças escondem álcool e drogas em suas roupas ou bolsas. Discuta essas possibilidades antecipadamente com seus filhos e faça perguntas do tipo E-Se...:

"E se seus amigos o desafiarem a experimentar um cigarro de maconha? Beber uma cerveja?" Então dê a ele uma maneira para sair da situação ou sugira desculpas que eles podem usar: "Você pode me xingar, mas não vou fazer o que não quero!" "Meu pai (minha mãe) sempre cheira meu hálito quando chego em casa!" ou "Eu fico de castigo durante um mês se minha mãe descobrir."

Estabeleça também um ritual de chegada em casa. Se você permanece acordado até que eles cheguem, deixe seus filhos saberem que você os espera entrar e dizer boa-noite. Como todos os rituais, esse os lembra de que serão aguardados. Isso também garante que eles cheguem em casa seguros e – você espera – sóbrios.

Finalmente, durante o início da adolescência de seu filho, aceite o fato de que você estará na sua fase mais impopular. A meta de seu filho é pressionar seus limites; assim, esteja preparado para ser inundado por uma avalanche de reclamações e acusações para cada regra que você estabelecer.

Muitos pais acreditam que têm de gastar menos tempo com seus filhos à medida que eles crescem. Quando nossas crianças são pequenas, passamos muito tempo realizando as tarefas domésticas de manutenção (vestir, alimentar, dar banho, supervisionar suas atividades); assim; podemos assumir que eles precisam menos de nosso tempo, à medida que envelhecem. A verdade é exatamente o oposto. As crianças mais velhas precisam muito mais de nosso tempo, mas é um tipo diferente de atenção. Não é manutenção, mas a habilidade de escutar mais do que falar e continuar tentando manter momentos de conexão.

Em *Our Last Best Shot* (Riverhead Books, 2000), Laura Sessions Stepp escreve: "Pais que facilmente demonstraram amor quando uma criança era pequena podem não saber como se comportar no início da sua puberdade. Eles se afastam em lugar de dar um abraço, um beijo na cabeça, um toque no braço. Isso é triste... porque os adolescentes desejam contato físico até mesmo quando parecem estar empurrando você.".

Uma mãe me contou da sua surpresa quando a filha de treze anos lhe disse – cinco minutos depois de dizer para a mãe deixá-la em paz e sair de seu quarto: "Você não sabe que, quando digo para você sair, quero que você fique?". Não é de espantar que os pais de adolescentes se sintam tão confusos, já que recebem tantas mensagens ambíguas.

Precisamos estar constantemente disponíveis, mas sem ficar pairando sobre eles ou ser intrometidos demais. E, mesmo quando eles rejeitarem esse fato ou se sentirem embaraçados, nunca hesite em lembrá-los do amor que sente por eles.

■ Uma História de Pais: Decifrando o Código Adolescente

"Minha filha de catorze anos, Gillian, mora com o pai em Connecticut porque ela freqüenta a escola de lá. Recentemente, eu e ela estávamos em um passeio de compras para adquirir seus maiôs para a viagem que faríamos em breve. Antes de deixamos nosso apartamento, Gillian me perguntou se poderia sair naquela noite com dois meninos que eu nunca havia visto. Eu disse: 'Acho que sim. Desde que eu saiba aonde você vai e que você esteja de volta antes das onze.'.

Descendo a rua, Gillian disse: 'Mãe, estou feliz, pois você realmente confia em mim e é mais razoável sobre minha vida social do que o papai.'. Minha primeira reação foi me sentir lisonjeada. Depois, os sinos de alarme soaram. Eu fui forçada a repensar minha aprovação dos planos noturnos dela, e disse que precisava conhecer esses meninos antes que saíssem juntos. Gillian ficou bastante aborrecida com isso. Ela me implorou que voltasse atrás na minha decisão, mas eu não retrocedi.

Eu sentia que ela própria não estava completamente contente com seus planos noturnos e essa foi a razão pela qual pareceu ter apreciado minha tolerância. Ela fez um estardalhaço enorme, mas assim que chegamos em casa, ligou para um dos meninos e lhe falou que não poderia sair com eles porque sua mãe insistia em conhecê-los. Gillian, então, desfez seus planos e começou a telefonar avidamente para as amigas para encontrar um programa substituto. Eu percebi que ela estava aliviada por eu ter interferido, porque o humor dela começou a mudar e ela foi toda doce durante o resto do dia.

Desde então, escuto as palavras dela muito cuidadosamente e tento entender o que ela está tentando dizer na verdade. Eles falam em código, você sabe. E eu acho que é nosso trabalho de pais tentar decifrá-lo."

43. Reconheça a Validade dos Sentimentos

Vamos encarar os fatos. Não é tão fácil escutar as crianças quando elas estão expressando sentimentos de raiva ou mágoa. É muito mais fácil e mais prazeroso escutá-las quando expressam emoções positivas. Todos ficamos felizes quando uma criança chega em casa da escola e exclama: "Mãe, minha professora disse que eu entreguei um trabalho perfeito e me deu uma estrela de ouro!" ou, então, quando declara alegremente: "O bebê é tão divertido. Ele realmente me faz rir.". A mensagem é completamente diferente quando não é tão otimista. Quando uma criança mais velha se queixa contra seu irmão mais novo, é tentador negar seu ressentimento e ciúme. Muitos pais acreditam erroneamente que deveriam tentar discutir com as crianças os sentimentos raivosos, pessimistas ou tristes. Claro que não queremos que nossas crianças sejam infelizes, mas não temos o poder de tornar as coisas boas para elas todo o tempo. Falar para uma criança que foi rejeitada no time de beisebol: "Você superará isso... não é o fim do mundo!", nega o quão magoado ela se sente. Nem vai adiantar para uma criança, cujo irmão ainda bebê destruiu seu brinquedo favorito, ser consolada com estas palavras: "Não faça tanto drama. Ele não quis fazer isso.". Comentários como esses fazem as crianças sentirem como se nós não as entendêssemos nem nos preocupássemos com seus sentimentos.

Realmente não é nosso trabalho resolver os dilemas de nossos filhos. Nem temos o poder de torná-los felizes quando eles não se sentem assim. Mas não importa a idade de nossos filhos, devemos é dizer que seus sentimentos são válidos e que eles não são, de forma alguma, ruins por sentirem isso.

Reconhecer os sentimentos é uma habilidade essencial para os pais manterem o domínio. Eis algumas estratégias específicas:

- **Descreva** o que você ouve ou vê, sem fazer um julgamento. Por exemplo, seu filho de oito anos reclama que tem muita lição de casa. Não responda com um sermão: "Você já está na segunda série; não pode esperar que a escola seja apenas diversão e jogos!" ou negando, contradizendo ou criticando: "Por que você sempre está reclamando? Essa é uma tarefa bem fácil.". Em vez disso, responda de maneira descritiva e não julgadora: "Parece muita lição. A segunda série não é fácil.".

96 • Amar Sem Mimar

- **Reconheça** o sentimento colocando-se no lugar da criança. Por exemplo, seu filho de quatro anos diz: "Está muito escuro aqui. Eu tenho medo de que os monstros venham.". Tente não responder: "Não seja ridículo. Monstros não existem." ou "Não aja como um bebê." ou ainda "Você apenas está dando uma desculpa para não ir para a cama." Para reconhecer o sentimento, você poderia dizer: "Eu suponho que dormir em um quarto escuro possa dar medo mesmo. O que podemos fazer para não torná-lo tão assustador?".

- **Repita a frase de seu filho** quando você não estiver seguro sobre o que dizer ou precisar de mais informação. Por exemplo, sua criança diz: "O motorista do ônibus gritou comigo na frente de todos os meus amigos.". Evite dizer: "Você deve ter merecido isso!" ou "O que você fez desta vez?" Essas respostas presumem que seu filho é culpado antes de você conhecer os fatos. Em vez disso, diga: "Ele gritou com você na frente de todos os seus amigos? Nossa!". Com essa resposta é mais provável que você consiga extrair detalhes adicionais sobre o que aconteceu.

Eu sempre lembro os pais para serem permissivos com os sentimentos e rígidos com o comportamento. Uma pessoa não pode deixar de sentir o que sente, mas *pode conter* seu comportamento. Como pais, nosso trabalho é ajudar as crianças a perceberem que há uma distinção básica entre palavras e ações. A mensagem é: sinta o que você sente, mas controle o que você faz.

■ Uma História de Pais: O Grunhido Terapêutico

Nunca subestime o poder de um grunhido. O grunhido terapêutico é simples e poderoso. Quando você murmura com compaixão, faz seu filho saber que você o está escutando, apesar de ser completamente não-julgador. Esse também é um bom modo de extrair mais informações.

Uma mãe me falou como usou essa técnica com o filho, Billy. Quando reclamava que a professora dele era injusta, a resposta da mãe era um simples "Hummm...". Sem se sentir ameaçado, ele continuou falando... "Ela realmente é uma chata!".

"Ela é chata?", a mãe perguntou.

"Sim. Ela disse que eu não estudei, porque dei uma resposta errada. Mas eu estudei. Eu só não sabia aquela resposta."

"Hummm", grunhiu a mãe, acrescentando: "Você acha que ela não foi justa. Como você gostaria de lidar com isso? Tem alguma idéia do que poderia dizer a ela?".

---

44. Mantenha a Conversa Simples

As crianças nos ignoram quando falamos sem parar. Então, em vez de dar sermões, mantenha a conversa curta e simples:

"Ande!"
"Botas, jaqueta e mala."
"Mãos." (Quando elas precisam ser lavadas.)
"Pratos." (Quando está na hora de colocá-los na lavadora de louça.)

A mãe de um pré-adolescente sempre reclamava de sua atitude confiada e desdenhosa quando pedia para ele ajudar ou obedecer. Depois de algumas sessões nas quais discutimos o tópico da audição seletiva, ela relatou uma grande mudança: "Ele tem sido muito mais cooperador ultimamente. Até agradeceu minha ajuda outro dia.".

Eu fiquei impressionada. "Você está fazendo alguma coisa de maneira diferente que está ajudando nessa mudança?"

"Bem, Nancy," ela disse, "a única mudança que percebi é que estou falando apenas um décimo do que eu costumava falar!".

Pratique Dizer Nada

Finja que você tem um problema de laringite e não pode falar durante um dia. Quais seriam as conseqüências? Se você não conseguir dar lembretes, instruções e ordens, seus filhos podem:

- sair de casa sem o agasalho;

- fazer uma bagunça;

- esquecer de levar o cachorro para passear;

- não escovar os dentes;

- perder seus gorros e luvas;

- comer um biscoito antes do jantar.

Agora, pergunte-se: "Isso seria tão terrível?".

Eu ainda me lembro, anos atrás, de quando era professora. Para minha surpresa, nessas ocasiões raras quando eu sofria de laringite, as crianças eram incrivelmente colaboradoras.

■ Dica: Conte Suas Palavras

Um pediatra que eu conheço aconselha os pais: "Se você estiver tentando explicar alguma coisa para seus filhos pequenos ou em fase pré-escolar, use tantas palavras quantos forem seus anos.". Que ótimo remédio para se falar menos!

45. Coloque no Papel

Uma mensagem escrita para seu filho é um modo poderoso de levantar uma questão difícil, fazer as pazes depois de uma batalha tempestuosa ou expressar amor e admiração. Eu descobri que escrever bilhetes é uma das ferramentas de comunicação mais eficazes que os pais podem usar para fortalecer os laços com seus filhos. Aqui estão três situações em que colocar seus pensamentos em um papel pode possibilitar um diálogo:

Depois de uma Discussão

Em toda relação pais-filhos, há momentos em que proferimos palavras ríspidas, severas, que não usaríamos se estivéssemos nos sentindo mais racionais. Depois que nos acalmamos, uma mensagem escrita pode amenizar sentimentos magoados e restabelecer uma atmosfera amorosa.

Uma mãe ficou furiosa quando voltou do trabalho um dia e a babá disse que Jack a tinha desafiado, recusando-se a entrar e fazer a lição de casa quando ela o chamou. Ela confrontou Jack furiosamente e gritou: "Se eu não posso confiar em você para se comportar com responsabilidade, pode se esquecer daquela caminhada neste fim de semana!" Jack saiu correndo e chorando para o quarto.

■ Uma História de Pais: Palavras para Acalmar

"Quando meu filho Paul tinha seis anos, discutimos seriamente. Eu não me lembro do motivo. Eu disse algumas palavras que o magoaram e me arrependi. Então, depois escrevi um bilhete me desculpando. Naquela noite achei um cartão de Paul em minha cômoda. 'Querida mamãe, mesmo quando estou furioso e triste, eu ainda a amo.' Eu fiquei muito tocada e também pasma com o fato de que um menininho pudesse expressar um pensamento tão profundo. Isso foi há vinte anos. Desde esse dia eu guardo o cartão."

Mais tarde, depois que tinha se acalmado, a mãe escreveu um bilhete e o colocou por baixo da porta do quarto dele:

Querido Jack,

Fiquei chateada porque você ignorou nossa regra sobre fazer lição de casa e também foi rude com a Carol, que é responsável por você; mas eu peço desculpas por gritar. Eu sei que pode ser difícil deixar seus amigos e entrar em casa, especialmente em um dia tão bonito. Mas eu preciso saber se posso contar com você para fazer a coisa certa quando eu não estiver aqui. Vamos conversar sobre isso, agora que estamos mais calmos. Eu te amo.

Mamãe

Depois de ler o bilhete de sua mãe, Jack abriu a porta e saiu do seu quarto. "Eu sinto muito não ter entrado quando a Carol me chamou!", ele disse. A mãe lhe deu um abraço e Jack prometeu a ela que isso não aconteceria novamente.

Quando Você Precisa Dizer uma Coisa Séria

Mensagens escritas podem ajudar a dizer uma coisa séria sem discussões e disputas em excesso. Por exemplo: a filha de doze anos de Martin implorou para que ele a deixasse ir até ao centro comercial, depois da escola, com suas amigas. O pai disse que não. Ela o acusou de ser injusto. Depois, ele escreveu esta carta e colocou-a na cômoda dela:

Querida Becca,

Eu sei que para você é difícil entender por que não a deixei fazer o que queria. Você sempre é responsável quando sai, porém eu não confio no ambiente do centro comercial; assim, decidi que lá está fora dos limites, a menos que haja um adulto com você. Esta é uma questão de segurança, e não está aberta a negociação. Mas eu recebo sugestões suas.

Com amor,

Papai

Becca não comentou diretamente a mensagem, mas naquela noite ela colocou um bilhete por baixo da porta do quarto dos pais dela:

Querido Papai,

A mãe de Jennifer também não a deixará ir. Você pode nos levar e fazer suas compras, enquanto nós duas passeamos?

Com amor,

Você-sabe-quem

Quando Você Quer Expressar Amor e Admiração

Às vezes, estamos tão ocupados criticando as falhas de nossas crianças que nos esquecemos de expressar nosso amor e orgulho. Escrever é um modo criativo para colocar nossos sentimentos em um registro tangível que pode durar a vida toda.

Quando uma amiga estava no hospital para dar à luz seu segundo filho, ela escreveu para sua filha de seis anos, que nunca tinha estado separada da mãe antes:

Querida Leslie,

É tão solitário aqui no hospital sem você! Eu sinto saudades de nos divertirmos juntas e mal posso esperar para vê-la. O papai e a vovó me contaram como você tem sido útil e eu estou muito orgulhosa. Você é a melhor filha que uma mãe poderia ter. Eu estarei em casa amanhã com seu irmãozinho, e a primeira coisa que vou fazer é dar um abraço enorme em você. Durma bem. Eu te amo.

Mamãe

A filha dela lê freqüentemente essa carta, que guarda em um lugar especial.

Há outra vantagem importante que muitos pais me contaram em cartas durante os anos que me escreveram. Seus filhos acabam se comunicando por escrito e se sentem muito confortáveis expressando desse modo seus pensamentos, sentimentos e pedidos.

Por exemplo: meu filho mais jovem, Todd, que hoje é um adulto, freqüentemente prefere se comunicar conosco por escrito. Durante anos ele enviou cartas para mim e meu marido as quais adorávamos. Isso também permite que, mesmo com poucas habilidades maravilhosas de paternidade/maternidade podemos ter uma relação com nossos filhos crescidos com amor e respeito mútuo. Obrigado, Todd, por me dar permissão para incluir a seguinte carta:

Querida Mamãe,

Este não é o cartão de dia das Mães. É um bilhete de agradecimento. Eu quero que você saiba o quanto aprecio tudo o que você fez por mim, inclusive me criar para a educação, o conhecimento, a saúde, o certo e o errado, se esforçando ao máximo, e muitas outras coisas.

Você me ensinou a ler e a me comunicar em um nível que me deu vantagens para ganhar a vida.

Ao longo dos anos, você escutou minhas reclamações, problemas e dores com paciência e o desejo de me ajudar de qualquer forma possível. Eu valorizo seus conselhos e ajuda.

Eu tenho sorte em ter você e você tem sorte de ter a mim.

Para nós, nada é mais importante que a família.

Feliz Dia das Mães!

Seu amigo para o resto da vida,

Todd

46. Ajude Seus Filhos a Falarem a Verdade

A maioria dos pais que conheço acha que seus filhos sempre devem contar a verdade. Eles sabem que pessoas honestas inspiram confiança. Esse é um valor importante, mas também é uma necessidade, porque os pais precisam ter informações garantidas, especialmente quando a segurança de seus filhos está envolvida. Como você pode encorajar uma atmosfera de honestidade em sua casa? Aqui estão algumas sugestões:

Fale a Verdade Você Mesmo

Um dos melhores modos para ensinar honestidade é demonstrar um bom exemplo. As crianças não respeitarão a verdade se perceberem que às vezes pegam você em uma mentira. E elas são incrivelmente observadoras, notando quando suas palavras não coincidem com suas ações.

Muitos adultos acham que podem justificar uma mentira quando a situação autorizar. Mas eles nem sempre enxergam o efeito negativo que mesmo uma "lorotinha" pode ter sobre as crianças. Um homem que conheço ainda se lembra de como se sentiu envergonhado quando o pai comprou uma passagem de ônibus mais barata para ele, dizendo ao motorista que o filho tinha cinco anos quando, na verdade, tinha seis. Um amigo se lembra de como sua mãe costumava dirigir em alta velocidade, mas sempre que era parada por um policial, negava que estivesse correndo.

Tente não mentir na frente de seus filhos, mesmo quando seria mais fácil contar uma meia-verdade. Por exemplo, em vez de se livrar de uma situação social fingindo estar doente, simplesmente diga: "Eu não estou a fim de ir!" ou "Não estou em um dia bom.".

Não Faça uma Tempestade em Copo d'Água para Pequenas Mentiras

A maioria das crianças conta pequenas mentiras para evitar castigos ou evitar enfurecer seus pais. Esse é um comportamento normal de autodefesa.

Se você pegar suas crianças em um tipo de mentira, como: "Sim, eu lavei minhas mãos.", resista para não se tornar um tirano. Ao invés disso, calmamente lembre a elas que a verdade é um valor estimado em sua casa e você espera que elas sejam honestas. Mas não faça disso algo fora de proporção.

Lembre-se de se concentrar no incidente de desonestidade, em vez de tirar amplas conclusões sobre a personalidade de seu filho. Em vez de "Você é um mentiroso!", diga: "Você não me contou a verdade sobre como aquele bolo desapareceu do refrigerador.". Quando os pais sentem que a confiança foi abalada, eles freqüentemente ficam furiosos e correm o risco de fazer as crianças se sentirem como se fossem mentirosas habituais com sérias falhas de caráter.

Por exemplo: se seu filho garante a você que fez a lição de casa e posteriormente você descobre que ele fez apenas parte dela, não faça uma acusação geral do tipo: "Vejo que não posso confiar em você.". É melhor dizer: "Quando eu pergunto alguma coisa, fico chateado se não posso contar com você para me dizer toda a verdade.". Essa abordagem tem mais chances de abrir as portas para uma resposta destemida e verdadeira.

Não Castigue a Honestidade

Como contar a verdade, às vezes, significa enfrentar até conseqüências desagradáveis, você precisa ajudar seu filho a se sentir seguro o bastante para falar. Por exemplo, quando seu filho não conta algo que sabe que pode deixar você furioso ou desapontado, você encorajará sua capacidade para a honestidade, dizendo: "Significa muito para mim você me contar o que realmente aconteceu.".

Quando seu filho for verdadeiro sobre algo que era difícil para ele admitir, faça questão de reconhecer a atitude dele. Isso não significa que você tenha de dar uma festa para comemorar o fato, mas seu elogio à honestidade dele ou à difícil admissão sobre ter mentido o encorajará a falar a verdade em situações futuras.

■ Uma História de Pais: O Jogo da Fumaça

Ice, um pai participante de um de meus seminários, tinha uma lembrança viva de sua infância. O pai dele entrou em seu quarto, sentiu o cheiro de cigarro, e disse: "Você estava fumando?". Jack respondeu: "Se eu contar a verdade, serei castigado?". O pai dele disse: "Sim, você sabe que não deve fumar.". "Ok," disse Jack, "então eu não estava fumando."

Se uma conseqüência negativa ocorrer, deixe bem claro para as crianças que a penalidade foi por violar as regras da casa, não por contar a verdade. Por exemplo, se seu filho confessar que perdeu o telefone celular, você pode dizer: "Eu sei que foi necessária muita coragem para você me contar o que fez. Eu aprecio sua honestidade, de verdade. Porém precisamos discutir como você pode ajudar a pagar um aparelho novo".

Não Use Armadilhas

Se não quisermos que nossas crianças mintam, temos de nos preocupar para não criar armadilhas para elas. Eu chamo isso de perguntas da Quinta Emenda – você já sabe a resposta, mas faz a pergunta de qualquer maneira, o que encoraja a criança a mentir.

Se você vir chocolate espalhado no rosto de seu filho, não pergunte: "Você comeu o doce que eu estava guardando para levar para a firma?". Se ele for como a maioria das crianças, negará. Em vez da colocá-lo na defensiva, simplesmente declare o fato: "Aquele doce é apenas para convidados".

Entenda que, às vezes, é mais fácil para uma criança mentir. Ajudar seu filho a ser verdadeiro é um processo que requer paciência e sensibilidade.

47. Acabe com a Chateação Constante ("Pegar no Pé")

Mariane, uma das mães que conheci, tinha lembranças terríveis da chateação constante de sua mãe e estava determinada a não fazer o mesmo com a filha. "Quanto mais minha mãe frisava algo, mais eu empacava como uma mula. Eu quis ensinar a Alice o comportamento apropriado sem ter que repetir tudo uma centena de vezes!", ela recorda. Mas Alice, uma garota curiosa de dois anos de idade, não estava cooperando com o plano do jogo. Quando ela decidia que queria algo, perseguia seu objetivo, não importava quantas vezes a mãe dissesse não. Arrancava todos os livros da estante ou comia lanches na cozinha antes do jantar. Mariane passava o dia todo dizendo: "Pare com isso!" ou "Não mexa aí!", sem proveito. Depis de um tempo, ela ficou tão exasperada que seu tom de voz ficou mais alto. "Alice, eu já disse cem vezes não! Por que você não me escuta?".

Lá no fundo, Mariane sabia a resposta: porque ela tinha se tornado uma chata. Alice estava se comportando do mesmo modo que ela, ou seja, ignorava sua própria mãe. O problema era: Mariane não sabia mais o que fazer para conseguir que sua filha a escutasse.

Nenhum pai quer ser um chato. Então, por que tantos de nós acabamos desse jeito e como podemos evitar isso? A verdade é: o único modo para deixar de chatear é deixar de falar – e começar a tomar atitudes para corrigir o problema. "Você pode falar até ficar azul!", disse uma mãe. "Você pode gritar até ficar roxo. Mas, se você estiver usando aquele discurso 'tom de mãe', pode estar é falando com a parede."

Freqüentemente, nós nos enganamos em pensar que nossas valiosas lições são algo diferente de pura chateação. Pensamos: "Meu filho apanhará seus brinquedos, fará a lição de casa, pensará duas vezes antes de ferir os sentimentos de alguém, se manterá longe do fogão...", e assim por diante, sem os infinitos lembradores verbais. Ou então achamos que mensagens importantes sobre segurança ou questões morais não serão transmitidas sem constante chateação. O problema é que essse tipo de palestra raramente funciona.

Uma razão para as crianças responderem tão negativamente às nossas reprovações exasperadas é que elas se sentem humilhadas. Antes de você dizer qualquer coisa, imagine como expressaria a mesma mensagem a uma criança que não fosse seu filho. Por exemplo, se a criança de um vizinho estivesse jantando em sua casa, eu duvido que você gritasse: "Pare de esfregar sua boca na manga da camisa – que falta de educação!". Muito provavelmente, se você falasse alguma coisa, seria dita em um tom mais suave, como: "Aqui, pegue um guardanapo.". Ou você agiria sem dizer uma palavra e simplesmente poderia lhe oferecer um guardanapo. Há muitas ocasiões ao longo do dia em que você se sairia melhor se simplesmente agisse e não falasse nada: pegar a mão de seu filho na hora de deixar o playground ou lhe dar um paninho quando ele derramar suco na mesa.

A maioria dos pais passa muito tempo emitindo lembretes constantes. Eles assumem que devem imprimir em seus filhos as lições importantes que precisam aprender. Eu acredito que os lembretes constantes sejam apenas um eufemismo para chateação. E as crianças nos ignoram mais rápido do que possamos dizer: "Não se esqueça...".

■ Uma História de Pais: Deixe os Especialistas Fazerem o Discurso

O filho de cinco anos de Cathy tinha fascinação por acender fósforos. Ela fazia sermões e sempre alertava, sem proveito. Ele continuava sem escutar. Um dia ela o pegou queimando papel no quarto dele e ficou muito transtornada, como nunca havia ficado na vida. Então, em vez de lançar seu habitual sermão, ela disse calmamente: "Vista seu casaco.". Ela o levou rua abaixo, até o posto dos bombeiros, e pediu ao capitão que falasse a seu filho sobre os perigos do fogo. No final da conversa deles, o filho jurou que nunca mais acenderia outro fósforo e realmente ele não fez mais isso.

Você realmente pode culpá-los? Imagine como você se sentiria se seu chefe repetisse as instruções infinitamente, em um tom desdenhoso e grave. Em vez disso, o que você pode fazer? Reforce as conseqüências e aja. Foi isso então o que Leslie fez.

Todas as noites, quando ela colocava o jantar na mesa da cozinha, chamava seus dois filhos que estavam na sala: "Desliguem a TV e venham jantar.". Dois minutos depois, a TV ainda estava ligada. Leslie gritava: "Eu disse que está na hora de desligar a TV e vir jantar.".

Normalmente, Leslie tinha de chamar pelo menos mais uma vez da cozinha antes que a TV fosse desligada ou tinha que ir até lá e desligar. Perguntei para Leslie se ela tinha alguma idéia de por que eles estavam ficando surdos aos seus repetidos pedidos. "Eu sei que eles não escutam!", ela disse. "Eles simplesmente me ignoram até que eu perca totalmente a calma."

Sugeri que ela tentasse a estratégia do falar-uma-vez-e-depois-agir. Na primeira noite, quando as crianças não responderam ao seu primeiro chamado, Leslie entrou na sala de estar e desligou a televisão sem dizer uma palavra. As crianças uivaram em protesto, mas se levantaram do sofá e foram jantar. Depois, ela calmamente sugeriu que era inconveniente para ela interromper o que estava fazendo para desligar a TV. "Seria mais fácil para mim se ela não fosse nem ligada", ela disse; depois parou, deixando-os pensar na mensagem. Na noite seguinte, assim que as crianças ouviram os passos dela, desligaram a TV. Dentro de uma semana, eles estavam desligando a TV depois da primeira chamada.

Em estudos de matrimônios prósperos, pesquisadores descobriram que o elemento essencial em um matrimônio feliz são as comunicações amorosas excederem as comunicações críticas. A mesma dinâmica funciona com crianças. Quando as palavras que nossas crianças ouvem normalmente soam críticas, ressentidas ou mal-humoradas em vez de úteis, amorosas e encorajadoras, seu desejo para cooperar e seu senso de auto-estima podem afundar.

■ Uma História de Pais: Vamos Rápido!

"Minha filha de três anos achava que seu nome completo era Karen Vamos. Eu comecei a notar quantas vezes por dia eu dizia: 'Karen, vamos, rápido!' Isso foi embaraçador!"

---

48. Ofereça Conforto e Sabedoria em Momentos de Crise

Os ataques terroristas ao World Trade Center e ao Pentágono aconteceram quando eu estava terminando o trabalho deste livro. A extensão inimaginável desse ato horroroso balançou os pais. Até mesmo aqueles que não conheciam pessoalmente ninguém que morreu na tragédia ficaram chocados e incertos sobre como lidar com os medos de seus filhos. Uma mãe falou por muitas quando disse: "Como posso confortar meus filhos e falar que eles estão seguros quando não acredito nisso? A verdade é que nós *não* estamos seguros. Eu sei disso e meus filhos também.".

Eventos como esse lembram aos pais que, enquanto nosso trabalho for proteger nossas crianças, às vezes estamos à mercê de circunstâncias que estão além de nosso controle. Desde aqueles acontecimentos, o mundo se tornou um lugar mais amedrontador e, em graus variados, somos constantemente confrontados com nossas vulnerabilidades. Entretanto podemos fazer muito para orientar e confortar nossas crianças em tempos de crise e perda. Muitos sites da Web dão informações úteis, inclusive o da Associação Americana de Aconselhamento e o Departamento Norte-americano de Educação. Aqui estão alguns passos que os pais podem seguir para ajudar seus filhos a enfrentarem situações assim:

1. Dê a seus filhos oportunidades diferentes para expressarem seus sentimentos sobre o que aconteceu e compartilhe seus próprios sentimentos com eles. O comportamento regressivo (por exemplo, chupar o dedo polegar, acordar à noite e molhar a cama) pode acontecer em resposta a um trauma. Em vez de repreender seu filho por esse comportamento, ajude-o a exprimir seus sentimentos.

2. Reafirme para seus filhos que eles são amados e que você está trabalhando muito para mantê-los seguros.

3. Seja honesto sobre o que aconteceu, mas restrinja as informações de acordo com a idade apropriada. As crianças mais velhas normalmente sabem quando algo está sendo amenizado, mas as menores podem ser convencidas com explicações muito limitadas.

4. Passe um tempo extra com sua criança, especialmente fazendo algo divertido ou relaxante para ambos.

5. Dê muitos abraços. Às vezes, um abraço ou um toque amoroso pode renovar a confiança das crianças mais que as palavras.

6. Depois de qualquer crise, tentem voltar à rotina o mais normamente possível. Isso ajuda a fornecer um senso de segurança e proteção.

7. Quando sua comunidade ou família se deparar com atos de ódio, violência ou intolerância, tire proveito da oportunidade para ensinar às suas crianças uma lição positiva sobre tolerância e entendimento. Ajude suas crianças a verem as coisas sob o ponto de vista de outra pessoa. Evite estereótipos negativos de grupos étnicos, raciais ou religiosos.

8. Fale sobre a insensibilidade da violência e do ódio e o que significa viver em uma comunidade carente.

9. Quando um incidente acontecer, seja um ataque terrorista, um desastre natural ou uma crise da comunidade, ocupe suas crianças com atividades pelas quais possam oferecer ajuda às vítimas. Ensine seus filhos que eles são uma parte vital da comunidade. Por exemplo: crianças pequenas podem enviar desenhos, cartões e mensagens de conforto. Os adolescentes podem doar sangue ou servir de voluntarios nas organizações da comunidade.

Lições Positivas São Possíveis?

Depois dos ataques terroristas de 11 de setembro de 2001, fomos forçados a nos perguntar se algum bem poderia vir dessa tragédia. De muitas formas, esse evento transformou a rotina de nossas vidas no tesouro inestimável que sempre deveria ser. Isso nos lembrou de vivermos nossas vidas por completo todos os dias. Isso significa lembrarmo-nos de falar para aqueles que amamos o quanto os amamos. Devemos abraçá-los e tocá-los com palavras e gestos. Aconchegar nossos filhos pequenos. Tentarmos tirar proveito de cada dia para deixar nossos filhos saberem o quanto nos preocupamos com eles. Não devemos esquecer do legado mais importante a nossas crianças e adolescentes: o nosso tempo. Tempo para escutar sem falar, tempo para chorarmos juntos e secarmos suas lágrimas, tempo para desfrutarmos um do outro. As crianças também podem nos ajudar a nos sentirmos melhores se nos permitirmos compartilhar da sua exuberância e nos aquecermos em suas tolices, risadinhas e sorrisos.

PARTE 6

■

Use Disciplina Positiva

49. Expresse Raiva sem Causar Danos

Os pais freqüentemente se sentem culpados quando perdem as estribeiras ou a paciência com seus filhos. Mas, quando pensam nas vezes em que expressaram raiva – sem mencionar a raiva incontrolável, que deixa o rosto roxo – a maioria deles acha que, de alguma maneira, falharam. Mas a raiva é uma emoção humana normal e as pessoas tendem a ficar mais iradas com quem mais amam. A questão não é como parar a raiva e sim o que fazer quando os ataques de raiva são inevitáveis.

Aqui estão algumas válvulas de escape para quando as coisas saírem do controle:

- Reserve um tempo só para você. Quando ficamos tão alterados que estamos a ponto de perder o controle, sair de cena ou pedir um breve tempo pode nos dar uma pausa para que não fiquemos à mercê de nossas palavras ou emoções. E sair pode ser um modo poderoso de mostrar autocontrole e demonstrar para seu filho como você considera a situação. Como eu explico em um de meus livros anteriores, Love and Anger: *The Parental Dilemma*, Amor e Raiva: O Dilema dos Pais, há três palavras que devem ser lembradas quando a raiva o fizer se sentir vermelho: sair, esperar e se acalmar.

  Saia do quarto, coloque fones de ouvido ou se tranque no banheiro. (Se for necessário, coloque os bebês e as crianças em um berço onde você sabe que estarão seguros durante alguns minutos.) Explique brevemente para seus filhos por que você está deixando a cena. Por exemplo, você pode dizer: "Eu estou me sentindo tão furiosa neste momento que não quero ver vocês até me acalmar.".

As crianças pequenas podem seguir você e se sentirão muito *tristes* quando você sair. Porém a alternativa – gritar, bater ou atacar seu filho verbalmente – é mais prejudicial. Assim, embora sair de perto de seu filho possa não ser o ideal, freqüentemente é o menor dos males.

- Segure sua língua. As pessoas bravas, magoadas ou chateadas não podem ter uma discussão civilizada ou argumentar uma com a outra: assim, se seu filho provocar você ao ponto da ira, tente não dizer nada durante um minuto. Estamos no máximo de nossa vulnerabilidade e menos aptos a disciplinar efetivamente quando estamos transtornados. Nesses momentos, lembre-se: "Eu responderei mais efetivamente se me acalmar primeiro.". A coisa maravilhosa sobre não dizer nada é que você nunca tem de ouvir nenhum desaforo de volta. Ou, como disse uma pessoa sábia: "Aquele que hesita provavelmente está certo.".

- Mantenha a perspectiva. Às vezes, as crianças exibirão um comportamento irritante apenas para provocar uma reação em você. Perseguirão uma à outra pela casa, dirão insultos sórdidos à mesa na hora do jantar e resmungarão muito depois de você dizer um não. Antes de se irritar com um assunto em particular, pergunte: "Isso vale uma semana de castigo a partir de agora?" ou "Qual a importância disso?". Enquanto você pensa na resposta dessa pergunta, começará a se acalmar.

- Reconheça quando corre risco. O que acontece às vezes com a raiva é a reação "gota d'água". Incidentes foram se acumulando e você foi contendo tudo – mas, então, uma pequena coisa acontece. É nessa hora que você não pode resistir ao impulso de listar todas as coisas aborrecedoras que seu filho fez naquele dia ou semana ou mês. Mas a maioria das crianças simplesmente ignora depois da primeira ou segunda acusação.

Esteja atento, pois a tentação de agredir seu filho, verbal ou fisicamente, é maior quando você está no seu limite. Evite entrar nesse estado, cuidando de você e se dando um tempo – mesmo que isso se resuma a preciosos cinco minutos no banheiro.

■ Uma História de Pais: Quando a Raiva Gera Mais Raiva

Um pai, em um de meus grupos, me falou como ficou enraivecido quando chegou em casa do trabalho e descobriu que o filho tinha pegado emprestado o seu novo computador portátil sem pedir permissão. Para piorar as coisas, quando confrontado, seu filho negou que o tivesse feito, culpando a irmã mais velha. O pai ficou tão enfurecido que perdeu o controle e xingou o filho de todos os nomes, disse onde ele terminaria desse modo e citou o perdedor da família a quem o filho fazia lembrar. O filho, chocado com os insultos do pai, correu para o quarto, gritando: "Eu te odeio!". Em vez de se sentir arrependido ou com a consciência pesada, tudo o que o filho conseguiu sentir foi raiva de seu pai.

50. Poupe a Vara de Marmelo

Se houver um método de disciplina que seguramente inspirará debates quentes, é o espancamento. Na verdade, a mentalidade "poupe a vara de marmelo e estrague seu filho" parece estar de volta. Eu ouvi alguns dos pais que participam de meus seminários dizerem: "Não há nada errado em uma surra de vez em quando para ensinar 'respeito' aos filhos". Muitos me falam que as formas mais benignas de disciplina, como os castigos, não funcionam, especialmente com crianças pequenas. Isso pode ser verdade, mas acredito que surrar raramente é, se for, uma alternativa eficaz.

Estes são os motivos que ouço com mais freqüência e justifico por que acho que não são válidos.

"Eu Bato no Meu Filho para Ele Saber Como Isso Dói"

Martin, de quatro anos de idade, estava colocando o último bloco em seu castelo, quando sua irmã bebê o derrubou. Martin ficou furioso por ela ter arruinado sua criação e bateu nela. A mãe deles, Joan, que tinha testemunhado a cena, ficou igualmente furiosa com a maneira como ele havia batido na irmã. Enquanto ela batia em Martin, disse: "Isto lhe ensinará a não bater na sua irmãzinha! Agora você sabe como ela se sente!".

"Ela destruiu meu castelo!", Martin gritou. "Você sempre fica do lado dela. Eu te odeio!"

É improvável que Martin tenha se sentido arrependido depois de ter apanhado. E certamente nem foi motivado a se dar bem com sua irmã. Ao bater em Martin, Joan estava tendo o mesmo comportamento que tentava evitar, enviando a mensagem que bater é um modo aceitável para resolver os problemas. É uma lógica desconexa a mãe bater em seu filho para lhe ensinar a *não* bater em sua irmãzinha.

Uma solução mais efetiva seria dizer firmemente: "Bater não é permitido nesta casa. Eu não lhe culpo por estar furioso, mas eu não deixarei que você machuque sua irmã!". E Joan poderia sugerir que, da próxima vez, ela o ajudaria a criar uma área para brincar fora do alcance da irmã. A chave para essa abordagem é a consistência. Se você estabelece uma regra não-negociável que ninguém pode bater em sua família – e você própria a cumpre – é menos provável que seus filhos usem a agressão física como um modo para solucionar suas disputas.

"Às Vezes, Eu Simplesmente Perco o Controle"

É raro um pai não perder o controle ocasionalmente. Muitos pais, quando estão sendo totalmente honestos, admitem que a surra normalmente não acontece em momentos calmos, racionais. Apesar da dificuldade, temos de fazer um real esforço para controlar nossa raiva de outros modos – afinal, supõe-se que sejamos os adultos. Eu não tenho orgulho de admitir que, quando meus filhos me deixavam realmente furiosa, eu, algumas vezes, descia ao nível deles – ou até mesmo abaixo. Eric tinha três anos e eu parecia ter dois! Ainda me lembro da reação automática de querer chacoalhá-lo, apertar seu braço ou gritar na sua cara.

Quando você estiver realmente enfurecido, é melhor deixar a cena até que se acalme. Dessa forma, há chances de você esfriar seus ânimos e não se sentir tão inclinado a bater.

"Eu Bato Somente para Reforçar as Lições de Segurança"

Até mesmo os pais que geralmente não batem dizem que há exceções, especialmente quando o assunto é segurança. Por exemplo: Sandra descreveu como bateu em sua filha de sete anos, Sue, quando ela correu para o meio da rua atrás de uma bola: "Se o motorista não tivesse freado bruscamente, Sue poderia ter morrido. Isso era sério e eu queria que ela soubesse disso. Bater foi o único modo para impressioná-la e reforçar que ela deve olhar para ambos os lados antes de atravessar a rua".

No entanto, duas semanas depois, Sandra estava contando uma história diferente. "Pensei que Sue tivesse absorvido minha mensagem depois de eu ter batido nela. Mas, dias atrás, eu a deixei ir andando sozinha para a casa de sua amiguinha, que ficava do outro lado da rua. Como eu a observava de nossa janela, vi que ela *novamente* não olhou antes de atravessar. Não pude acreditar que ela ainda pudesse ser tão descuidada."

Sugeri uma abordagem melhor: ensaiar cada passo com Sue – olhar para a direita, depois para a esquerda, verificar o farol e olhar para a esquina. Enquanto isso, Sue não deveria ter permissão para atravessar qualquer rua sem a supervisão de um adulto, até que provasse saber se cuidar sozinha.

"Eu Bato para que Meus Filhos Saibam que Estou Falando Sério"

Eu freqüentemente ouço pais expressarem preocupação dizendo que, se eles não baterem ocasionalmente, seus filhos se tornarão violentos ou mal-educados. Eles argumentam que apanharam quando crianças e cresceram sem problemas. Mas ser um pai ou uma mãe que não bate não significa ser permissivo demais. Na realidade, bater é o modo mais fácil – para os pais e para as crianças. Bater em uma criança deixa os pais liberarem sua raiva e os fazem sentir como se tivessem resolvido o problema. Porém, quando uma criança é espancada, ela tende a deixar o assunto de lado. ("Eu já fui castigado; assim, não tenho de pensar mais nisso.") Ela não aprende o que é certo, então. Isso também não ajuda a desenvolver na criança uma consciência que a faça se sentir mal sobre fazer a coisa errada. Em vez disso, as crianças entendem depressa que o melhor modo para não se machucar é ter certeza de que não serão pegas.

Quando você, como pai ou mãe, desenvolve uma atitude de não-agressão física, torna-se verdadeiramente um exemplo a ser seguido. Seu filho entenderá que você não vai reagir a um mau comportamento com uma surra que terminará em um minuto. Você vai forçá-lo a examinar suas ações e o ajudará a se comportar de maneira diferente.

■ Uma História de Pais: "Menino Mau!"

"Eu havia pedido várias vezes a meu filho de cinco anos que não tocasse em minha escrivaninha. Com isso, quando ele mexeu em minha gaveta da escrivaninha onde eu guardo meus documentos importantes e minhas contas, bati em sua mão e lhe falei que era um menino mau. Então, cerca de meia hora depois, eu o vi no jardim. Nosso cachorro tinha cavado um buraco no jardim e meu filho estava batendo em suas costas e gritando: 'Cachorro mau! Cachorro mau!'. Percebi que ele tinha aprendido comigo que, quando se faz alguma coisa errada, é preciso apanhar."

Infringir dor batendo, esbofeteando, golpeando e espancando não ensina crianças a procurarem soluções não-violentas para seus problemas. O que realmente as influencia a fazerem o bem, serem responsáveis e consideradas, e desenvolverem uma consciência, é o laço forte que elas estabelecem com seus pais, que são seus modelos e professores. Esse laço deve ser de amor, confiança e respeito mútuo, sem raiva, medo ou dor.

51. Encontre Alternativas para Explodir

Bater e espancar geralmente acontece no calor do momento, quando você está bravo, assustado ou simplesmente frustrado até o pescoço e não sabe mais o que fazer. Mas, quando você pode controlar sua raiva, tem muito mais controle sobre seus filhos. E, quando você olha além de suas reações de momento, *pode* encontrar soluções a longo prazo para solucionar os problemas de disciplina. Aqui estão algumas alternativas eficazes contra o espancamento, que aprendi com os peritos no assunto – os próprios pais.

Deixe uma Impressão

Uma mãe disse que normalmente não acreditava em surra, mas sentia que era necessária depois que sua filha de três anos estava a ponto de grudar o dedo em uma tomada elétrica. "Meu coração quase parou!", ela disse. "Eu bati forte nela, porque estava muito apavorada e queria que ela soubesse disso."

Posso entender a compulsão por bater em tal circunstância. Porém essa mãe provavelmente só conseguiu colocar medo em sua filha e chamar mais atenção para a dor da surra que para o ato errado em si. A mãe poderia ter obtido um resultado melhor se tivesse se agachado, olhado nos olhos de sua filha, colocado as mãos em seus ombros e declarado, com uma voz que tivesse igualmente tons de medo e fúria: "*Nunca mais* faça isso novamente!".

Fale com Firmeza

Recentemente, uma mãe se levantou durante uma sessão de perguntas e respostas, em um de meus workshops, e disse que a única coisa que fazia seus filhos pararem era a ameaça de uma surra. Ela ficou surpresa quando eu disse que talvez lhe faltasse a voz com autoridade.

A voz com autoridade é a ferramenta de disciplina mais efetiva que existe. A maioria de nós se lembra de um adulto de nossa infância, talvez pai, mãe, professor ou treinador, que podia nos parar com uma única palavra ou até mesmo um olhar. Esses adultos tinham a verdadeira autoridade porque apelavam não para o medo, mas para a consciência. Eles também eram consistentes em suas respostas. Diziam as coisas uma única vez, e apenas uma vez, seguida de uma ação, se fosse necessário. Se eles dissessem "Se você não consegue se sentar à mesa sem brigar, nós vamos embora do restaurante!", sabíamos que eles queriam dizer exatamente isso. Porque eles não vacilavam, as suas palavras tinham muito peso. Eu gosto de chamar esse tipo de pessoa de "o pai (a mãe) com credibilidade".

Responsabilize-os

Uma mãe descreveu um incidente no qual seu filho de sete anos disse uma palavra vulgar em frente à sogra dela. "Eu fiquei tão envergonhada e horrorizada que o esbofeteei!", ela me falou. "Eu não queria que minha sogra pensasse que eu deixaria isso passar em branco.".

"O que aconteceu quando você o esbofeteou?", perguntei.

Ela fez uma careta. "Ele me olhou com tamanho ódio que me fez estremecer. Percebi imediatamente que isso foi uma coisa errada a fazer. Ele não se sentiu mal por ter sido rude; ele agiu como uma vítima, cheio de raiva de mim. Isso certamente não o encorajou a mudar seu comportamento rude.".

O que essa mãe poderia ter feito em vez disso? Ela poderia ter dito calma e firmemente: "Essa palavra é totalmente inaceitável. Assim que chegarmos em casa, vamos falar sobre isso.". Mais tarde, depois de uma conversa sobre linguagem imprópria, ela poderia ter feito o filho escrever para a avó ou ligar para ela para se desculpar, mantendo-o responsável por suas ações e ensinando-o muito mais do que um tapa poderia fazer. Esse teria sido um modo melhor de explicar a ele que os sentimentos das outras pessoas importam e que ser rude ou insultar são atitudes não-toleradas.

■ Mantenha-se Calmo

- A briga dos seus filhos está deixando você louco. Não bata — divida e conquiste. Diga: "Se vocês não podem brincar juntos, precisam ser separados.". Pode ser que isso não seja o que eles realmente querem. Colocá-los sozinhos pode ser comparável a uma Sibéria para as crianças. Essa atitude também dá oportunidade para você esfriar a cabeça.
- Seu filho de três anos desenha na parede com canetas de ponta porosa. Respire fundo e tente se pôr no lugar do seu pequeno artista. Ele não entende por que você elogiou seu bonito desenho ontem, mas está furioso hoje. Explique que o desenho deve ser feito no papel, não nas paredes, e limpem tudo, juntos. E compre apenas canetas com tinta lavável!
- Sua filha de seis anos é rude com uma de suas colegas, dizendo que ela é estúpida. É bastante embaraçador quando as crianças se comportam de maneira desrespeitosa na frente de outros adultos. Faça sua filha escrever um bilhete de desculpas ou telefonar para a colega e enfrentar a realidade sozinha.

52. Policie Sua Boca

Quando uma criança faz algo que nos provoca raiva, nossa resposta automática pode ser gritar uma acusação como: "Por que você está se comportando como um pirralho?", "Que pessoa desleixada você é – jogando sua jaqueta no chão?", "Você é impossível!". A mensagem comunica que a *criança* é inaceitável, não a ação.

Em meus seminários, os pais freqüentemente se lembram das frases que seus pais usavam em momentos de raiva e decepção. Lembrando de como essas frases feriam, eles ficam horrorizados e envergonhados quando ouvem as mesmas palavras saindo de suas próprias bocas. A maioria de nós pode se identificar com pelo menos algumas destas frases com bandeiras vermelhas:

- Eu vou te dar motivos para chorar.

- Espere até seu pai chegar em casa.

- Bem-feito! Você teve o que mereceu.

- Que vergonha!

- Quem você pensa que é?

- Você me faz beber!

- Não se atreva!

- Você é igualzinho a seu pai (sua mãe).
- Tire esse sorriso do seu rosto.
- Você é tão... / você é um (uma)... (pirralho, criança mimada, egoísta, relaxado, ingrato).
- Você ainda me mata.
- Espere até ter filhos iguais a você. Então você sentirá muito!

Todas essas expressões comuns de raiva e frustração são declarações do tipo "você": ou começam com a palavra *você* ou a insinuam, denegrindo seu filho, e deixam claro como ele o decepcionou. Por outro lado, você pode falar muito mais efetivamente, sem danificar a auto-estima de uma criança, usando declarações do tipo "eu". Uma declaração "eu" começa dizendo o que *você* pensa ou o que *você* observa. Quando você estiver bravo, é melhor dizer (ou até mesmo gritar): "Eu estou furioso!" em vez de "Você é terrível!".

Por exemplo, em vez de dizer: "Você parece um porco, sempre estragando suas melhores roupas. Pensa que dinheiro cresce em árvores?", você pode dizer: "Eu estou muito brava por você ter rasgado seu vestido novo." Declare como *você* se sente em lugar de fazer uma declaração sobre o caráter da criança: "Eu preciso de silêncio agora mesmo!", "Eu estou furioso porque você desrespeitou a regra!" e "Eu não escutarei quando você me chamar por esses nomes.". Todas essas são declarações do tipo "eu" eficazes.

As palavras e rótulos que usamos com nossas crianças às vezes podem ficar com elas para a vida toda e freqüentemente são passadas de uma geração para a outra. Temos muitas coisas melhores para passar a nossas crianças do que frases prejudiciais.

Tento lembrar aos pais uma declaração que a Dra. Alice Ginott freqüentemente usa: "O que está em nossos pulmões nem sempre deve estar em nossas línguas.".

53. Encoraje a Cooperação com Humor

Mãe: Toc, Toc.
Cris: Quem é?
Mãe: Laranja.
Cris: Laranja quem?
Mãe: A laranja que veio pedir para você colocar a mesa para o jantar.

Leslie, a mãe de Cris, garota com seis anos, apelava para a sua paixão por piadas quando queria que a filha deixasse de assistir à TV e colocasse a mesa. Cris ficava absolutamente deleitada. Naquele momento, a TV não conseguia competir com sua mãe engraçada. Tentando conter seus risos, ela respondia:

Cris: Toc, toc.
Mãe: Quem é?
Cris: Berry.
Mãe: Berry quem?
Cris: O Berry que vai colocar a mesa.

Leslie ria, apreciando a cena, e Cris saltava do sofá e entrava na cozinha. Missão cumprida – e elas estavam se divertindo!

A técnica de Leslie é uma alternativa inspirada em métodos mais comuns e menos eficazes do que gritar, ordenar e pedir vinte vezes. Porém a idéia de usar o humor como uma ferramenta para extrair cooperação não ocorre a muitos pais, pois eles estão sempre muito ocupados e são muito sérios. Além disso, quando a maior parte do tempo dos pais é gasta para obrigarem suas crianças a fazer coisas que não querem, a alegria freqüentemente parece impossível.

O humor pode ser uma ferramenta de paternidade/maternidade muito eficaz, precisamente porque as crianças são inerentemente brincalhonas e orientadas pela diversão. Na realidade, uma das coisas mais atraentes das crianças é seu senso de diversão e brincadeira. Existe algum adulto que possa resistir a dar um sorriso ou uma gargalhada, vendo as artimanhas tolas de uma criança de três anos ou o andar de pato de uma criancinha? O humor lhe permite descobrir uma perspectiva mais clara sobre a paternidade/maternidade. Seguramente, há questões sérias que precisam ser negociadas firmemente, mas nem toda ocasião requer uma abordagem rígida. Se você está mostrando um senso de humor em vez de um senso de "tire esse sorriso da sua cara", suas crianças normalmente estarão mais dispostas a concordar com você.

Incluídas aqui estão algumas estratégias engraçadas usadas pelos pais.

Seja Ultrajante

Cíntia, de cinco anos, e Eric, de sete, constantemente corriam até Márcia para que ela resolvesse suas disputas insignificantes. Um dia, ela chegou no seu limite.

Cíntia: Mãe! Ele está fazendo caretas e respirando com seu hálito horrível em mim!

Mãe *(com uma voz horrorizada)*: Ele *o quê?* Está fazendo caretas e respirando com seu hálito horrível em você? Oh, isso é terrível! Eu não posso acreditar. Esta é uma emergência. Eu vou chamar a polícia! Rápido, vamos ligar para a delegacia.

Até mesmo as crianças percebem o absurdo desas reação, e reconhecem o falso horror de sua mãe. Às vezes, quando você exagera a importância de uma reclamação, as crianças percebem por elas mesmas que isso não é uma grande coisa. Neste exemplo, Cíntia evitou cair na armadilha de tomar um partido e riu do incidente todo:

Cíntia: Ah, mãe, você é tão boba. Nós estamos apenas brincando.

É quase impossível para as crianças ficarem furiosas quando vêem seus pais sendo tolos. Mônica, uma mãe presente em um de meus seminários, me falou que, quando seu filho grita "Eu odeio você!", ela responde: "Bom, eu amoooooooooooo você!" e o persegue dando beijos molhados nele até desarmá-lo com uma risada.

Uma palavra de precaução: se uma criança estiver realmente brava, às vezes o humor pode ser contra-indicado. Precisamos ter certeza de que estamos rindo *com* os nossos filhos e eles não sintam como se estivéssemos rindo *deles*, zombando ou sendo sarcásticos. Pare imediatamente se seu humor estiver deixando sua criança mais transtornada.

■ Uma História de Pais: O Humor Adequado

O humor pode ser um modo efetivo para desativar a raiva. Richard, de quatro anos, estava muito bravo com sua mãe. "Você é estúpida", ele gritou. Sem perder a calma, a mãe respondeu: "Eu sou a Sra. Estúpida para você". Ela *poderia* ter dado a Richard seu sermão de dez minutos sobre como não é agradável xingar as pessoas, coisa que ela tinha feito inúmeras vezes no passado. A abordagem humorística funcionou muito melhor.

Inverta os Papéis

As crianças quase sempre rirão quando você fingir que é um bebê ou rosnar como um animal. Mesmo as muito pequenas parecem entender a piada quando você inverte os papéis com elas. Há três benefícios com essa técnica: um, é engraçada; dois, dá às crianças uma boa idéia de como elas se parecem; três, freqüentemente conduz a um nível de cooperação que antes parecia impossível. No exemplo a seguir, uma mãe cansada tentou negociar a hora de dormir com sua filha Leanne:

Leanne *(resmungando)*: Eu não quero ir para a cama.

Mãe *(bocejando)*: Eu quero, estou cansada. Espero que você não note se eu apenas me deitar aqui em sua cama e tirar uma soneca. Você pode arrumar a casa e fazer os lanches escolares para amanhã. *(sons altos da mãe roncando)*

Leanne: Ei! Levante! Esta cama é minha.

Mãe: Ohhhh, por favor!

Leanne *(rindo muito):* Vamos, mãe! Levante! Eu quero ir para a cama.

Mãe *(sentando lentamente e se espreguiçando)*: Ok. Continue. Eu deixo você ficar com o meu lugar.

O desafio de "desfazer a cara amarrada" pode parecer difícil, mas é um grande conselho para pais bravos. Quando você deixa a "necessidade" de ser muito sério, descobre um lado seu que nenhuma regra estabelecida nem rigidez podem alcançar. O humor é um modo infalível de se unir às suas crianças. E você recorda mais uma vez toda a magia de ser uma criança e de como é tão encantador estar na presença delas.

54. Não Castigue, Ensine

Como qualquer pai ou mãe sabe, uma das tarefas mais difíceis que enfrentamos é ensinar as crianças a pensarem, argumentarem, planejarem e anteciparem os resultados de suas ações – em outras palavras, ensinar como ser responsável. O melhor modo para realizar isso é ajudar as crianças a aprenderem por meio de conseqüências.

Quando discuto a importância de ensinar as crianças sobre conseqüências, os pais freqüentemente respondem: "'Conseqüências' não é apenas um modo caprichoso de dizer 'castigo'?". Na realidade, as duas coisas são diferentes. O castigo normalmente é ineficaz porque seu objetivo é fazer a criança se sentir mal, e não a ajuda a se comportar de maneira diferente de uma próxima vez. Usar as 'conseqüências' possibilita às crianças uma maneira de antecipar os resultados de um comportamento inaceitável e de participar de um plano para mudá-lo. Pense nisso como uma mera versão avançada de dizer para uma criança pequena: "Quente!" para impedir que encoste no fogão.

De uma maneira ou de outra, as crianças acabam por descobrir que o seu comportamento tem um efeito profundo nas pessoas ao seu redor. E o modo como as crianças se sentem sobre si mesmas é crítico quanto à maneira como tratam as outras pessoas. Você estará em melhor situação fazendo sua criança tomar parte da solução e não do problema.

Tente estas idéias em vez do castigo:

- Diga a elas, calma e firmemente, o que fazer e o que você espera. Se discutirem, não caia na armadilha de também fazê-lo. Simplesmente use a técnica do "disco riscado": Tranqüilamente, repita sua declaração: "Lição de casa antes da TV... Casacos no armário... Cintos de segurança apertados...".

- Expresse desaprovação severa, se necessário. Fale para as crianças como você se sente sobre o comportamento delas e por que se sente assim. Mas tenha cuidado para não atacar a sua personalidade ou as rotular: "Este tipo de bagunça tem de acabar. Alguém pode se machucar seriamente.".

- Diga ou mostre às crianças como cuidar do problema. "Eu sei que você não quis derramar todo o cereal no chão, mas eu vou ensinar você a usar a pá de lixo e a vassoura para limpar esse tipo de coisa.".

- Ofereça uma opção, mas apenas uma, com a qual você possa arcar. "Você pode sentar no carrinho ou caminhar ao meu lado, mas tem de ficar comigo."

- Aja. Quando oferecer uma opção ou declarar suas expectativas, leve isso adiante: "Como você não está segurando minha mão, vou colocá-la no carrinho novamente.".

Geralmente o castigo não diminui a freqüência do comportamento problemático. Se você continua castigando uma criança e o comportamento dela não muda, está na hora de procurar uma abordagem diferente. Os castigos falham quando tentamos "ensinar uma lição aos nossos filhos" com raiva ou expressamos uma reação imediata que envia a mensagem "agora você vai se arrepender". Uma criança que está cheia de raiva e com desejo de se vingar não aprende nada sobre mudar de comportamento. Eu admiro o modo como Barbara Coloroso, em seu livro inspirador *Kids Are Worth It*, Crianças Valem a Pena (Avon Books, 1995), define a disciplina: "A disciplina não é julgadora, arbitrária, confusa ou coercitiva... Nosso objetivo como pais é dar vida ao aprendizado de nossos filhos – instruir, ensinar e ajudá-los a desenvolverem a autodisciplina.".

55. Inspire Remorso, Não Ressentimento

Uma das metas da disciplina positiva é ajudar as crianças a estarem atentas ao comportamento inaceitável e instigar nelas um desejo de fazer o melhor, apesar de muitos dos métodos disciplinares que os pais usam não terem, de modo algum, esse efeito. Ao invés disso, o castigo disfarçado de disciplina pode fazer uma criança sentir ressentimento e fúria por seus pais. Esse é um dos motivos por que bater é tão ineficaz. Se nos lembrarmos de nossas reações de como apanhamos quando criança, é bastante duvidoso que qualquer um de nós tenha se arrependido. Nem nos sentimos gratos por nossos pais se preocuparem o suficiente para nos ensinarem uma lição. O mais provável é termos nos consumido por sentimentos de desamparo, humilhação e vingança. (Muitos de nós nos lembramos de nossos pais dizendo, quando nos batiam: "Isto dói mais em mim do que em você!". Nós realmente não entendíamos o que eles queriam dizer com isso, mas não soava verdadeiro, já que éramos nós que sentíamos a dor.)

■ Uma História de Pais: O Jogo da Culpa

Davida, de oito anos, queria que sua mãe comprasse cinco coisas favoritas que ela havia escolhido em um catálogo de mercadorias. A mãe disse que faria isso se ela limpasse seu quarto. Davida enrolou e demorou uma semana. Quando finalmente terminou seu quarto, a mãe ligou para pedir os artigos, e apenas um ainda restava no estoque. Davida ficou furiosa e tentou jogar a culpa em sua mãe por esperar muito tempo para fazer o pedido.

Quando as crianças se aborrecem mais com você do que com elas mesmas, não precisam mais assumir a responsabilidade por suas próprias ações. Davida tentou provocar sua mãe para fazer com que ela dissesse: "Eu te avisei!" ou "Que isso sirva de lição para você. Se você tivesse limpado seu quarto imediatamente, provavelmente teria obtido o que queria.". A mãe, sabendo que essas observações apenas teriam deixado Davida mais furiosa com ela do que consigo mesma, não aceitou a provocação. Ao invés disso, ela deixou a filha desabafar e não disse nada.

Essa questão foi levantada recentemente em um de meus workshops. Beverly, mãe de um filho de cinco anos, Phillip, estava descrevendo uma cena da semana anterior. Phillip havia deixado sua nova luva de beisebol em um banco da praça e a luva foi roubada. "Eu disse para Phillip que, se ele levasse a luva para o parque, teria de ficar com ela o tempo todo!", lembrou Beverly. "Ele ficou muito triste, mas eu estava furiosa demais para sentir alguma condolência."

Beverly continuou a descrever como ela falou bruscamente com Phillip: "Você não tem motivo para chorar. Viu o que acontece quando não cuida de suas coisas? Você teve exatamente o que você mereceu!".

"Claro que isso apenas fez com que ele chorasse mais ainda!", disse ela. "Eu lhe disse que fosse para o quarto e ele gritou: 'Eu te odeio!' e saiu. Por que ele *me* odeia? Não fui *eu* que perdi a luva!"

Talvez não, mas Phillip não estava fazendo essa distinção. Ele não estava chorando porque suas próprias ações descuidadas tiveram conseqüências tão infelizes. Ele apenas estava ouvindo a voz acusadora de sua mãe e toda sua fúria foi dirigida para ela, não para si mesmo.

Eu poderia entender certamente por que Beverly reagiu dessa forma. Mas também queria que ela soubesse a diferença entre fazer Phillip sofrer devido ao descuido dele e ensiná-lo a ser responsável por suas coisas. Essa é a diferença entre falar para seu filho: "Agora você vê o que acontece quando não me escuta?" e "Eu sinto muito que você tenha perdido sua luva. Sei que vai ser difícil ficar sem ela".

A meta da disciplina positiva é ajudar a criança a refletir sobre seu comportamento e trabalhar para mudar. Quando ela fica mais brava com seus pais do que consigo mesma, a oportunidade para ensinar está perdida.

56. Remova as Tentações

Estávamos discutindo disciplina em um de meus grupos, quando Donna, mãe de uma menina de dois anos, falou: "Eu concordo que não é apropriado bater em uma criança quando você pode argumentar com ela. Mas minha filha Maggie basicamente age por instinto. Ela é muito pequena para escutar as explicações. Quando põe brinquedos imundos na boca, coloca seus dedos na tomada elétrica ou derruba o vaso de flores, bater nela é a única maneira com a qual eu posso realmente impressioná-la para que não faça mais isso."

Eu ouvi explicações semelhantes de pais de crianças muito pequenas. Alguns pais de crianças que assistem a meus grupos admitem usar um tapa no traseiro ou na mão para manter seus filhos longe de problemas. Nessa idade, avisos e castigos geralmente não são eficazes, enquanto que um tapa interrompe o comportamento, pelo menos por aquele momento. Como uma mãe em frangalhos me perguntou desesperançosamente: "*Você* já tentou argumentar com um ser irracional de dois anos de idade?".

Ela tem razão. Simplesmente não é eficaz falar para uma criança que é proibido brincar com os objetos da gaveta de maquiagem, as ferramentas elétrica no armário ou os botões do fogão. Por quê? Porque uma criança pequena não tem as habilidades cognitivas para entender as conseqüências de suas ações. Mas bater tampouco comunica a mensagem de uma maneira melhor. Uma criança que é muito pequena para argumentar não conseguirá entender a conexão entre tomar um tapa e não repetir o comportamento.

Com crianças muito pequenas, é especialmente importante distinguir entre comportamento deliberado e comportamento instintivo. Sua criança achará irresistível um vaso cheio de flores bonitas e vai tocar nele automaticamente. Colocará um objeto interessante na boca porque esse é um modo natural de ela aprender mais sobre o objeto. Maggie não está tentando ser malcriada. Ela tem apenas dois anos! Toda criança pequena é uma "máquina de toques."

Em vez de bater ou castigar uma criança por algo que ela não pode evitar, você precisa reduzir o número de tentações no caminho dela. Tente colocar as coisas que não quer que ela toque fora de seu alcance, e perceba que todos os bebês e crianças pequenas colocarão qualquer coisa na boca. Coloque portões de segurança em entradas e escadas, use travas de gaveta, cubra as saídas elétricas, e continuamente melhore a segurança de sua casa. Isso tornará a convivência com crianças muito pequenas menos frustrante.

■ Uma História de Pais: A Máquina de Tocar

"Meu filho de dezoito meses tocava e examinava tudo sobre o que pudesse colocar suas mãos. Para meu desânimo, Shaun acabou por dominar a habilidade de abrir minha gaveta de maquiagem no banheiro. Toda vez que ele tinha uma chance, ia até a gaveta. Eu tentei de tudo para que ele parasse. Dei um tapa nele, gritei 'Não!', nada funcionou. Então, finalmente encontrei a solução. Coloquei minha maquiagem em um lugar ao qual ele não tinha acesso. Adivinhe! Shaun perdeu totalmente o interesse pela gaveta do banheiro e imediatamente se esqueceu dela."

---

57. Ensine que a Raiva Não É Ruim

Pode ser muito amedrontador para os pais verem seus filhos expressarem raiva. Muitos de nós aprendemos que a raiva é uma emoção totalmente inaceitável; assim, quando nossas crianças estão furiosas, nossa primeira reação pode ser discutir seus sentimentos com elas. Porque é tão atormentador vê-los perder o controle, queremos fazer com que esses sentimentos sumam. Então, tendemos a negar ou minimizar os acessos de fúria de nossos filhos com declarações como: "Isto não é o fim do mundo!", "Você realmente não se sente assim!", "Você está fazendo uma tempestade em um copo d'água!", "Nesta casa nunca dizemos 'ódio!'", "Garotas educadas não agem dessa forma!", "O que está errado com você? Claro que você ama seu irmãozinho", "Você não está realmente furioso; você está apenas cansado.".

Mas todos – bebês, crianças, adolescentes e até adultos – às vezes sentem raiva intensa. Depende de nós, como pais, reconhecer a raiva de nossas crianças mas também definir limites sobre como elas devem expressá-la. Nossa meta é tentar não nos aborrecermos ou revidarmos nem devemos fazer a criança se sentir como uma pessoa má, inaceitável. Ao mesmo tempo, toda agressão física deve ser rechaçada. As crianças precisam de comando e é aí que nós entramos.

Observe o que sua criança faz quando está muito brava. Ela pode lamentar-se aos berros, bater, chutar, beliscar, morder, bater a porta, amaldiçoar, gritar "Eu te odeio!" ou "Cale a boca!", cuspir, ter um ataque de fúria, amuar ou resmungar. Se uma criança tem permissão para expressar sua raiva sem restrições, ela achará o mundo um lugar amedrontador. Tente oferecer alternativas para a raiva de sua criança. "Nada de machucar as *pessoas*. Peguei! Você pode esmurrar estes travesseiros." "Nada de cuspir, a não ser que seja na pia. Eu o levarei até a pia onde você pode cuspir tudo o que quiser." "Você não tem de gostar de sua irmã, mas eu não vou deixar que você a machuque, como não vou deixar que ela o machuque."

A melhor lição que você pode ensinar a sua criança sobre raiva é que sentimentos são aceitáveis – assim, ajude-a a encontrar modos aceitáveis para expressar esses sentimentos. Aqui estão algumas idéias do que é aceitável e do que não é:

Expressões de Raiva

Aceitáveis	Inaceitáveis
Chorar	Destruir a casa
Sair para o quintal e ficar amuado	Usar palavrões
Esmurrar um travesseiro	Bater
Dizer palavras grosseiras	Chutar
Bater no "saco de areia"	Socar
Gritar "Eu estou furioso!"	Morder
Isolar-se	Xingar
Fazer cara feia	Cuspir
Escrever uma carta grosseira	Descontar no cachorro
Pintar um quadro bem feio	Ferir-se
Pisotear o barro	Quebrar objetos
Resmungar	

▦ Uma História de Pais: Um Exemplo Saudável de Raiva

"Zack estava descontrolado e agitadíssimo, pulando no sofá, cruzando o apartamento de modo selvagem e gritando muito. Eu o mandei para o quarto por um tempo para ver se se acalmava. Quando entrei no quarto dez minutos depois, ele estava rasgando todos os seus preciosos cartões do Pokémon."

Mãe: O que você está fazendo?

Zack: Eu estou com muita raiva e não sei como colocar isso para fora.

Mãe: Eu estou contente por você ter falado sobre isso comigo, assim podemos descobrir uma maneira de resolver o assunto.

Zack *(visivelmente mais tranqüilo):* Eu simplesmente preciso usar meus braços e pernas. Talvez eu possa lutar com o papai todos os dias.

Mãe: Zack, eu estou impressionada. Esse é um grande modo de liberar sua raiva.

---

58. Restabeleça os Sentimentos Bons

Se houve uma confrontação raivosa, é importante restabelecer os bons sentimentos o mais cedo possível – assim que todos se acalmarem.

Os pais e as crianças querem e precisam que os bons sentimentos prevaleçam, até mesmo quando as batalhas se tornam ferozes. Tempo e distância curam muitas feridas, e um simples pedido de desculpas pode diminuir ressentimentos e pavimentar o caminho para a reconciliação. Algumas pessoas têm medo de deixar seus filhos verem que elas são vulneráveis. Mas é uma boa lição para as crianças aprenderem. Todos nós, às vezes, somos fracos. Cometemos muitos erros com nossas crianças e todos nos lamentamos. Porém, quando colocamos o lado humano no trabalho de paternidade/maternidade e reconhecemos nossas imperfeições, fica mais fácil restabelecer os bons sentimentos.

Como você consegue fazer isso? Às vezes, um abraço e uma declaração simples como "A mamãe te ama!" funcionam. Outras, especialmente com crianças mais velhas, uma conversa mais longa é necessária. Outras, ainda, se você fica descontrolado, tem de se desculpar.

Muitas pessoas relatam que seus pais nunca se desculparam com elas nem admitiam que estavam errados. Eu penso que alguns pais se preocupem que essas admissões suprimam sua autoridade. Mas é importante para nós, como pais, mostrarmos respeito pelos sentimentos de nossas crianças desculpando-nos quando dissermos ou fizermos alguma coisa pela qual nos lamentamos. Desse modo, ensinamos nossas crianças que todo mundo, às vezes, pode estar errado, e que não há problema ou vergonha em admitir isso.

Há muitos modos de dizer "Eu sinto muito!":

"A mamãe não deveria ter gritado com você. Eu não pretendia magoar seus sentimentos."

"Nós tivemos um dia difícil hoje, não é mesmo? O que posso fazer para você se sentir melhor?"

"Eu gostaria de apagar o que acabei de dizer. Eu realmente perdi a cabeça."

"Eu estava errado."

"Eu não lhe culpo por estar chateado. Você está pronto para os meus beijos e para fazer as pazes?"

"Sinto muito por ter perdido a paciência. Nós podemos recomeçar?"

Se nós conseguirmos colocar o lado humano no trabalho de ser pai, ficará mais fácil restabelecer os bons sentimentos.

Quando você é tentado a gritar com sua criança por ser rude, descuidada ou chata, pare e tente se imaginar falando com um estranho ou com alguém que você mal conhece. Você falaria do mesmo modo?

Depois de uma palestra que dei em Ohio, uma mãe me contou a seguinte história: "Eu tinha pedido para minha filha parar de correr pela casa, mas ela continuava a me ignorar.

■ Uma História de Pais: O Presente de Garrett

"Sendo solteira, eu luto para usar a disciplina positiva com meu filho de nove anos, cheio de energia e paixão. As tensões da vida, minhas próprias feridas e minha natureza apaixonada freqüentemente atravessam o caminho. Uma tarde, chamei meu filho repetidamente para vir para casa. Uma vizinha estava comigo e fiquei furiosa porque meu filho não veio quando o chamei e mais brava ainda por ele ter escolhido fazer isso na frente dela. Além disso, era um dia de TPM, o que me deixa furiosa por qualquer coisinha.

Quando meu filho entrou e a vizinha se foi, eu gritei com ele sobre seu comportamento rude, a seis centímetros de distância de seu rosto. Eu o mandei para o quarto para que eu pudesse me acalmar. Mais tarde, à noite, me senti muito arrependida por ter ficado tão furiosa por uma coisa muito pequena; falei com ele sobre isso e pedi desculpas por ter perdido o controle. Então, discutimos o que poderíamos fazer de modo diferente da próxima vez.

Ainda nessa noite, suportando todo o peso de meu mais recente fracasso como mãe, perguntei a ele, com receio: 'Quando você for adulto, pai, tiver muitas tensões na sua vida e chegar em casa e seus filhos se comportarem mal, para quem você vai olhar como um modelo de comportamento?' Ele calmamente respondeu: 'Você'.

'Eu?' eu disse, horrorizada. 'Eu! Por que eu?'

'Porque', ele disse, 'você nunca desiste de tentar.'"

De repente eu ouvi um som de algo quebrando. Ela tinha pisado no meu novíssimo e caro grampo de cabelo de casco de tartaruga. Eu fiquei a ponto de gritar com ela, de dizer o quanto estava furiosa e de perguntar por que tinha me ignorado. Porém, dei uma olhada na expressão em seu rosto e vi como estava assustada e se sentindo culpada. Então, eu me controlei. Em vez disso eu disse: 'Você sabe, Cara, esse objeto é apenas uma *coisa* e coisas podem ser substituídas. Isso não é como machucar uma pessoa. Eu sei que foi um acidente e você não pretendeu fazer isto. 'Oh, mamãe, eu te amo!', ela disse, com os olhos cheios de lágrimas. 'Eu sinto muito. Eu não fiz de propósito.'"

PARTE 7

Desenvolvendo a Harmonia entre Irmãos

59. Prepare-se para o Número Dois

Muitos pais acreditam que, depois de passarem pela experiência de ter seu primeiro filho, o resto é bastante previsível. Eles estão preparados para o tumulto que freqüentemente cerca a chegada de uma segunda criança. Mas não estão preparados para a reação do número um ao "evento abençoado".

Qual é o melhor modo para ajudar seu filho a dar boas-vindas a um irmão? Não há nenhum método simples. Às vezes, os pais fazem todas as coisas recomendadas para o planejamento da nova chegada, apenas para descobrirem que seus esforços parecem ter sido em vão. Outros pais fazem muito pouco ou simplesmente nada e o relacionamento funciona bastante bem.

Aqui estão algumas sugestões:

Dando a Notícia

- Espere para contar a seu filho (particularmente uma criança pequena ou em fase pré-escolar) sobre o irmãozinho quando faltarem três ou quatro meses para o nascimento, se você puder. Nove (mesmo sete ou oito) meses é muito tempo para uma criança pequena entender e esperar.

- Não espere demais. Tenha certeza de que sua criança receba a notícia por você e não por outra pessoa.

130 • AMAR SEM MIMAR

- Encoraje perguntas: "Como esse bebê entrou na sua barriga?", "Como um bebê sai da barriga?". Dê as respostas de acordo com a idade de seu filho.

- Não fale para seu filho como ele se sentirá: "Você vai adorar ter um irmãozinho!".

Antes da Chegada do Bebê

- Inscreva seu filho em aulas de preparação de irmãos, se você puder. Elas geralmente são oferecidas gratuitamente no hospital ou maternidade. Esteja certa de que a classe é apropriada à idade dele.

- Peça a seu filho que ajude você a escolher um nome para o bebê.

- Visite uma amiga, junto com seu filho, que tem um bebê novo.

- Deixe seu filho sentir o bebê chutando.

- Converse com seu filho sobre como as coisas serão quando o bebê chegar, destacando tudo que uma criança mais velha pode fazer e que não pode ser feito por um bebê.

- Mostre a seu filho as fotografias dele quando bebê e fale sobre o primeiro ano de vida dele.

- Não pinte um quadro muito rosa sobre como serão as coisas com um novo bebê. Ajude seu filho a perceber que um bebê leva muito tempo antes de poder se tornar um amiguinho.

Incluir seu filho no processo o ajudará a se sentir especial e importante. Saber o que esperar reduzirá a ansiedade dele. Porém, não se surpreenda se a idéia de um irmão não o deixar feliz. Leva algum tempo para seu filho se adaptar ao fato de não ser mais o único.

No programa *Today*, Katie Couric me falou que, quando seu segundo filho nasceu, ela contratou uma enfermeira para as primeiras semanas. Quando ela estava saindo, o filho mais velho disse: "Ei, enfermeira, você esqueceu seu bebê!".

Assim, esteja preparada para o imprevisível!

60. Ajude Seu Filho a Dar as Boas-Vindas ao Irmãozinho

Até hoje eu me lembro da reação de Eric, então com um ano de idade, quando eu trouxe seu irmão, Todd, do hospital para casa. Quando tentei abraçá-lo, ele endureceu e se virou. Fiquei chateada por ele ter reagido daquela maneira e não consegui entender. Não enxerguei a situação sob o seu ponto de vista: eu não somente havia abandonado, como também trazia outra pessoa em versão mais nova!

É duro para uma criança sair da situação de ser o centro de um universo e ter de compartilhar sua mamãe com um bebê novo – que está obtendo quase toda a atenção dela. Os sentimentos de ciúme podem ser expressos de várias maneiras: raiva, agressão, isolamento ou mau comportamento deliberado. Uma mãe me falou que, logo depois que a irmãzinha chegou, seu filho de quatro anos sentou-se na calçada e se recusou a entrar.

Lembre-se: a menos que você tenha tido gêmeos, seu primeiro filho era único, até que você trouxe alguém novo para casa. Compartilhar uma pessoa que você ama não é fácil. Imagine se um dia seu marido anunciasse que ele a amava tanto que estava trazendo outra esposa para casa (um pouco mais jovem e mais atraente). Não acho que você lhe daria as boas-vindas com os braços abertos!

Esse é um momento em que seu filho mais velho precisa de empatia e confiança. Seja sensível aos sinais de que ele possa estar se sentindo excluído e precisando de um pouco de atenção especial. Por exemplo: uma criança de três anos pode expressar ciúme interferindo no seu cuidado com o bebê ou solicitando coisas apenas quando você estiver amamentando bebê ou no meio de uma troca de fraldas. Ele pode até expressar hostilidade aberta. Lois me contou, em um de meus seminários, que ficou muito surpresa quando seu filho de três anos, Anthony, gritou: "Eu queria que pudéssemos levar esse bebê de volta! Você não cuida mais de *mim*.". Mas ela percebeu sabiamente que Anthony precisava de confiança imediata:

Mãe: Você se sente *realmente* assim?
Anthony: Sim! Você sempre está cuidando *dele*.
Mãe: Oh, querido, eu estou feliz por você ter me contado. Vamos, apenas eu e você, fazer algo divertido depois do almoço.
Anthony *(alegrando-se)*: Podemos ir ao playground?
Mãe: Ok. O papai pode cuidar do Ben.

Quando uma criança pequena se sente triste em relação a um bebê novo que parece assumir a casa, ela está dizendo que precisa de um pouco de atenção exclusiva. Reserve um tempo extra para ouvi-la.

Mesmo as crianças mais velhas podem ter ciúmes e se sentir ameaçadas quando um bebê chega. Uma criança de seis ou sete anos pode expressar esses sentimentos sendo sarcástica e crítica quanto ao bebê, ignorando-o, reclamando constantemente que você gasta menos tempo com ela ou agindo de forma infantil e dependente. A melhor estratégia é reconhecer os sentimentos de sua criança – "Sim, esse bebê chora muito, mesmo!" – enquanto mostra interesse pelo seu envolvimento e elogia sua contribuição. Por exemplo, você pode dizer: 'Você é tão bom para fazer seu irmão rir! Aposto que você pode me ajudar a pensar em um modo de entretê-lo!".

Outra mãe lamentou as declarações nada amorosas de seu primeiro filho, Jonathan, feitas sobre sua irmãzinha: "Eu não sei por que você a acha tão bonitinha. Ela se parece com um velho careca.". Naturalmente, a mãe de Jonathan ficou chateada e disse furiosa: "Nunca mais fale assim do bebê. Você tem sorte de não ser filho único como eu sou.".

Uma resposta mais útil seria: "Eu sei que, às vezes, o bebê o aborrece. Eu entendo.". A empatia ajuda muito a fazer com que uma criança se sinta mais segura e menos enfurecida. Muitas crianças também se sentem culpadas sobre seus sentimentos negativos em relação ao novo irmão. Esse é um momento importante para ajudar as crianças a distinguirem entre sentimentos e ações.

■ Uma História de Pais: O Intruso

"Meu filho estava bastante entusiasmado em relação ao novo bebê. Eu o levei a aulas de preparação de irmãozinhos no hospital e lhe falei que sempre o amaria, independentemente de qualquer coisa. Ele parecia satisfeito. Mas, à medida que sua irmã crescia, ele foi se aborrecendo. Um dia, me perguntou inesperadamente: 'Por que você teve ela? Eu já não era suficiente?'"

---

61. Engaje o Irmão Mais Velho

Ajude seu filho mais velho a se sentir importante, reforçando seu status especial de irmão mais velho:

- Deixe sua criança ajudar com tarefas pequenas – alimentar, trocar, distrair, balançar, dar banho, segurar.

- Peça que sua criança desenhe quadros para o irmãozinho e coloque-os na parede do quarto do bebê.

- Faça um esforço para elogiar as realizações de sua criança primogênita, como tomar banho. Ao mesmo tempo, espere e permita algum comportamento infantil.

- Mostre as fotografias de sua criança quando bebê. Recorde como você estava entusiasmada com a sua chegada.

- Na presença da criança mais velha, fale para seu bebê como é legal ter um irmão mais velho que pode brincar com ele, pegar as coisas para ele, e balançá-lo suavemente.

Ter um bebê novo na casa normalmente é cansativo e requer muito tempo. Mas, para o bem da criança mais velha, tente manter a rotina existente antes da chegada do bebê. Seja particularmente sensível e mantenha os rituais favoritos, como as histórias da hora de dormir ou os jogos.

O senso de orgulho de ser o irmão mais velho pode durar para toda a vida. À medida que seu filho menor crescer, você pode continuar a encorajar essa relação especial. Procure oportunidades para elogiar seu filho mais velho quando ele for amável ou responsável. Deixe que escute você falar dele. Por exemplo, ao telefone, falando com o pai, você pode dizer: "É muito bom o Jerry ter um irmão mais velho como o Pete. Ele realmente cuidou do bebê quando estávamos na tia Ann, hoje!". Ou, para uma criança mais jovem: "Sua irmã mais velha realmente adora ler para você. Você tem tanta sorte!".

■ Uma História de Pais: o Fã-Clube de Jake

"Sempre que Nick, meu filho de dois anos, precisa arrumar alguma coisa, eu digo a ele: 'Leve para Jake (meu filho de seis anos). Ele pode fazer isso para você.'. Jake parará tudo o que estiver fazendo e arrumará o brinquedo. Acabará se sentindo útil e amoroso com seu irmãozinho que, é claro, pensa que ele é maravilhoso e prestativo. Eu também digo a Nick na frente de Jake: 'Nick, você tem muita sorte de ter um irmão mais velho como o Jake.'."

62. Negocie a Zona de Batalha do Irmãozinho

É um fato. Irmãos brigam por toda e qualquer coisa. Isso nem sempre é tão ruim e, acredite ou não, serve até mesmo a um propósito que vale a pena. A rivalidade entre irmãos fornece um modo de as crianças testarem seus limites, afirmarem-se e aprenderem a negociar o que querem e precisam – dentro da sua própria casa.

Porém os pais odeiam esass brigas e é muito tentador se intrometer e tentar interromper. Se essa tentação for grande para você – como é para quase todos os pais – eu lhe peço que faça o que puder para ficar fora disso. Eu sei que é mais fácil falar do que fazer. Uma mãe que eu conheço usa um walkman para abafar o som quando as brigas estouram, o que torna a briga muito menos divertida para as crianças. Outro pai, que é menos tolerante ao barulho, acha mais difícil não interferir. Sugeri que ajustasse um cronômetro para quatro minutos quando uma briga começar e, se as crianças ainda estiverem brigando quando o tempo terminar, ele deve interferir. Para sua surpresa, ele descobriu que as brigas raramente duravam os quatro minutos, embora parecessem horas para ele.

Vários pais observam com desânimo que, quando dois ou mais irmãos estão brigando, o mais jovem raramente sobe ao nível do mais velho, mais este freqüentemente desce ao nível dos irmãos menores. Assim, se você tem um filho de seis anos e outro de três, quase sempre se comportarão como crianças de dois a três anos! Não suponha que o mais velho agirá de modo mais maduro. Provavelmente seja mais sensato baixar suas expectativas quanto a seus filhos agirem com mais maturidade durante essas brigas de irmãos.

Você não poderá ignorar as brigas se seus filhos estiverem a ponto de ferir uma à outra. Nesses momentos, quando estiverem passando dos limites, você tem de separá-las. Além de prevenir a confrontação física, a separação também tende a lembrar que elas realmente querem ficar uma com a outra. Os sentimentos ruins normalmente desaparecem e, depois de alguns minutos separadas, elas avançam lentamente para fora do quarto, ansiosas para brincarem juntas novamente.

■ Intervalo para Humor

Quando a mãe falou para a sua filha de três anos: "Eu não quero ver você batendo em sua irmã!", a filha respondeu, "Então feche os olhos.".

■ Uma História de Pais: Brigas no Carro

"Quando minhas crianças começam a brigar no banco de trás do carro, eu não digo uma palavra. Simplesmente procuro um lugar para estacionar, paro o carro, desço e caminho alguns passos. Imediatamente, elas deixam de brigar e começam a implorar para eu voltar. Sempre funciona."

Quando a briga se tornar física ou emocionalmente danosa, provavelmente você terá de se envolver. Mas evite comandos vagos como: "Sejam bonzinhos!", "Parem com isso!" ou "Vocês não conseguem se dar bem?". É provável que você ouça: "*Eu estou* sendo bonzinho. Foi ele quem começou!" ou "Você sempre *me* culpa!". Seja específico sobre qual comportamento você não gosta e ajude sua criança a propor uma solução, como Jan fez com seu filho de cinco anos que bateu na irmã:

Jan: David, bater não é permitido em nossa casa.

David: Mas Lyle destruiu meu edifício. Demorei *horas* para eu montá-lo.

Jan: Eu posso ver por que está furioso. Você falou para ela como está bravo?

David: Sim, mas ela não me escuta.

Jan: Você pode pensar em outro modo, além de bater, para manter Lyle afastada de suas coisas?

David: Sim. Mantê-la fora do meu quarto.

Jan: Como você fará isso?

David: Eu vou colocar uma grande placa na porta: "Não Entre!".

Jan: Essa é uma idéia. Por que você não tenta isso? Mas nada de bater.

Sua meta aqui é ajudar seus filhos a resolverem o problema, não forçá-los a amar um ao outro. Você não pode legislar o amor. Você apenas pode encorajar a cooperação.

◼ Solução Simples para as Brigas Cotidianas

Essa sugestão vem da mãe de um menino de quatro anos.

Primeiro, peça a seus filhos para fazerem uma lista de todas as coisas pelas quais eles brigam. A lista poderia se parecer com esta:

- quem senta do lado da janela no carro;
- de quem é a vez de usar o computador;
- quem verifica primeiro a caixa postal ou o e-mail;
- quem escolhe o vídeo;
- quem escolhe o restaurante quando comemos fora;

A seguir, faça um quadro semanal e divida as escolhas. Coloque o quadro em um lugar onde todos vejam. Quando houver dúvida, confira o quadro e solucione o motivo da briga: "Diz aqui que terça-feira é o dia do Matt escolher o vídeo!".

63. Nem Mesmo *Tente* Ser Justo

A maioria dos pais acredita que ser justo é uma meta realizável. Nós acreditamos que, se tratarmos todos os filhos igualmente, eles eventualmente deixarão de brigar sobre quem ganha mais, quem consegue chegar primeiro ou quem é o favorito. O fato é: eles não deixarão de brigar.

A justiça não é realizável – pelo menos não da maneira como nós a definimos. Tentar tratar as crianças igualmente em todo momento é como tentar se desprender de areia movediça: quanto mais você luta, mais você afunda. Como disse um pai ao reclamar sobre como seus filhos habitualmente comparavam tudo: "É como se eles tivessem nascido com um medidor de justiça embutido.".

A verdade é que os nossos filhos realmente não querem ser tratados da mesma maneira a todo momento, não importa o quanto eles peçam igualdade. A mensagem escondida atrás da reclamação de justiça é esta: "Eu sou especial? Você me ama? Eu sou merecedor de sua atenção?". Por isso, tratar as crianças de maneira idêntica geralmente é um tiro pela culatra. Você acaba privando seus filhos do que eles verdadeiramente querem, que é serem considerados únicos e avaliados pelo que são.

Em vez de tentar ser perfeitamente justo, tente algumas maneiras de mostrar a cada filho o quanto ele é especial para você.

Faça Seu Filho se Concentrar no que *Ele Quer*, Não no que o Irmão Dele Ganhou

Tente mudar o foco de comparação para a necessidade individual, como Célia fez com Matt, de seis anos:

Matt: Billy ganhou mais cereal do que eu.
Célia: Parece que você está realmente com fome.
Matt: Eu estou!
Célia: Ok, me mostre quanto mais você quer.

Claro que nem todas as injustiças de irmãos são fáceis de resolver. Se há apenas um pedaço de bolo com uma decoração de rosa e três crianças o querem, não há como satisfazer a todo mundo. As crianças terão de lidar com a lição dura, mas inevitável, de que a vida nem sempre é justa. Não há nada errado em dizer: "Da próxima vez, o bolo será seu.". Porém esteja preparado para a "próxima vez", porque as crianças se lembrarão disso.

Para evitar uma briga do tipo "quem fica com o último pedaço e de quem é a próxima vez", deixe seus filhos organizarem um horário para definirem de quem é a vez de brincar com o jogo favorito, usar o computador ou escolher o canal de TV. Então afixe o rodízio na porta da geladeira.

A mãe de dois filhos me falou como lidou com uma situação parecida. Quando a vovó chegava para a visita de uma semana, ela levava cada criança separadamente para uma excursão de um dia, começando com o mais velho. O mais jovem reclamou que não era justo ele sempre ir por último. A mãe lhe deu um abraço e disse: "Às vezes, você deseja ser o mais velho para ela o levar primeiro.". Então, depois que a vovó soube da reclamação do neto mais jovem, ela passou a variar o primeiro dia do passeio entre os dois netos.

Responda às Necessidades Únicas com Tratamento Único

Poucas coisas pressionam mais os "botões de culpa" dos pais do que a acusação: "Você o ama mais do que me ama!". Reclamações de favoritismo podem colocar você na defensiva, mas lembre-se: suas crianças não precisam ser tratadas da mesma forma. Permita-se responder a elas de acordo com suas diferentes idades, personalidades, habilidades e humores. O truque é explicar de modo certo para suas crianças entenderem.

Quando seu novo bebê monopolizou o tempo de Eileen, Linda, de quatro anos, falou, de forma acusadora: "Você está sempre pegando esse bebê. Você nunca mais me pegou no colo. Você o ama mais do que me ama.".

■ Uma História de Pais: Tendo Favoritos

Mônica, uma mãe que estava em um de meus seminários sobre paternidade/maternidade, ficou envergonhada de admitir que se sentia freqüentemente amando mais seu filho de dois anos do que a filha, de quatro. "Eli é uma criança tão agradável!", ela disse. "É muito mais fácil negociar com ele do que com sua irmã, que é bastante resmungona. Secretamente, sempre desejo que ela seja mais parecida com Eli."

Eu disse para Mônica que aceitasse naturalmente os seus sentimentos. Às vezes, você não pode evitar, mas se relaciona melhor com uma criança do que com outra, porque o temperamento dela se assemelha mais ao seu. Também é difícil *não* favorecer a criança que é mais fácil de controlar. Porém eu pedi a ela que tentasse separar sentimentos de tratamentos: "Não negligencie a criança com a qual você tem menos afinidade. Certifique-se de notar e expressar apreciação por suas qualidades e talentos únicos.".

Eileen manteve sua explicação simples: "Eu amo muito os dois. O bebê precisa de mim para segurá-lo no colo, alimentá-lo e trocá-lo. Você precisa de mim para ler histórias e aconchegá-la à noite. Mas eu quero gastar mais tempo com você. Assim que eu colocar o bebê para dormir, vamos brincar juntas."

É irreal esperar que você possa acabar completamente com as acusações de que você não está sendo justo, feitas pelas crianças. Mas, respondendo às qualidades únicas de cada criança, você pode enviar a mensagem de que é possível ser justo sem tentar fazer tudo igualmente.

■ Uma História de Pais: No Amor e na Guerra Tudo É Justo

Uma mãe me contou esta história sobre seus dois filhos:

"Greg correu para mim chorando: 'O Jonathan atirou uma pedra em mim!'. Eu fiquei furiosa e disse: 'Jonathan, como você *pôde* fazer isso?'. Jonathan respondeu: 'Bem, ele lançou uma em mim primeiro!'. Quando me virei para Greg, ele chorou: 'Sim, mas as *minhas* pedras não acertaram!'".

64. Evite Comparar Seus Filhos

Quando eles eram pequenos, meus filhos Eric e Todd eram diferentes em todos os sentidos. Eric tendia a ser mais cuidadoso, era cauteloso com novas situações. Todd, ao contrário, era impulsivo e ansioso, entrava de cabeça nas situações – geralmente sem se preocupar com as conseqüências. Ficava desconcertada em pensar que duas crianças nascidas dos mesmos pais e sendo criadas sob o mesmo teto pudessem ser assim tão diferentes. Esquecera-me facilmente de como eu e meu próprio irmão éramos diferentes! Os pais devem estar constantemente atentos, pois suas crianças serão mais diferentes do que semelhantes. Como eu, os pais, às vezes, estão despreparados para esse fato.

A maioria dos pais hoje está ciente do fato de que comparar filhos apenas aumenta a rivalidade entre os irmãos. Mas, às vezes, especialmente quando nos frustramos com o filho mais desafiador, deixamos escapar comentários como: "Por que você não pode ser mais parecida com sua irmã? Ela não questiona nada que eu digo!" ou "Jimmy tem boas notas na escola porque ele estuda com seriedade. Talvez você deva tentar fazer isso também.".

Tenha cuidado para evitar comparações, quando estiver falando sobre seus filhos com terceiros. As crianças têm um excelente radar quando são o assunto. Eu me lembro de estar ao telefone falando com uma amiga sobre o quanto era mais difícil para Eric tentar coisas novas do que para Todd. Eu não estava falando alto e Eric estava pelo menos a três metros de distância, mas ele apareceu imediatamente do meu lado e negou isso com muito ressentimento.

Até mesmo um elogio pode ser um tiro pela culatra quando citado como uma comparação: "Sua irmã é o cérebro da família e você é a comediante.". Declarações como essas acendem sentimentos de rivalidade e ressentimento entre as crianças, como também lhes dá a impressão de que você prefere uma à outra. Assim que ouço uma mãe dizer: "Meu menor é um anjo – feliz, sociável, calmo," eu me preocupo com o que ouvirei depois, "mas meu mais velho – é impossível. Às vezes me deixa louca.". As crianças são reflexos dos espelhos que mostramos a elas, e esess tipos de rótulos reforçam o mesmo comportamento que queremos desencorajar. Também as restringe a agir de acordo com esses rótulos – especialmente os negativos. Até hoje, Mary se lembra de que era bastante tímida quando criança e seu pai a chamava de goivo-amarelo. Hoje, ela tem trinta e oito anos e esse rótulo freqüentemente vem à tona quando ela está em certas situações sociais.

Lembre-se de que sentimentos de favoritismo podem vazar e podem fluir, à medida que seus filhos crescem e mudam. O bebê adorável se torna o menininho exigente de quatro anos; a criança em fase pré-escolar difícil de agradar torna-se uma pré-adolescente confiante e adaptável. A criança que é difícil em um ano pode ser um real prazer no próximo.

Parte da alegria de ter mais um filho é descobrir que eles se formarão indivíduos intrisecamente diferentes um do outro. A vida familiar real é uma colcha louca de múltiplas faces, estilos, truques, personalidades, preferências, problemas e talentos. Embora, às vezes desejemos que tudo pudesse ser mais simples – e mordemos nossas línguas para não dizer: "Por que você não pode ser mais parecido com seu irmão?" –, a maioria dos pais concorda que realmente não gostaria que seus filhos fossem xerox um do outro. Na realidade, podemos encontrar delícias e satisfações na aventura de descobrir suas diferenças.

65. Crie um Filho Único Feliz

Se você é pai ou mãe de um único filho, provavelmente já ouviu comentários negativos sobre o fato. Muitas pessoas em nossa sociedade assumem que essas crianças só porque não têm irmãos, serão egoístas, porque não compartilham suas coisas, e mimadas, porque têm a atenção exclusiva dos pais. Há também o senso comum de que a melhor coisa que os pais podem fazer por seus filhos únicos é dar a eles um irmão ou irmã – pois sem isso sua experiência de vida sempre será incompleta. Ouvi até mesmo pessoas dizerem que não se sentiam como uma família completa até terem mais de uma criança. (Lembre-se de que os primogênitos são filhos únicos por algum tempo, também.)

Esses medos apenas conduzem à culpa dos pais e a esforços insanos para compensar as supostas desvantagens do filho único, dando a ele excessiva atenção ou muitas coisas materiais. Na realidade, o desenvolvimento de uma auto-estima positiva e de habilidades sociais prósperas não depende de a criança ter irmãos. Ter irmãos e irmãs pode ser uma coisa maravilhosa, mas ser filho único tem muitas vantagens.

Porém, há questões exclusivas que os pais de filhos únicos devem abordar, da mesma maneira que há questões únicas para pais de mais de uma criança. As seguintes dicas podem lhe ajudar a evitar algumas das armadilhas potenciais:

Não Seja Hipervigilante

Um filho único, às vezes, tem a impressão de que todos os raios do sol estão incidindo sobre ele. Esse intenso refletor é ameaçador, porque ele precisa de espaço para crescer e desenvolver sua personalidade diferente da de seus pais.

Às vezes, os pais de filhos únicos são aflitos com a síndrome da "única chance". Eles ficam excessivamente cautelosos e demasiadamente protetores, amedrontados demais para permitirem que sua criança corra riscos ou experimente qualquer conseqüência. Aqui estão algumas dicas para evitar essa armadilha:

- Permita que seu filho experimente e explore – longe de você.

- Lembre-se de que todos os pais (até mesmo os com vários filhos) se sentem nervosos na primeira vez em que uma criança entra em um ônibus ou vai até a loja da esquina sozinha.

- Depois de ter certeza de que seu filho pratica as regras de segurança estabelecidas, tente não demonstrar seus medos. Em vez disso, tente ocultar sua ansiedade. Você quer que seu filho se sinta competente – e isso não acontecerá se você estiver pairando constantemente sobre ele.

Encoraje Relacionamentos Diversos

Não é necessariamente verdade que um filho único vai se sentir sozinho. Enquanto irmãos proporcionam companhia imediata na casa, a maioria de nós sabe que a solidão também pode ser sentida em multidões. É a qualidade das relações e não a sua quantidade que tem maior valor. Porém, pais de filhos únicos talvez precisem fazer um esforço extra para nutrirem relações fora da casa:

- Mantenha todo contato que puder com os membros de sua família. Deixe sua criança saber que os avós, tias, tios e primos fazem parte da família dela, mesmo quando não moram perto. Uma mãe que conheço, tendo encorajado muitas visitas regulares a parentes, ficou emocionada quando seu filho de oito anos se tornou amigo por correspondência do primo que mora no outro lado do país. Eles desenvolveram uma relação fraterna que cresceu durante os anos, sem a rivalidade inerente à maioria dos relacionamentos entre irmãos.

142 • Amar Sem Mimar

- Envolva seu filho desde cedo em grupos de jogos e outras atividades. Aprender a se socializar com os semelhantes é uma lição básica para as crianças. Quando têm muitas oportunidades para estar com outras crianças, elas podem praticar suas habilidades sociais. Também é um dos melhores modos de ensinar que suas necessidades nem sempre vêm primeiro.

- Se você começar a se sentir culpado por suspeitar que seu filho se sente só sem irmãos, lembre-se de que quase toda criança que os tem às vezes deseja ser filho único.

- Torne sua casa um lugar confortável, aconchegante e acolhedor para os amigos e colegas de seu filho.

Finalmente, como pai ou mãe de um único filho, permita-se desfrutar das coisas positivas, em vez de cair em armadilhas.

Numerosos estudos mostraram que filhos únicos podem ser tão bem equilibrados, felizes, criativos, atenciosos e brilhantes quanto crianças que têm irmãos – às vezes, até mais.

66. Acabe com o Delator

Lembro-me bem de como adorava informar minha mãe sobre as coisas ruins que meu irmão fazia. Isso me fazia sentir virtuosa. Infelizmente, eu não tinha sucesso ao tentar colocar Tommy em dificuldades, porque minha mãe odiava mexericos. Sempre que eu tentava, ela dizia: "o dedo-duro sempre leva a pior". Eu não ficava feliz com a resposta dela, mas isso acabava com meu leva-e-traz.

Dedurar é uma tática comum quando irmãos disputam a posição para ver quem adquirirá o status de "criança favorita". Normalmente, a meta do dedo-duro é colocar o irmão em dificuldades, para parecer mais angelical. Alguns pais, como minha mãe, instintivamente entendem que os delatores raramente são as partes inocentes. Porém, estando freqüentemente ocupados ou distraídos, os pais podem responder automaticamente. Jerry grita: "Pai! Eu vi Rick brincar com suas ferramentas novas!" e o papai tem uma reação automática: "Rick, venha aqui agora mesmo! Eu lhe disse para não tocar nessas ferramentas. Você ficará sem TV hoje à noite!". (Você pode ter certeza de que Jerry abre um sorriso em seu rosto.)

Joyce, a mãe de um menino de oito anos e de uma menina de cinco, descreveu para mim como finalmente curou as incessantes delações de sua filha: "Ela sempre estava gritando: 'Eu estou *avisando!*' e eu temia isso porque significava que tinha de parar o que estava fazendo e ver o que estava acontecendo. Um dia, quando estava ao telefone, Molly correu, gritando: 'Mãe! Mãe! Kevin está comendo todos os biscoitos de chocolate!'. Em vez de desligar imediatamente como eu fazia sempre, virei para ela e disse: 'Por favor, não me interrompa enquanto eu estiver ao telefone.'. Ela pareceu surpresa, mas se acalmou. Depois que desliguei, eu disse: 'Se seu irmão estiver correndo o risco de se ferir ou ferir você, pode me interromper. Caso contrário, não o faça.'. Ela ficou atordoada. Mas toda vez que fazia mexericos sobre Kevin, eu reforçava a idéia, dizendo: 'Ele está em perigo? Você está em perigo?'. E finalmente ela parou."

Essa mãe teve a idéia certa. Às vezes, as crianças assumem um papel – especialmente se a mãe ou o pai cooperar – de automaticamente informar aos gritos qualquer infração que o irmão cometa. Pode ser bastante desagradável. Eu amei a solução que uma hábil professora de escola primária usou para terminar com a constante delação em sua classe de terceiro ano. Ela fez uma regra por escrito determinando que qualquer reclamação nesse sentido deveria ser feita por escrito. É desnecessário dizer que a maioria das crianças não quis perder tempo e ter o trabalho de escrever suas reclamações. Essa abordagem tirou toda a vontade das crianças de dedurar.

Quando uma criança corre até você chorando sobre alguma injustiça terrível cometida por um irmão, não caia na armadilha de tomar partido. E, quando fizer isso, não deixe o mexeriqueiro ter a satisfação de ver você correndo para atacar o suposto culpado.

Não precisamos (nem podemos) sempre fazer os sentimentos tristes de nossas crianças desaparecerem. Às vezes, é suficiente deixá-las saber que você as está levando a sério. Essa é a abordagem que Marcie usou com sua filha Annie:

Annie: Ela me xingou e eu não estava fazendo coisa alguma!
Marcie: Aposto que você gostaria que eu gritasse com ela.
Annie: Sim!
Marcie: E você gostaria que eu a castigasse severamente.
Annie: Sim!
Marcie: Eu sei. Ela realmente deixou você furiosa. Às vezes, não é nada fácil ter uma irmã menor.

144   •   AMAR SEM MIMAR

Encorajo os pais a ficarem fora das brigas de irmãos, sempre que possível. Quando uma criança grita "Mãeeeeeeee, ele me xingou!" e o outro diz "Foi ela quem começou!", muito provavelmente eles estão entediados e querem sua atenção. Quando você se intrometer, castigando os dois, esteja preparado para, muito em breve, ver outra briga estourar.

Lembre-se de que as crianças não são tão ocupadas quanto você. Elas têm bastante tempo para descobrir modos criativos de conseguir que você tome partido. Esteja atento, pois sua meta, ao dedurar, é conseguir que você tome o partido delas ou coloque o irmão em dificuldades – sempre uma situação sem vencedores para todos vocês.

67. Resista ao Desejo de Projetar o Futuro

Os pais freqüentemente temem que os filhos nunca sejam amigos. Observando as batalhas diárias travadas entre seus dois filhos, certa mãe me falou: "Minhas crianças se odeiam. Não acho que elas se darão bem!". Ela admitiu que seus pensamentos estavam cheios de cenários severos sobre o futuro, nos quais seus filhos se recusavam a comparecer a reuniões familiares juntos e não tinham nada em comum.

"Eu quis ter dois filhos para que eles pudessem ser companheiros durante a vida toda!", disse, com tristeza. "Eu estava tão errada!". Ela parecia completamente abatida. Quando perguntei por mais detalhes, fui pega de surpresa ao saber que seus filhos tinham apenas seis e oito anos. Eu lhe falei: "Sempre é um erro *prever o futuro*. As crianças mudam constantemente e são diferentes de um ano para o outro – e até mesmo de uma semana para a outra. Isso também se aplica aos relacionamentos entre irmãos.".

Indubitavelmente, os medos dessa mãe eram prematuros, mas eu pude entender seus sentimentos. Quando meus filhos eram pequenos, lembro-me muito bem de como eu temia que eles nunca se amassem. Eu os imaginava no futuro, como adultos, recusando-se a falar um com o outro, a menos que fosse para dizer insultos. Essas imaginações me faziam sentir um verdadeiro fracasso como mãe. Achava que, se eu fosse melhor, meus filhos brigariam menos e amariam mais um ao outro.

Apenas mais tarde aprendi que a rivalidade entre eles era normal e, em último caso, inofensiva. Hoje, Eric e Todd são extremamente íntimos. Eles se falam quase diariamente por telefone e têm uma ligação notável. Gostam-se e se respeitam. Eu nunca teria imaginado, vinte anos atrás, que hoje eles seriam tão grandes amigos. Vendo meus filhos juntos, percebo que meus medos antigos eram infundados. Eu também não vi que os laços de lealdade entre crianças nem sempre se parecem como achamos que devam parecer. Se eu tivesse de fazer tudo novamente, gastaria muito menos tempo me preocupando com o futuro e mais tempo desfrutando o presente.

Em meu terceiro livro, *Loving Each One Best*, Amando Melhor Cada Um, citei uma mãe de crianças crescidas que disse isso da melhor maneira: "Eles *se* matavam; hoje se matariam um *pelo* outro.".

■ Uma História de Pais: Um Momento Verdadeiro

Às vezes você vê um lado diferente da animosidade entre irmãos ao olhar para suas crianças quando elas não sabem que você está observando. Uma mãe me contou esta história sobre os filhos dela:

"Meu filho de oito anos se queixava amargamente por ter de agüentar a 'pirralha' da sua irmã, de cinco. Eu estava me sentindo muito desanimada. Entretanto, no mesmo dia em que ele me contou o quanto odiava a irmã, olhei pela janela e o vi pacientemente ensinando a irmã como lançar e pegar uma bola."

PARTE 8

∎

Ensine Habilidades Sociais

68. Controle as Grosserias de Seu Dândi

Sob a tutela do irmão de seis anos, Jason, de dois anos e meio, tinha acrescentado uma palavra nova ao seu vocabulário: *bundão*. Toda vez que ele dizia isso, o irmão e seus amigos se acabavam em espasmos de risadas. Então, um dia, quando Jason e sua mãe estavam saindo de uma loja de sapatos, a balconista, uma senhora amável que tinha vendido as botas para a mãe de Jason, deu a ele um balão ao se despedirem. "Adeus, bundona!", ele disse, com satisfação. A mulher ofegou e o sorriso congelou em seu rosto.

Essa é uma situação que poderia fazer até mesmo o pai e a mãe mais tranqüilos tremerem. Embora a resposta de Jason seja inaceitável e deva ser corrigida, é compreensível, levando-se em conta o encorajamento e o treinamento entusiástico do irmão.

As crianças muito pequenas raramente sabem quando estão sendo grosseiras. Às vezes dizem grosserias engraçadas. Ou grosserias, mas verdadeiras. Ou grosserias rudes. Seja o precioso uso precoce de um palavrão ou uma verdade inocente, como: "A vovó tem um nariz realmente grande!", as crianças simplesmente parecem saber o que dizer para deixar seus cabelos em pé. Tais declarações necessariamente não significam que sua criança seja grosseira – somente pequena.

Porém, quando as crianças chegam à idade escolar, conscientizam-se de como suas palavras afetam as pessoas. Um menino de cinco anos que faz uma observação insultante é crescido o bastante para ser repreendido e pedir desculpas.

Embora uma criança pequena possa não entender por que certas palavras magoam, começará a aprender por empatia, quando perceber que os pais se desculpam com as pessoas, após cada grosseria que ela diz. Esse será seu modelo de educação. Com crianças mais velhas, os pais podem até transformar esses momentos desagradáveis em oportunidades para ensinarem compaixão e diplomacia.

Embora as pessoas possam discordar sobre o que constitui exatamente a rudeza, é muito fácil definir cortesia: é o respeito básico pelos sentimentos das pessoas.

Ensine a Cortesia Básica às Crianças Pequenas

Quando as crianças começam a falar, é inevitável que aprendam rapidamente expressões de gosto duvidoso com os irmãos mais velhos, amigos, televisão e com as pessoas na rua. Um bom modo para evitar esses ímpetos embaraçosos é monitorar sua própria linguagem. Por exemplo: se a criança ouve você dizer uma certa expressão quando outro motorista corta seu carro na rodovia, posso garantir que ela usará a mesma palavra em alto volume da próxima vez que estiver em alguma reunião familiar. Assim, se *bundão* é palavra proibida para Jason, deve ser proibida para todos da família.

■ **Uma História de Pais: Boca Suja**

Para desencorajar a filha de três anos a usar gíria, Carol decidiu que a gíria entraria no lixo. Aqui está um cenário típico:

Mãe: Samantha, você gostaria de um pouco de suco?
Samantha: Só...
Mãe: Só... só... O que é só?
Samantha: Gíria!
Mãe: E o que nós fazemos com a gíria?
Samantha: Nós a jogamos no lixo!

Elas fingem pegar a palavra no ar e lançar no lixo.

Quando sua criança pequena fizer uma declaração embaraçosa, você calmamente deve se desculpar por ela. A mãe de Jason poderia ter dito à vendedora: "Eu sinto muito pelo que Jason disse. Isso foi muito grosseiro da parte dele.".

Nunca é muito cedo para ensinar as crianças a dizerem "com licença", "por favor", "obrigado", "posso", "bom-dia" e outras cortesias. Quando Ricardo, de dois anos e meio, disse à mãe: "Me dá um pouco de iogurte!", a mãe respondeu: "Não é assim que se fala. Quando você quiser um pouco de iogurte, você deve dizer 'Mamãe, posso tomar um pouco de iogurte, por favor?'".

Pratique as Habilidades ao Telefone com Seu Filho

Ensine às crianças como você quer que elas atendam ao telefone e como anotar uma mensagem educadamente. Você pode tornar isso divertido, se brincar de desempenhar papéis com elas. Em vez de "Ah?" ou "Quê?", deixe-as praticar declarações como: "Posso ajudá-lo?" e "Posso anotar o recado?" Encoraje suas crianças a repetirem o nome do visitante e, se forem capazes, a escreverem claramente o nome da pessoa e o número do telefone. Sempre que ligo para um pai ou uma mãe e o filho atende educadamente, faço questão de elogiar a criança posteriormente.

Ensine Respeito em Casa

Você não está fazendo nenhum favor a seu filho, permitindo que ele o trate de maneira desrespeitosa. Se a criança adquiriu o hábito de ser grosseira com você, diminua sua mesada a cada infração cometida ou retire certos privilégios. Independentemente do caminho que escolher, você deve deixar bem claro que não aceitará ser tratado de maneira rude. Você pode querer dizer algo, como: "Você pode ficar bravo e até mesmo me odiar e também pode odiar as regras daqui. Mas eu não vou aceitar ser tratado dessa maneira.".

Ensinar cortesia às crianças é uma das tarefas contínuas (e menos fascinantes) da paternidade/maternidade. Isso requer prática e repetição. E é bem mais difícil hoje, quando tantas pessoas são grosseiras e descorteses – não respondendo quando você diz *oi* ou destratando-se na rua na frente das crianças. Além disso, somos bombardeados por uma guerra de mídia travada com vulgaridade, maldade, intolerância e linguagem de baixo nível. Uma mãe me contou que levou a filha de cinco anos a uma lanchonete. A menina notou uma placa que dizia "Proibido Fumar" e disse à garçonete: "A placa deveria dizer: 'Proibido Fumar, *Por favor*'". A garçonete disparou contra ela: "O que você tem a ver com isso?!".

É muito difícil combater a grosseria, mas as recompensas valem o esforço. Uma criança que sabe se comportar em público ou como discordar educadamente de um adulto é mais autoconfiante em situações novas e muito mais agradável de se conviver. Ensinar nossas crianças a tratarem as pessoas com educação e consideração é o maior legado que deixamos a elas, além de as tornarmos mais felizes.

69. Ensine a Malícia das Ruas

O mundo se tornou um lugar perigoso para as crianças, e os pais se preocupam com sua segurança. Queremos ajudá-las a reconhecer e a evitar o perigo sem torná-las medrosas, retraídas ou em permanente estado de ansiedade.

A desconfiança saudável de estranhos é elemento importante. Apresente às crianças as diretrizes para lidar com estranhos da mesma maneira que as ensinaria a olhar para ambos os lados antes de atravessar a rua – clara e diretamente. Tenha certeza de que elas entendam que a maioria das pessoas não é perigosa. Sua meta é educá-las, não assustá-las.

As Regras Básicas

Explique o que é um "estranho". Não suponha que a criança o saiba. Então, revise os fundamentos:

- A menos que você esteja com seu pai, não responda a perguntas de uma pessoa que não conhece.

- Não concorde em ajudar um estranho, mesmo se ele parecer chateado ou em dificuldades. Em vez disso, peça a um adulto de confiança para ajudá-lo.

- Não abra a porta, a menos que você reconheça a voz da pessoa ou possa ver quem é através do olho mágico.

- Se uma pessoa estranha lhe oferecer doces, presentes, um passeio ou pedir ajuda para achar o cachorrinho perdido, diga não e saia correndo. Se um estranho, parente, babá ou amigo da família tentar tocá-lo ou ridicularizá-lo, fale imediatamente para seu pai ou professor.

- Quando você estiver sozinho em casa, se alguém desconhecido ligar e perguntar: "Sua mãe está em casa?", responda: "Ela não pode atender o telefone agora. Posso anotar o recado?".

Reserve um bom tempo para falar com a criança sobre as regras de segurança. Não espere até que ela esteja a ponto de sair sozinha. Uma criança de cinco ou seis anos pode entender essas diretrizes.

Pratique Cenários

Use situações do tipo "*E-se...*" para comunicar as informações. Transformar a mensagem em um jogo mantém o interesse das crianças e também as ajuda a desenvolver o bom julgamento e uma extensa gama de respostas eficazes. Além de aprenderem o que *não* fazer, as crianças aprendem o que *podem* fazer. Faça as três perguntas básicas de resolução de problemas para seus filhos:

"O que aconteceria se... "
"O que você pode fazer se... "
"O que mais você pode fazer?"

Exemplo 1: "Suponha que você acabou de entrar no banheiro masculino da escola. Um homem está lá dentro e começa a lhe fazer perguntas. O que você faz?"

Exemplo 2: "Nós estamos no supermercado e a mamãe está no corredor ao lado. Uma mulher caminha até você e diz: 'Nós estamos dando doces grátis para todas as crianças da loja. Venha comigo e eu lhe darei alguns.'. O que você faz?"

Use os desempenhos de papéis para enfatizar os pontos. Finja ser o estranho, enquanto a criança pratica várias respostas. Aqui estão algumas das opções que vocês poderiam discutir juntos:

- responde: "Não, obrigado!" ou "Pare com isso!" ou apenas "Não!";
- responde: "Eu não te conheço!" e vai embora;
- sai correndo;
- fala com um adulto de confiança;
- grita por ajuda;
- grita: "Você não é minha mãe (ou meu pai)!";

As Crianças Devem Confiar em Seus Instintos

É muito importante os pais entenderem que as crianças podem, por natureza, pressentir o perigo. Se dissuadirmos seus instintos, elas não mais confiarão nos seus sentimentos. Por exemplo: uma criança educada para ser cortês, obedecer aos adultos e dizer *sim* quando quer dizer *não*, tem dificuldades para se livrar de um estranho que disser: "Menininha, você me ajuda a achar meu gatinho?".

Uma História de Pais: Mensagens Misturadas

Na primeira vez que seu filho John foi sozinho até uma loja, Cheryl aprendeu que suas mensagens de segurança nem sempre tinham sido claras. Antes de John sair de casa, Cheryl lançou o que chama de "A Conversa sobre Estranhos": "Tenha muito cuidado. Não fale com ninguém que você não conheça. Se lhe oferecerem doces, não aceite. Se alguma pessoa lhe fizer uma pergunta, não responda. E, se um estranho oferecer um passeio de carro, não entre.". Quando ela terminou, perguntou a John se ele tinha alguma pergunta.

"Mamãe," ele disse com os olhos brilhando, "alguém vai me dar um doce?".

Encoraje sua criança a confiar em seus instintos. Os pais podem usar as seguintes declarações para reforçar essa lição:

"Se você tem um sentimento estranho sobre alguém ou se qualquer atitude de uma pessoa deixar você desconfortável, confie em seus sentimentos. Não há problema algum em dizer *não* e sair correndo, mesmo se isso significar ser mal-educado."

"Se alguém quiser beijá-lo ou tocá-lo, e você não quiser isso, você não tem que deixar que isso aconteça, mesmo se for alguém que você conheça."

Escute sua criança cuidadosamente. Ela pode tentar falar com você mas não ter as palavras certas para explicar o que está acontecendo. Ela poderia dizer: "Aquela pessoa estava me aborrecendo!", mas não saber explicar a razão para o seu aborrecimento. Tenha certeza de que ela se sentirá segura para lhe contar se estiver incomodada, nervosa ou assustada. Reafirme que você não ficará bravo ou chateado. Você pode protegê-la melhor se ela souber que pode falar com você sobre qualquer coisa, sem medo de ser criticada.

70. Valorize as Boas Maneiras

Acredite ou não, as crianças querem saber como se comportarem bem. Em qualquer situação social que envolva os adultos, elas se sentem desconfortáveis quando são deixadas soltas, para fazer o que quiserem, sem diretrizes. Ao ensinar a elas boas maneiras, nós as habilitamos para que se dêem bem na vida.

Aqui está o que você pode esperar de seus filhos em termos de modos apropriados, de acordo com a idade:

Do Nascimento até os Dois Anos e Meio

A idéia de boas maneiras realmente não existe para uma criança de dois anos. Se ela estiver cansada ou infeliz, vai chorar ou resmungar. Se estiver entediada, se contorcerá. Se alguém pedir a ela que faça algo que não tem vontade, ela recusará. Porém, até mesmo pais que sabem que os filhos tendem a ficar tímidos perto de estranhos, podem ficar ansiosos por eles não se mostraram brilhantes aos olhos de convidados e parentes. Temos um casal de amigos cujo filho não fala nem estabelece contato visual até que esteja no ambiente por pelo menos uma hora. Eles são muito tranqüilos quanto a isso, pois não o forçam a nada nem causam tensões.

Quando as crianças pequenas ficarem impacientes, remova-as do cenário. Não tente forçá-las a se comportarem bem nem espere que elas estejam confortáveis com estranhos.

Três a Cinco Anos de Idade

Crianças abaixo de seis anos são fundamentalmente egocêntricas. Pensar nas necessidades das pessoas ou em seus sentimentos é algo que não lhes ocorre. Então, quando você pedir a elas para agirem com bons modos ou com cortesia, elas precisam saber exatamente o que você quer dizer com isso. Tente ser o mais claro possível – até mesmo falando as palavras exatas que devem dizer em diferentes situações. Lembre-se: um dos modos mais divertidos e eficazes de preparar as crianças para situações novas é desempenhar papéis com elas.

Procure oportunidades para deixar sua criança praticar cortesia com outras pessoas, como segurar a porta para alguém ou dizer por favor e agradecer. Certa mãe contou sobre um passeio de ônibus que fez com o filho. Ela e o menino estavam sentados, quando percebeu que uma senhora estava em pé. Imediatamente, colocou o filho no colo, para que ela se sentasse. Ele protestou ruidosamente, mas a mãe segurou com firmeza e não lhe deu atenção, embora entendesse o que ele estava sentindo. Seu filho não podia estar gostando da situação, mas aprendera uma lição de cortesia.

Seis a Dez Anos

Quando uma criança atinge os seis anos, espera-se que respeite algumas regras básicas de consideração. Quando as crianças do Ensino Fundamental se comportam deliberadamente com grosseria – adotando uma expressão desdenhosa, dizendo: "Isso é estúpido!" ou acrescentando um tom sarcástico a toda

154 • AMAR SEM MIMAR

pergunta e comentário –, freqüentemente é porque gostam de desafiar a autoridade dos adultos. Em grandes reuniões familiares, podem também se comportar desse modo para se exibirem para outras crianças. Porém nenhuma dessas explicações permite o mau comportamento. Deixe claro para as crianças que isso não será tolerado.

Samantha, de oito anos, não estava esperando ansiosamente a visita iminente de seus avós. "Vovô é tão chato. Tudo o que faz é contar as mesmas histórias velhas e bobas!", ela reclamou. A mãe de Samantha odiava ouvi-la falar de maneira desrespeitosa sobre o avô, embora fosse verdade que ele contava as mesmas anedotas inúmeras vezes. Ela solucionou a questão, falando com Samantha um dia antes da chegada dos avós:

Mãe: O vovô provavelmente vai contar novamente a história de como ele pegou aquele peixe enorme.

Samantha: Oh, não. Eu já estou careca de ouvir essa história!

Mãe: Sim, nós todos já ouvimos essa história um milhão de vezes. Mas, você sabe, falar sobre isso o deixa tão feliz! Por que não deixamos o vovô ter o momento de glória dele? Eu sei que posso contar com você para fazer isso por ele.

Em vez de dizer: "Não fale do seu avô dessa maneira!", essa mãe compreendeu a observação válida da filha, pedindo-lhe que fizesse algo que não queria fazer, simplesmente para deixar outra pessoa feliz. Preparar Samantha com antecedência permitiu que ela tivesse mais consideração com seu avô.

Como a maioria das coisas, as boas maneiras precisam ser praticadas, e nunca é muito cedo para começar. Em meus seminários, alguns pais contam que ensinam as crianças pequenas de dois ou três anos a dizerem "com licença" e pedir o que querem educadamente. Esses esforços nunca são perdidos. Se você consegue passar a importante mensagem de preocupação e consideração com as pessoas, terá ensinado para sua criança as boas maneiras reais – que não vêm de livros, mas do coração.

71. Minimize as Tensões dos Feriados

Para a maioria dos adultos, o Dia de Ação de Graças, o Natal, o Ramadã, a Páscoa e o Reveillon são as reuniões familiares máximas – datas em que os familiares se reúnem em celebrações, para acumular recordações maravilhosas para o futuro. A dificuldade é que os feriados – compostos por uma casa cheia de companhias, rotinas quebradas e muita excitação – freqüentemente expõem o pior de nossas crianças. Embora saibamos o quão doces, engraçadas e amáveis, elas podem ser, preocupamos-nos que os parentes e convidados possam ver apenas seu lado eletrizante, irritante e irracional.

Aqui estão algumas sugestões para minimizar essas tensões dos feriados:

Mantenha as Rotinas Familiares

As crianças pequenas requerem um senso de ordem e previsibilidade e isso é difícil de alcançar quando você tem convidados e ainda mais quando você está visitando os amigos e a família. Descubra com antecedência quais ajustes precisam ser feitos para ter certeza de que os horários diários de sua criança permanecerão os mesmos – ou o mais próximo deles possível. Por exemplo: se seu filho de dois anos normalmente tira uma soneca à tarde, tente se organizar para que isso aconteça, mesmo que você tenha de se deitar com ele. Leve as comidas familiares e certifique-se de que ele tenha brinquedos interessantes disponíveis.

Não Force Seus Filhos a Brilharem

Se seu filho pequeno começar a chorar na frente do vovô, recusar-se a dar um beijo na vovó ou não cantar sua canção favorita para a multidão reunida, não o force. Não dê desculpas. E não se sinta desapontado. Ele tem apenas dois anos de idade. Eu me lembro o quanto fiquei orgulhosa de Eric quando ele memorizou um verso infantil e adorava recitá-lo – até que eu tentei fazer com que ele repetisse o verso para minha mãe... não houve jeito!

Fique por Perto

Sua criança pequena pode ficar particularmente grudada em você em uma casa estranha ou quando há visitas na sua casa. Em uma sala cheia de pessoas pouco conhecidas, ela precisa de você por perto. Reafirme que você está tomando conta dela. Isso a ajudará a se sentir mais segura na presença de outras pessoas.

Diga às Crianças com Antecedência Exatamente o que Esperar

Se vocês forem viajar de avião para um destino distante, fale sobre o que acontece em um aeroporto, quanto tempo a viagem levará, o que é estar em um avião e como você espera que as crianças ajam durante a viagem. Se vocês vão ficar na casa de um parente, descreva a cena e estabeleça as regras básicas: "Você dormirá no quarto da prima Carol. Haverá muitas pessoas lá que você nunca viu!". Previamente, mostre fotografias de parentes e fale sobre eles. "Este é tio George. Ele é médico, como o Dr. Stone. A vovó não ouve muito bem, assim, quando você falar com ela, lembre-se de que deve estar bem próximo do seu ouvido."

Informe para Seu Filho as Palavras Certas para Ele Dizer

Praticar com antecedência pode ajudar as crianças pequenas a dizerem ou fazerem a coisa certa. Por exemplo: você pode falar com antecedência para seu filho: "A tia Margaret se esforça muito todos os anos, fazendo um grande jantar de feriado e haverá muitos tipos diferentes de comida na casa dela. Algumas delas parecerão estranhas a você. Ela pode lhe oferecer algo de que você não goste. Se você disser: 'Isso é nojento!' ou 'Estes feijões têm gosto de remédio', vai magoar os sentimentos dela e a deixará muito triste. Tudo o que você tem a fazer é dizer: 'Não, obrigado, tia Margaret.'".

Tenha um Plano de Reserva

Não importa o quanto você organize suas visitas a parentes e as vindas deles à sua casa, você tem de se preparar para o inesperado quando tem crianças pequenas. Se você freqüentar uma igreja, mesquita ou sinagoga durante os feriados religiosos, verifique com antecedência se há áreas separadas, supervisionadas, para onde as crianças possam ir, se ficarem irrequietas. Ou se você sabe que seu filho de cinco anos virará o nariz para as guloseimas do jantar de Natal de sua irmã, alimente-o com antecedência.

Muitos de nós somos pegos imaginando uma cena de feriado perfeita, com toda a família orando reunida ou sentada, como um grupo feliz à mesa. Essas imagens idealistas normalmente são baseadas em uma fantasia que talvez tenhamos desde antes de nossos filhos nascerem!

Se você está preso a uma situação de obrigações e tradições familiares que trazem mais tensão do que prazer, encontrará muitas sugestões úteis no livro de Elaine St. James, *Simplify Your Christmas,* Simplifique Seu Natal (Andrews McMeel, 1998). O subtítulo *100 Ways to Reduce the Stress and Recapture the Joy of the Holiday,* 100 Modos para Reduzir a Tensão e Recuperar a Alegria dos Feriados, realmente cumpre sua promessa. Reunindo-se com sua família, repensando as tradições que são verdadeiramente significantes e abrindo mão das que criam mais ansiedade que prazer, você criará novos rituais, mais significantes, para desfrutar com suas crianças.

72. Oculte Seu Embaraço

A diplomacia é uma habilidade que se adquire, mas a maioria dos pais preferiria que seus filhos aprendessem isso o mais cedo possível com o tempo. Uma vez, a mãe de um garoto de quatro anos me disse: "Eu não quero que ele seja *totalmente* honesto. Eu quero que ele seja *seletivamente* honesto.". Eu sei exatamente o que ela quis dizer. Todos nós sabemos que as crianças dizem as coisas mais detestáveis, mas geralmente achamos que essas observações soam muito mais atraentes quando saem da boca da criança de outra pessoa. Freqüentemente é a platéia, mais que o desempenho, que nos incomoda.

Eu tive de rir da criança que falou para uma velha amiga de sua mãe que ela cheirava bem. A senhora respondeu: "Obrigada. Essa é a minha nova colônia de banheiro." Horrorizada, a menininha disse: "Você deve estar brincando. Você pegou água do seu banheiro?!".

Miranda, uma mãe presente em um de meus seminários, nos falou que visitar seus parentes sempre lhe deixou ansiosa. Ela não conseguia conviver com o fato de sempre se sentir exposta como mãe, constantemente sendo julgada pelo comportamento de sua filha de dois anos, Keri. Os medos de Miranda causavam uma tensão infinita, já que Keri era uma criança normal – imprevisível e desinibida.

Durante uma visita, Keri estava sentada no colo de sua avó quando rapidamente ergue a cabeça e bate de leve na sua bochecha. "O que é tudo isso no seu rosto, vó?" ela perguntou, ruidosamente. Miranda ficou vermelha quando percebeu o que Keri estava perguntando e estava a ponto de se intrometer e dizer algo para a sua filha. Mas a sogra dela foi mais rápida e perguntou: "Por quê, querida?", enquanto ria, "Isso se chama ruga!".

Na maior parte do tempo, as crianças pequenas não pretendem ser grosseiras quando fazem perguntas embaraçosas. Freqüentemente elas apenas querem informações: *Por que aquele menino tem só uma perna? Por que o nariz daquela senhora é torto? Onde está o cabelo daquele homem? Por que ele está usando um remendo em cima do olho? Aquela senhora com barriga grande tem um bebê dentro dela?* Quando as crianças pequenas fazem esse tipo de pergunta, realmente querem saber as respostas.

Por exemplo: você está no parque com sua filha de quatro anos, quando ela nota que o homem no carrinho de cachorro-quente tem apenas um toco na mão esquerda. Sua filha observa, ruidosamente: "Oh, nossa! Por que ele não tem os dedos?". Sua reação natural poderia ser arrastar sua criança para longe ou brigar com ela por ser grosseira. Mas você perderia uma boa oportunidade pedagógica. Nesse caso, educadamente, diga para o vendedor: "Minha filha não quis ser indelicada. Ela apenas está tentando entender o que aconteceu com a sua mão.".

Se o homem parecer disposto, deixe que ele explique para sua filha o que aconteceu. A resposta pode fornecer a ela valiosas informações sobre as diferenças entre as pessoas – por exemplo: "Eu sofri um acidente e perdi minha mão!" ou "Eu nasci sem os dedos!". Depois, você pode levar sua criança para longe e dizer: "Eu sei que você tem vontade de fazer perguntas quando vê algo que não entende. Mas às vezes as pessoas não gostam que perguntem sobre o motivo de serem diferentes. Da próxima vez que você tiver uma pergunta desse tipo, espere até que nós fiquemos a sós e possamos discutir sobre isso".

Um livro de figuras que eu recomendo para os pais de crianças pequenas (três a seis anos) explica as diferenças de uma maneira útil e realista. O livro se chama *Why Does That Man have Such a Big Nose?*, Por que Aquele Homem Tem um Nariz Tão Grande?, (Parenting Press, 1986), de Mary Beth Quinsey.

Finalmente, tente ocultar seu embaraço quando sua criança pequena disser bruscamente algo indelicado ou descaradamente fizer uma pergunta corajosa a um estranho. Pense nisso como um momento de ensinamento – uma chance para sua criança aprender algo importante sobre o mundo e os diferentes seres humanos que habitam nele.

73. Responda à Pressão dos Amigos

A menos que você se mude com sua família para a Antártida, não conseguirá isolar totalmente as crianças da cultura popular e das influências negativas dos amigos, mas você tem mais poder para influenciá-las do que imagina. Nossos filhos – especialmente quando atingem a puberdade – podem agir como se descartassem tudo o que dizemos; mas eles observam nossos valores e nos analisam cuidadosamente. Provavelmente serão mais influenciáveis se falarmos com eles sem fazer pregações ou sermões.

Para serem eficazes nessa área, entretanto, os pais nunca devem subestimar o poder do grupo dos semelhantes. Em uma de suas palestras, o Dr. Mel Levine, um pioneiro no campo do aprendizado de diferenças (www.allkindsofminds.com), expressou isso eloqüentemente: "O sucesso social com os amigos é de importância suprema para a maioria das crianças em fase escolar. Evitar a humilhação a todo custo é uma campanha inexorável... No Ensino Fundamental, a pressão social alcança sua maior intensidade e as crianças se tornam vulneráveis, conscientes de si mesmos e dos papéis de gêneros estereotipados, além de ansiosas para não divergirem das normas comportamentais."

Aqui estão algumas diretrizes para ajudar seu filho a lidar com os aspectos enganadores da pressão dos amigos:

Ofereça Orientação

Felizmente, é provável que nossas crianças encontrem pressão positiva dos semelhantes cujos valores admiramos. Porém, quando pensamos nas pressões dos semelhantes, pensamos mais freqüentemente no tipo de pressão negativa. Tememos que a pressão negativa dos amigos desfaça todos os nossos esforços para ensinar os valores positivos. Mas é normal as crianças, à medida que crescem, testarem nossos valores e tentarem comportamentos e atitudes que desaprovamos. Ao mesmo tempo, elas ainda olharão para nós em busca de orientação moral, independentemente da freqüência com que nos acusam de "ultrapassados irremediáveis". Porém, se você quiser expor seu ponto de vista, evite qualquer declaração que comece com "Quando eu tinha a sua idade...".

Exemplo: Você escuta sua filha de onze anos e uma amiga fazendo comentários jocosos sobre um novo colega de classe. Você fica assustado por ouvir sua normalmente ponderada filha falar desse modo. Ainda assim, seria um erro atacá-la em frente à amiga, dizendo: "O que está acontecendo com você? Você costumava ser uma pessoa tão ponderada – não alguém que zomba de outras crianças.". Em vez disso, calmamente, mencione o incidente quando vocês dois estiverem a sós. Você poderia dizer: "Eu fui pego de surpresa ao escutar o modo como vocês falavam sobre o novo garoto da sua classe. Você normalmente é tão generosa! Deve ser difícil para ele vir para uma escola diferente, na qual não conhece ninguém.".

Lembre-se de que sua filha pode ter medo de ser rejeitada pelo grupo da "moda" se não se unir aos outros. Pré-adolescentes farão qualquer coisa para não serem isolados ou caçoados. Os pais precisam ser sensíveis à enorme pressão que as crianças do Ensino Fundamental sofrem para participar de grupos. Uma mãe que conheço encoraja seu filho a não tiranizar uma criança mais vulnerável, dizendo: "É preciso ter muita coragem para não permanecer com seus amigos quando você percebe que eles estão sendo cruéis.".

Ensine Seus Filhos a se Defenderem Sozinhos

Quando seu filho enfrentar um problema com um amigo ou colega, a melhor coisa que você pode fazer é ajudá-lo a entender como controlar o problema sozinho. Não tente lutar no lugar de seu filho; você se arriscará a torná-lo mais impotente em relação aos colegas.

Exemplo: seu filho de nove anos reclama que um colega o atormenta diariamente. Em vez de expressar afronta, ajude-o a tentar encontrar uma solução. Isso não é fácil – ouvir que seu filho está sendo zombado é demasiadamente doloroso, já que você tem pouco controle sobre o modo como as outras crianças o tratam. Mas as crianças têm de lutar e aprender a lidar com os coleguinhas. O que você pode fazer é fornecer um porto seguro.

Você também poderia ajudar, sugerindo possíveis reações. Sugira a ele tentar fazer uma piada, resistir ou ignorar o colega. Atuar é uma estratégia muito eficaz para ajudar sua criança a encontrar uma reação que possa funcionar para ela. Em seu livro, *Too Smart for Trouble*, Esperto Demais para Problemas, (Human Resource Development Press, 1990), Sharon Scott sugere muitos modos diferentes e específicos para lidar com os colegas, reconhecendo que cada criança tem de descobrir seu próprio nível de conforto.

Elogie Seu Filho por Fazer a Coisa Certa

Reconheça que é muito difícil para uma criança assumir uma posição independente no meio de um grupo. A criança que aprende a limitar a influência dos amigos é a verdadeira líder com uma bússola moral rígida.

Exemplo: sua filha defende uma criança gorda que está sendo zombada. Não suponha a resposta dela nem diga: "Bem, eu espero que você faça a coisa certa". Em vez disso, expresse sua admiração – fale para ela: "Eu estou orgulhosa de você por ter defendido a Rachel. Isso demonstra coragem".

Dê para Sua Criança um Modo de se Livrar de Certas Situações

Se sua criança estiver longe de casa e se encontrar em uma situação assustadora ou incômoda, pode hesitar em chamá-lo, temendo que os amigos zombem dela. Você pode ajudá-la a se livrar de certas situações estabelecendo um código telefônico secreto que signifique: "Venha me buscar imediatamente!".

Exemplo: Steve, quinze anos, estava em uma festa onde havia muita bebida. Com a desculpa de ligar para outro amigo, ele discou o número de sua casa e disse à mãe: "A que horas é a aula de futebol amanhã?". Era o código deles, combinado anteriormente, que significava que ela deveria ir buscá-lo.

Seja um Modelo de Comportamento

Finalmente, como as crianças aprendem com o que fazemos, não apenas com o que dizemos, seja o modelo de comportamento que está encorajando em seu filho. Deixe que ele ouça você falando com respeito e empatia sobre outras pessoas — especialmente de pessoas que são diferentes de você. A intolerância e o preconceito são muito contagiosos.

Acabe com a Síndrome do "Todo Mundo"

Todas as crianças — tenham ou não irmãos como "rivais" — se comparam a seus amigos, a personagens de televisão e a outras crianças que observam na rua e no playground. Elas reparam no que as outras crianças estão usando, ao que elas estão assistindo e o que elas têm permissão para fazer e para não fazer. Como você lidaria com as reclamações de injustiça de uma maneira amorosa, mas firme? O segredo é reconhecer as reclamações de seu filho e ainda permanecer firme.

Quando você definir esses tipos de limites, seja bastante claro. Você não precisa explicar excessivamente ou justificar cada regra. E esteja preparado para suas crianças se sentirem transtornadas ou ressentidas. Você não é o amigo nem o avô delas!

Como discutimos ao longo deste livro, seu trabalho é ser impopular com seus filhos. Eu gosto do que Dan Kindlen diz em seu novo e importante livro, *Too Much of a Good Thing: Raising Children of Character in an Indugent*

162 • AMAR SEM MIMAR

Age, Criando Crianças de Caráter em uma Época Indulgente, (Hyperion, 2001): "Nós odiamos quando as crianças estão chateadas e não queremos nos negar o prazer de vê-las felizes. Como resultado, acabamos fazendo nossas crianças se sentirem no centro de todos os universos, não apenas no de nossa família."

Lembre-se: dar às suas crianças a habilidade de lidar com o desapontamento e tolerar a frustração é fazer um importante favor a elas. Apenas não espere sua gratidão antes que cresçam!

■ O que Responder às Declarações do Tipo "Todo Mundo"

SEU FILHO DIZ...	NÃO RESPONDA...	RESPONDA...
"A mãe de todo mundo deixa assistir à TV depois da escola."	"Eu não sou a mãe de todo mundo. Enquanto você morar aqui, deve obedecer às minhas ordens."	"Bem, em nossa casa, a TV fica desligada até que a lição de casa seja feita."
"Eu preciso desse tênis. Eu preciso dele. Todos os meus amigos usam esse tênis."	"Isso é ridículo. Você não precisa ter o que os outros têm."	"Posso ver por que você deseja esse tênis. Você não acha que ele poderia ser mais barato? Vamos prestar atenção às liquidações."
"A mãe de Joey deixa ele ficar acordado até as nove e meia. Por que eu não posso?"	"Você não é o Joey. Ele provavelmente não levanta rabugento como você."	"Nos dias de escola você tem de dormir. Você pode ficar acordado até mais tarde nos finais de semana."
"A mãe da Julie é mais legal que você. Ela deixa a Julie comer biscoitos a qualquer hora."	"Por que você não vai morar na casa da Julie, se você acha isso?"	"Você gostaria disso também, mas em nossa casa os biscoitos são para depois do jantar."
"Eu sou o único que não tem permissão para ver esse filme."	"Bem, eu não sei o que esses outros pais têm na cabeça. Esse filme é muito violento."	"Sei que está desapontado. Há alguma outra coisa que podemos fazer?"

Ensine Habilidades Sociais • **163**

75. Ajude Seu Filho a Cultivar Amizades Positivas

As relações com os amigos são vitais para o desenvolvimento das crianças. É nessas relações que elas aprendem a tomar decisões, a liderar ou a seguir, a se tornar consideradas e leais e a se redimir de erros. Como pais, nós podemos ter um pouco de influência sobre a escolha de nossas crianças quanto a seus amigos. Aqui está como você pode ser útil e ao mesmo tempo encorajar sua independência.

Desmistifique a Popularidade

Muitos pais inconscientemente pressionam seus filhos a fazerem amigos. Eles se irritam se não são convidados a todas as festas de aniversário e ficam arrasados sempre que são rejeitados pelo grupo da "moda". Mas, quando você os pressiona para terem mais popularidade, eles recebem a mensagem de que algo está errado com eles se não fizerem parte do que eu chamo de grupo das crianças carismáticas. Também, se você enfatiza a popularidade ou o fato de fazer parte da panelinha, suas crianças podem se tornar seguidoras cegas atrás da multidão.

Encoraje a qualidade sobre a quantidade. O grande número de amigos que suas crianças têm é menos importante do que ter um ou dois bons amigos. Conheço um pai cujo filho de onze anos tem um par de amigos íntimos mas prefere não se socializar tanto quanto seu pai pensa que ele deve. Esse pai constantemente está dizendo: "O que você vai fazer este fim de semana? Por que você não liga para alguém? Por que você não convida um grupo de crianças para vir aqui? Eu compro pizza.". Eu imagino que o menino enxergue seu pai como um frustrado, porque ele não é mais popular.

Se as crianças são deixadas de lado – ou zombadas por seu grupo de amigos –, ajude-as a reconhecer que isso não é necessariamente culpa delas. Reafirme que é normal, apesar de doloroso, estar "dentro" da panelinha em uma semana e "fora" dela na próxima.

Às vezes, essas competições de popularidade podem estar perturbando mais os pais do que as crianças, que podem ser mais flexíveis do que o crédito que damos a elas. Tente superar as ondas das modas passageiras de amizade, lembrando que os jovens são inconstantes e que os grupos de amigos estão sempre em estado de mudança.

Não Interfira sem uma Boa Razão

A menos que os amigos de seus filhos os estejam conduzindo a situações potencialmente perigosas, resista à intromissão nas relações deles. Se você suspeita de que há comportamento arriscado envolvido, lembre suas crianças sobre suas regras clara e firmemente. Fale para elas: "Segurança é um assunto não-negociável nesta família.".

Caso contrário, permita oportunidades para seus filhos negociarem os próprios assuntos e diferenças. As crianças precisam de tempo entre elas mesmas para aprenderem a desenvolver suas próprias regras, compartilhar, agir com lealdade e se recuperar de egos feridos. Certamente há momentos e lugares para a supervisão de adultos, mas tente dar opiniões apenas quando necessário. É claro que você tem de intervir se sua criança é constantemente a vítima ou é repetidamente zombada, rejeitada ou humilhada.

Um recurso útil para os pais, que trata de provocações, é um livro de Charlene Giannetti e Margaret Sagarese intitulado *Cliques: 8 Steps to Help Your Child Survive the Social Jungle*, Panelinhas: 8 Passos para Ajudar Seu Filho a Sobreviver na Selva Social, (Broadway Books, 2001).

Escute Seu Filho

Quanto mais autoconfiança as crianças tiverem, mais estarão preparadas para resistir às influências negativas dos colegas. Ajude a fortalecer seus egos, escutando atentamente quando elas estiverem tendo dificuldade com os amigos.

Não apareça rapidamente com soluções já prontas ou com críticas. Convide sua criança a lhe contar o que aconteceu, mas contenha-se para não ter uma reação colérica. É pouco provável que seu filho se abra se você ficar furiosa.

Por exemplo: seu filho entra casa em lágrimas: os amigos dele o ridicularizaram porque ele não quis fazer parte de um plano para furtar uma loja. Não grite: "Nunca mais você vai se encontrar com esses garotos novamente!". Em vez disso, escute a angústia dele sobre ser ridicularizado. Encoraje-o a falar sobre seus sentimentos, e o elogie por ser forte e assumir uma posição impopular.

Você poderia dizer: "Eu sei que isso foi difícil. Estou orgulhosa por você não ter ido com eles. Porém quero saber se esses garotos são *realmente* os amigos com os quais você deseja conviver.".

Aceite o Direito de Seus Filhos Escolherem os Amigos

Lembre-se de que você e seu filho têm gostos e opiniões amplamente diversos. Ele pode ser atraído por pessoas com as quais você não se relaciona, da mesma maneira que você e ele provavelmente não compartilhem dos mesmos gostos em comida, música ou filmes.

Tente respeitar o direito de seus filhos escolherem os amigos, mesmo quando suas escolhas não lhe agradarem. Quando seu filho mencionar um novo melhor amigo, não o acue com muitas perguntas invasivas. Contenha o seu julgamento. Até mesmo se você não gostar de alguns dos amigos de seu filho, não os desmereça automaticamente, especialmente sem nenhuma evidência de comportamento prejudicial. Para muitas crianças, os amigos que você critica se tornam ainda mais atraentes.

76. Planeje Encontros Prósperos de Recreação

Os encontros de recreação dão às crianças uma ampla gama de oportunidades para aprenderem novas habilidades. Desde a luta de uma criança de até 6 anos para aprender o ato de compartilhar, até uma criança mais velha experimentando a empatia e a compaixão, o tempo com os amigos é uma parte essencial da aprendizagem para se dar bem na vida. Porém, os encontros de recreações também podem trazer problemas especiais. Em lugar de brincarem juntas, as crianças freqüentemente discutem e brigam, e de repente você pode escutar sua criança ou o amigo gritando: "Isso é meu!", "Larga isso!", "Eu estou avisando!"

Embora você possa querer intervir – ou precise, antes que os argumentos se tornem agressões – você não quer envergonhar sua criança ou o amigo. Um pai cujo filho de nove anos estava brincando com um amigo ficou aborrecido quando ouviu os dois discutindo calorosamente. Quando eles começaram a trocar insultos – "Você é um bobo!", "Idiota!" e coisas piores – ele tentou decidir se interferia ou não. Felizmente hesitou, porque, alguns minutos depois, os garotos estavam jogando xadrez em clima de paz. Enquanto estamos ocupados preocupando-nos com a falta de habilidades sociais de nossos filhos, eles prosseguem. São rápidos para perdoar e esquecer. Os adultos podem manter um ressentimento por meses, as crianças por apenas alguns minutos.

Na realidade, mesmo quando os argumentos se exacerbam, as reuniões de recreação fornecem uma chance inestimável para as crianças aprenderem métodos simples de resolução de conflitos. E, embora seja tentador querer resolver os problemas de nossos filhos, eles precisam ser encorajados a encontrarem suas próprias soluções, sem muita intervenção dos adultos. Dessa forma, têm uma chance para aprender a chegar a um acordo; tente perguntar: "Como vocês dois podem resolver isso juntos?".

Encoraje o Compartilhamento

As crianças pequenas têm muita dificuldade em compartilhar seus bens preciosos – ou qualquer outra coisa, na verdade. Embora você possa começar a falar com as crianças pequenas, por exemplo, as de dois anos, sobre o conceito de revezamento (cada criança tem sua vez de brincar), é sábio manter suas expectativas bem baixas. Lembre-se de que elas acabaram de aprender a dizer "meu", e demorará um tempo para elas aprenderem a dizer "seu" e, eventualmente, "nosso".

Escolha brinquedos que sejam fáceis de as crianças pequenas compartilharem, como blocos, pintura impermeável, uma simples lousa ou jogos de cartas.

Seja Claro sobre as Regras

Um dos maiores desafios que os pais enfrentam quando definem os encontros de recreação é o que fazer quando suas regras entram em conflito com as da outra família. Por exemplo: você pode não permitir que sua filha de quatro anos coma bolo, biscoitos ou doces, exceto em festas, mas descobre que nas reuniões de recreação na casa de sua vizinha, as meninas podem ter todos os biscoitos e doces que quiserem. Se você não está disposto a se comprometer e sua vizinha não colabora, poderia ser melhor levar a filha dela para a sua casa. Porém, decida o que é realmente importante para você e o que não é. Outra mãe pode ser extremamente rígida, enquanto você não. Reciprocamente, você pode descobrir que outros pais não definem quase nenhum limite, forçando você a fazer a parte pesada quando os filhos deles visitam sua casa ("Não, Ben, nós pintamos apenas no papel em nossa casa, não nas paredes!").

Quando uma quebra de regras ou valores ocorre, sua melhor atitude é continuar com suas armas. Nem sempre será agradável e você pode provocar a ira de sua criança, do amigo e dos seus pais. Entretanto, a longo prazo, é mais fácil receber os amigos de seu filho em seu ambiente para as reuniões de recreação.

Evite Finais Infelizes

É muito comum as crianças ficarem transtornadas quando suas reuniões de recreação terminam. Se se divertiram juntas, elas odeiam quando a visita termina. Muitas crianças também têm dificuldades com transições e despedidas. Ricky, de cinco anos, tinha esperado visitar o amigo, Andrew a semana toda, e eles tinham passado uma tarde deliciosa juntos. Quando o relógio marcou cinco horas e o pai de Ricky chegou para apanhá-lo, o menino começou a chorar assim que ouviu a voz de seu pai. Ele e Andrew correram para baixo da mesa para se esconderem. Quando o pai dele apareceu na entrada, Ricky gritou: "Vá para casa, papai!". Muita resistência e muitas lágrimas depois, o pai conseguiu levar Ricky embora.

Para evitar um desempenho repetido, o pai de Ricky pensou em uma solução criativa: pediu para os pais de Andrew que preparassem Ricky para sua chegada. Aproximadamente quinze minutos antes do término das brincadeiras, Ricky foi informado de que seu pai estava chegando e ambas as crianças deveriam começar a se arrumar. As crianças quase nunca discutem os pedidos feitos pelos pais de seus amigos.

Com o planejamento, você pode ajudar os encontros de recreação de suas crianças a serem mais tranqüilos e também a lhes proporcionar experiências de aprendizagem positivas.

77. Encoraje o Vínculo com os Avós

Aos olhos de minha avó, eu não poderia fazer nada de errado. O trabalho de minha mãe era me educar – definir limites, impor regras, estabelecer conseqüências e me ensinar a como enfrentar o mundo. O papel de minha avó era me admirar e me desfrutar com pouquíssimos julgamentos ou críticas. Até hoje eu me lembro bem de como era bom receber seu amor e encantamento incondicionais. Ela era uma pessoa muito importante em minha vida, e eu ainda sinto muita falta dela.

Imagino que minha mãe nem sempre ficava feliz quando minha avó me favorecia, defendia e mimava. Mas, de alguma maneira, a minha mãe soube não interferir no vínculo entre nós. Quando me tornei mãe, percebi que não era nada fácil. Apesar de ser tão importante o relacionamento avós-netos, os pais, às vezes, podem nos colocar em uma posição incômoda com nossas crianças. Eles freqüentemente desaprovam como as abordamos e podem até mesmo ser bastante eloqüentes sobre isso. Também podem ser ultra-indulgentes com nossas crianças. Às vezes, nossos próprios assuntos não-resolvidos com pai e mãe interferem na nossa aceitação do laço especial entre eles nossos filhos. Há muitos problemas potenciais.

A pergunta é: o que pode ser feito para ajudar a aliviar a tensão e abrir um caminho para uma relação mutuamente enriquecedora entre seu filho e os avós? Vamos analisar algumas situações comuns e como você poderia controlá-las mais efetivamente.

Problema 1: Quando Eles São Excessivamente Indulgentes

Às vezes, os avós são excessivamente indulgentes com as crianças, enchendo-as de muitos presentes porque não conhecem um modo melhor de expressar seu prazer com a criança. E têm enorme prazer em comprar coisas para os netos. É muito divertido assistir a uma criança pequena receber um presente entusiasticamente. Tentando formar uma conexão tangível com seu neto, os avós podem achar que dar coisas materiais seja um dos melhores modos de demonstrar seu amor.

Se você estiver preocupado porque eles estão passando dos limites, poderá ajudá-los a estabelecer o valor que têm na vida de seu filho de modos diferentes, reforçando a mensagem de que ele realmente precisa estar com eles e se aquecer com seu afeto e atenção exclusivos e que isso é o mais importante. Por exemplo, você poderia dizer de forma amigável: "Oh, mãe, você não tem que trazer um brinquedo novo toda vez que vem ver a Ellie. O que ela realmente adora e espera ansiosamente é o tempo que você passa com ela no playground.".

Problema 2: Quando Eles Acabam com a Sua Autoridade

Às vezes, parece que nossos pais ficam eufóricos quando arruínam nossa autoridade, como certa vez, uma mãe observou, lastimando: "Parece que eles esperam pela chance de se vingarem de mim por todas as maldades que fiz quando era criança.". Ela descreveu como as regras domésticas eram completamente ignoradas quando o vovô e a vovó estavam por perto. Quando ela anunciava que estava na hora de Karen, de cinco anos, ir para a cama, a mãe dela dizia: "Oh, ainda é cedo. Deixe-a ficar acordada um pouco mais.". Ou ela pegava o avô de Karen em atitude conspiratória, dando à neta um tratamento ilegal, enquanto lhe sussurrava: "Não fale para seu pai.". Ela tentou discutir com o pai mas não conseguiu nada, exceto protestos de inocência. "Quem, *eu?*" era a resposta mais comum de seu pai.

Não é incomum as pessoas sentirem como se estivessem engajadas em uma luta de poder com seus pais. Claro que é frustrante quando você finalmente consegue administrar, depois de muito esforço, o estabelecimento de uma regra e ela é tratada de maneira displicente ou simplesmente ignorada pelos avós. No exemplo anterior, o vovô pareceu não ter nenhum respeito pelos esforços de sua filha na definição das regras familiares.

Você também deve entender que a conspiração cria um laço especial. Nada faz uma criança mais feliz do que pensar que está enganando o pai ou a mãe. Eu penso que é melhor relaxar um pouco algumas das regras quando os avós estão por perto, mas deixando claro para seus filhos que aquela é uma ocasião especial. E aceite o fato de que, quando suas crianças estiverem na casa dos avós, muitas de suas regras serão ignoradas.

Se você se lembrar de que sua prioridade é permitir que as crianças desenvolvam laços fortes e duradouros com os avós, você provavelmente aliviará um pouco as coisas. Você pode até mesmo ter de se afastar um pouco para que o relacionamento possa se desenvolver sozinho.

Eu nunca esquecerei da mãe que veio até mim em um de meus workshops, sentindo-se muito triste porque seu filho estava ligado demais com o sogro dela. "Eu não o suporto!", ela disse, "Eu penso que seus pontos de vista sobre tudo, de política a religião, são ridículos. Mas meu filho, que tem nove anos, pensa que ele é o máximo. Ele não tem nenhuma idéia do idiota que o avô dele é!". Eu disse imediatamente: "Pelo amor de Deus, não conte isso a ele!".

Na verdade, você não tem de gostar pessoalmente ou aprovar um avô ou uma avó para que sua criança extraia algo de especial da relação. Não importa quais sejam as falhas dele, esse homem parecia ser um avô muito bom. Ele conseguia dar exatamente o que um menino de nove anos precisava naquele momento e o que apreciaria para o resto da vida: ser amado incondicionalmente.

78. Ensine Seus Filhos a se Preocuparem com as Outras Pessoas

Uma das maiores heranças que um pai pode deixar a uma criança é o senso de compaixão e preocupação com o mundo. Por minha experiência, comprovei que as crianças adoram se envolver para ajudar outras pessoas. Elas se sentem verdadeiramente recompensadas quando sabem que fizeram alguma diferença na vida de uma pessoa.

Muitos pais hoje em dia se queixam de que os filhos são muito egocêntricos e materialistas. Talvez o melhor modo para desafiar isso seja deixar bem claro que sua família se preocupa com as pessoas.

Há muitas maneiras para crianças de todas as idades, como também para famílias inteiras, ajudarem outras pessoas em suas comunidades.

Uma organização maravilhosa, a Kids Care, oferece centenas de projetos para crianças em comunidades pela América. Baseia-se na premissa de que o instinto de solidariedade é como um músculo: precisa ser desenvolvido. Sua comunidade, escola ou igreja podem já ter uma organização semelhante, se não, você pode criar uma.

Porém você não tem que se juntar a nenhuma organização para se engajar. Comece fazendo da caridade uma parte de sua vida familiar. Pais que conheço tentaram algumas destas idéias para engajarem suas famílias em atividades solidárias:

- Escreva ou leia cartas para pacientes anciãos em casas de repouso.

- Doe casacos, malhas e mantas para lugares que distribuem roupas de inverno a famílias necessitadas.

- Visite parentes ou vizinhos de terceira idade em sua comunidade. Faça seu filho fazer um desenho para eles ou compartilhar um livro favorito.

- Ofereça-se para ler histórias ou brincar com crianças hospitalizadas.

- Asse biscoitos ou prepare refeições para amigos, vizinhos ou parentes que vivam sozinhos.

- Reúna brinquedos e livros e monte pastas de lições para colegas de classe que tiveram de faltar à escola porque ficaram doentes.

- Limpe um terreno vazio ou outra área da comunidade ou passe algumas horas limpando seu parque ou playground público, tirando lixo e ervas daninhas.

- Ajude um vizinho da terceira idade ou um vizinho doente a fazer compras e a cuidar do jardim.

- Recicle o lixo com suas crianças e leve-as com você ao centro de coleta de material reciclado.

- Junte-se às pessoas que fazem sopa comunitária e seja um voluntário regular.

Certifique-se de reservar tempo para falar sobre suas experiências e para ouvir seus filhos. Algumas famílias escrevem sobre esses eventos e guardam os registros em um caderno especial. Esse caderno pode acabar sendo um dos bens mais valiosos de sua família. Ser um modelo de generosidade é a maneira mais poderosa de germinar essa virtude em suas crianças, pois elas atentam ao que fazemos muito mais do que prestam atenção ao que dizemos.

PARTE 9

■

Construa Auto-Estima

79. Fortaleça a Criança Tímida

A maioria dos pais deseja que suas crianças se adaptem bem às novas situações e façam amigos facilmente. Ao invés disso, as crianças tímidas agarrarão nossas pernas ou se espremerão nos cantos. Quando se recusam a tentar uma atividade não-familiar, nós as empurramos para participar e acabamos ficando desapontados, aborrecidos ou frustrados com elas, quando não são tão expansivas como gostaríamos que fossem. Como podemos encorajar nossas crianças tímidas sem pressioná-las excessivamente?

- **Tente um pouco de compreensão.** Lembre-se de como você se sentiu quando entrou em um escritório cheio de novos colegas de trabalho ou quando compareceu a uma festa onde você não conhecia ninguém! Todo mundo, às vezes, fica ansioso ou inibido, mas a maioria dos adultos encontra maneiras para lidar com a timidez porque descobriram que se retrair não funciona. Crianças, porém, ainda não aprenderam a lidar com o não-familiar; assim, elas tendem a se sentir mais constrangidas e desconfortáveis.

- **Reconheça que sua criança não** *escolheu* **ser tímida.** Alguns pesquisadores dizem que duas entre cinco crianças são tímidas por natureza. Acredita-se que essa característica temperamental é, em parte, genética. Algumas crianças nascem tímidas, da mesma maneira que nascem com olhos marrons ou cabelos ondulados. Não podemos alterar essa característica inata, mas podemos ajudá-las a se tornarem mais relaxadas e adaptáveis.

- **Reprima a crítica.** Uma criança tímida ouve muita crítica – dela e dos outros. Sempre que um adulto a pressiona ("Não seja tão tímida! Simplesmente tente participar do jogo na escola. Você nunca terá um lugar se você não fizer um esforço!"), ela entende que há algo errado com ela por não participar, ou seja, provavelmente ouve sua voz interna censurando-a ("Eu sou um banana por não tentar aquele jogo)". As crianças que são naturalmente reservadas começam a acreditar que essa qualidade seja um defeito. Isso arruinará sua autoconfiança futuramente e não as encorajará a tentar coisas novas ou tornarem-se mais expansivas.

- **Evite rótulos.** Quando as crianças ouvem repetidamente "Ele sempre é tímido!" ou "Ela é a tímida da família!", sua hesitação sobre tentar coisas novas apenas é reforçada. Sendo rotulada de tímida, a criança continua a reagir desse modo e a viver de acordo com essa expectativa. O rótulo também pode se traduzir em descrições negativas, como "desajeitado", "acanhado" e "bicho-do-mato", que são péssimos construtores de autoconfiança. Pior ainda, estes rótulos podem se tornar profecias cumpridas.

- **Edifique os pontos fortes.** As crianças reservadas freqüentemente têm baixa auto-estima, particularmente se são vistas como quietas e tímidas por muito tempo. Elas provavelmente não são as crianças mais populares da escola e a tendência é que, na formação de um time, por exemplo, sejam as últimas opções dos colegas. Por hesitarem em levantar suas mãos na classe, sua inteligência pode ser subestimada. Mas você conhece as potencialidades dela e pode ajudar a impulsionar sua autoconfiança e orgulho, deixando-a conhecer as qualidades especiais de que você gosta e admira.

Finalmente, lembre-se de que uma natureza tímida não é uma coisa ruim. Crianças que demoram a entrar no ritmo têm menos chances de correr riscos potenciais.

■ O que *Não* Dizer para uma Criança Tímida

"Do que você tem tanto medo?"
"Sem aventuras não há conquistas."
"Você parece um gato assustado."
"O que você está esperando?"
"Não seja um bebê."

Por exemplo, crianças tímidas têm menos chances de entrar em um carro com uma pessoa estranha. As de quatro anos, em especial, tendem a se tornar adolescentes mais cautelosos, que esperam e analisam uma situação antes de se envolverem em atividades arriscadas com amigos. Finalmente, a timidez é uma qualidade que muitas crianças superam – especialmente com nosso apoio.

80. Crie uma Lista de Chateações/ Coisas Boas

Um dos modos mais eficazes para os pais focalizarem as qualidades positivas de seus filhos é um exercício que usamos em meus seminários, as chamadas "listas de chateações/coisas boas". Veja como ela é feita:

Comece escrevendo todas as coisas sobre sua criança que aborrecem você: "Sempre implora por mais um minuto ou mais um biscoito.", "Nunca está satisfeita.", "Nunca quer entrar na banheira mas, depois que está dentro, se recusa a sair.", "Envergonha a todos falando alto e tumultuando o ambiente público.", "Não consegue ficar com as mãos paradas.", "Revira os olhos e faz mímicas quando eu lhe peço que faça as suas tarefas.", "É tão teimosa!".

Depois, em outro papel, escreva as coisas boas de seu filho que você admira, desfruta e aprecia: "Ama música e nós passamos bons momentos juntos cantando e dançando nossas canções favoritas.", "Ele é muito afetuoso e adora me abraçar.", "É um líder atencioso em seu grupo de amigos.".

A seguir, veja algumas listas de chateações/coisas boas fornecidas pelos pais:

Para um menino de três anos de idade:

Chateações

- "Enrola" na refeição e não come.
- Resmunga quando quer algo.
- Começa a pular em nossa cama e não pára de falar às 6 horas da manhã.
- Joga as coisas quando está furioso.
- Freqüentemente não escuta quando alguém fala com ele.

Coisas Boas

- Enche a nossa casa com música, risada e amor.
- Gosta de me ajudar a dobrar as roupas e a preparar a comida.
- Pede um sorriso para mim quando estou triste ou nervosa.
- É bonito e sensível.
- Tem um grande senso de humor e faz brincadeiras.
- Abraça as minhas pernas, olha para cima, dentro de meus olhos e sorri.

Para uma menina de cinco anos de idade:

Chateações

- Fica "colada" em mim e resmunga quando está cansada.
- Grita "Mãeeeeeeeeee!" bem alto, sempre que estou em outro cômodo.
- Chupa ruidosamente o dedo polegar em público.
- Não quer se vestir sozinha pela manhã.
- Empaca quando está furiosa ou quando as coisas são saem ao seu modo.
- Diz que me odeia.
- Me acusa de amar mais a irmã do que a ela.

Coisas Boas

- Quando eu me machuco, ela imediatamente beija meu machucado.
- Adora montar quebra-cabeças comigo.
- Não desanima com tentativas falhas.
- Diz que quer ser uma linda borboleta quando crescer.
- Protege sua irmã menor em elevadores abarrotados passando seus braços ao redor dela.
- Tem aquela incrível risada de barriga.

Para uma menina de onze anos de idade:

Chateações

- O quarto dela é uma bagunça. Deixa as roupas sujas e as toalhas molhadas no chão.
- Eu tenho que lhe falar mil vezes para ir para a cama.
- Gosta de usar acessórios de adultos, que são provocantes para uma menina de onze anos.
- Ora vive "grudada" no telefone, ora monopoliza o computador ou ambas as coisas.
- Fica apática quando vamos passar algum tempo com a família, especialmente quando visitamos os parentes.

Coisas Boas

- Ama a escola e geralmente obtém notas A e B.
- Canta como um anjo.
- Tem um senso de humor incrível e realmente consegue me fazer rir.
- É comprometida com o ambiente e recicla todas as coisas.
- Tem idéias próprias. Ela é uma líder, não uma seguidora.
- É corajosa – sempre anseia para tentar algo novo.

Freqüentemente, em meus grupos, os pais que reservam um tempo para fazer esse exercício falam sobre como se sentem mais positivos e amorosos, especialmente quanto a sua criança mais desafiadora. Conheço uma mãe que, depois de completar a lista, acrescentou algo mais; ela disse ao filho: "Você tem tantas qualidades especiais! Nem sempre falo para você, mas eu fiz uma lista completa. Quer ouvir?". Foi um momento amoroso e ela notou que o filho estava mais tranqüilo e se comportou melhor durante os dias seguintes. Um pai que fez o exercício colocou suas observações positivas por escrito em um cartão e o enviou por correio ao filho de nove anos. O menino guarda o cartão em sua escrivaninha e o lê freqüentemente.

81. Ajude Sua Criança a se Sentir Especial

No mundo atribulado de hoje, os pais freqüentemente pensam que momentos "especiais" com seus filhos envolvem um grande investimento de tempo ou dinheiro. Mas não é necessária uma viagem à Disney World para cobrir as crianças de tempo e atenção especial.

Aqui está mais uma valiosa e duradoura receita: reserve pequenos períodos de tempo, acrescente sua atenção exclusiva, misture-a atividades prazerosas e siga esta receita em uma base contínua. Faça disso uma parte regular da vida de sua família e um ritual importante. Anote em seu calendário de compromissos semanais, se isso funcionar melhor para você, mas também fique de olhos abertos para oportunidades espontâneas e não-planejadas, para passar cinco ou dez minutos concentrado em seus filhos.

Tempo especial também envolve compartilhar uma atividade ou evento aprazível. Essas atividades não são excursões sérias a museus que os pais acham que ampliarão a ligação de seus filhos à Arte ou História, enquanto as crianças acham enfadonho. Elas não são atividades estruturadas voltadas para fazer suas crianças mais produtivas, realizadoras e felizes. Ajudar seus filhos na resolução dos problemas de Matemática durante trinta minutos por noite não entra na categoria de tempo "especial". Tão importante quanto isso é monitorar a lição das crianças, que é uma tarefa, uma responsabilidade e um dever.

Quando nossos meninos eram pequenos, nós os levamos para Washington durante um longo final de semana. Quisemos mostrar a eles os locais e monumentos históricos importantes para terem uma apreciação de nosso país. Semanas depois de nossa viagem, perguntei para o Eric o que ele mais gostou da viagem, esperando que ele mencionasse um dos locais famosos como o

Lincoln Memorial. Ele respondeu: "Quando empinamos pipas juntos no gramado.". E tanto empenho para a cultura!

A seguir estão algumas sugestões para fazer do tempo especial uma parte regular de sua ligação pai/mãe-criança:

- **Permaneça focado em sua criança.** Se o telefone tocar, deixe a secretária eletrônica anotar a mensagem ou fale para a pessoa que você ligará mais tarde. A mãe de um menino de cinco anos normalmente atendia ao telefone, mas decidiu deixá-lo tocar quando ela e o filho estavam jogando. Surpreso, o filho disse: "Mãe, o telefone.". Ela respondeu: "Eu vou deixar tocar. Isto é mais importante.". Ele adorou!

- **Evite múltiplas tarefas.** Você pode ser ótimo para realizar várias coisas ao mesmo tempo no seu trabalho, mas sua criança não sentirá você realmente envolvido com ela se, enquanto jogam, você enche a lavadora de pratos ou confere seu e-mail.

- **Deixe que a criança escolha como gastar esse tempo especial.** Os interesses dela podem não ser os seus, mas o evento significará mais para ela se for uma atividade de que ela goste. Também procure por interesses comuns que você e suas crianças compartilhem. Por exemplo: se todos gostam de comida, saia e tente gastronomias diferentes em restaurantes do bairro ou cozinhem juntos na sua própria cozinha.

- **Tente planejar com antecedência.** Se você tem uma semana excepcionalmente ocupada e tempo limitado para passar com sua criança, deixe-a saber com antecedência de seus planos para ficar com ela. "Eu posso sair mais cedo do trabalho na quinta-feira. O que você gostaria de fazer entre 5 e 6 horas?" Desse modo, você não chegará em casa esperando um "tempo especial" quando ela já planejou passar a tarde brincando com uma amiga. Ela pode ficar dividida entre você e a amiga e possivelmente acabar se sentindo chateada com a escolha.

- **Desmistifique o "tempo de qualidade".** O conceito de tempo de qualidade realmente é um mito. Quando os pais tentam transformar cada momento em uma ocasião para ensinar ou aprimorar uma criança, raramente alcançam esses objetivos – e a criança raramente desfruta disso. A ênfase deveria estar no vínculo e na diversão. Isso pode ser tão simples quanto um passeio de bicicleta ou no jardim para procurar insetos ou ao longo da praia para apanhar conchas ou, ainda, pode terminar com um toque bobo, como pular juntos a pilha de folhas reunidas depois da limpeza do gramado. Tempos especiais não têm de ser eventos solenes; geralmente os melhores são simples e mutuamente agradáveis.

- **Dê a cada um de seus filhos um tempo exclusivo.** Se você tiver mais de uma criança, planeje passar tempos exclusivos com cada uma, regularmente. Isso é difícil para donas de casa ocupadas, mas você pode alternar as noites: uma criança tem 20 minutos com você todas as segundas e quartas, e a outra tem o mesmo tempo às terças e quintas.

Esse esquema permite a cada criança compartilhar, individualmente, um tempo especial com você, sem a concorrência dos irmãos pela sua atenção. Quando começar essa rotina, torne a regra básica muito clara: nada de interrupções durante o tempo especial. A vez da outra criança chegará, portanto não pode atrapalhar o seu tempo com o irmão ou a irmã.

O que mais conta para crianças de qualquer idade são os momentos em que elas sentem os pais concentrados exclusivamente nelas. Esse tempo especial faz as crianças se sentirem valorizadas e importantes porque com os pais compartilham uma ligação efetiva. Ficam tranqüilas e felizes porque estão no centro da atenção dos pais amorosos.

82. Crie uma Criança Emocionalmente Saudável

Quando pergunto para os pais o que fazem para assegurar que os filhos estejam fisicamente saudáveis, eles não têm muita dificuldade em me fornecer uma lista de estratégias práticas: cuidar para que sejam regularmente examinados por médicos e recebam as vacinações, servir refeições saudáveis, encorajar exercícios físicos e assim por diante. Porém a saúde emocional é mais difícil de definir e, portanto, mais evasiva. Você não pode medir a temperatura emocional de uma criança ou diagnosticar facilmente seus humores e sentimentos; contudo, todos os pais sabem que a saúde emocional é tão importante quanto a saúde física.

Criar uma criança emocionalmente saudável requer esforço contínuo e avaliação do seu temperamento. Toda criança responde diferentemente a conflitos e desafios. Algumas são naturalmente calmas, enquanto outras sentem maior dificuldade para negociar as crises cotidianas. As diretrizes seguintes o ajudarão a interagir com cada um de seus filhos, de acordo com a necessidade individual.

Diferencie Sentimentos de Comportamento

Não há nada que se compare à compreensão errada de um sentimento. Sentimentos simplesmente *existem*. Uma vez ou outra, todo mundo se sente frustrado, desapontado, bravo, confuso, assustado, ciumento ou triste. Quando as pessoas fazem declarações como "Eu poderia matá-la!" ou "Eu odeio você!", precisamos entender que estão extravasando e não planejando assassinatos ou nos rejeitando. Porém, freqüentemente, os pais se esquecem disso, quando filhos fazem tais declarações furiosas. Lembre-se: sentir alguma coisa não é igual a fazer essa coisa.

Exemplo: Tommy, de seis anos, estava bravo porque a mãe não o deixou passear de bicicleta depois do jantar. Em vez disso, ela lhe pediu que a ajudasse a lavar os pratos. Tommy pegou um prato e gritou: "Eu tenho vontade de jogar este prato estúpido pela janela!". A mãe de Tommy poderia ter respondido a tal declaração provocante como se ele realmente estivesse planejando fazer aquilo. Ela poderia ter questionado: "Como você pode *pensar* em fazer isso? O que está errado com você?".

Uma resposta mais positiva seria entender que os sentimentos de Tommy são diferentes de suas ações. A mãe poderia ter dito: "Eu sei que você preferiria não me ajudar com os pratos. Não seria ótimo se nunca mais precisássemos lavar pratos?". Desse modo, a mãe estaria reconhecendo a legitimidade dos sentimentos de Tommy – o que freqüentemente todas as crianças precisam ouvir quando fazem declarações dramáticas desse tipo. Até mesmo se Tommy permanecesse bravo, a mãe estava lhe dando permissão para se sentir desse modo.

Seja um Pai "Perguntável"

Crianças de todas as idades precisam saber que é seguro perguntar qualquer coisa para seus pais e que podem procurá-los quando estão preocupadas, confusas ou até mesmo envergonhadas. Um pai "perguntável" é confiável para responder a perguntas sem julgamentos, sem reações excessivas, sem expressar choque e não aproveitar a pergunta como uma oportunidade para importunar, ameaçar, fazer sermão ou repreender.

Sandra, de 12 anos, foi até sua mãe e perguntou: "Digamos que alguém esteja bebendo cerveja em uma festa. O que você faria?". A mãe de Sandra assumiu que essa não era uma pergunta hipotética, já que a filha tinha estado em uma festa com seus amigos na noite anterior. A pergunta poderia ter provocado uma resposta alarmada da mãe e uma reação negativa do tipo "Se eu não posso confiar em você para ir a festas onde as crianças estão bebendo, você terá que ficar em casa, de agora em diante!".

Em vez de assumir a culpa ou começar uma sessão de sermões (ideal para produzir resistência imediata em pré-adolescentes), a mãe poderia extrair mais informações com uma resposta positiva, como "Isso é uma pergunta importante. Qual a melhor maneira de lidar com isso, na sua opinião?". Você sempre pode expressar suas idéias e reforçar seus valores, mas é mais útil ouvir os pensamentos e reações de seu pré-adolescente. Essa é uma habilidade difícil, mas importante, que eu chamo de escutar para *ouvir* em lugar de escutar para *responder*.

Jennifer, mãe de três filhos com doze, nove, e cinco anos, fala para eles: "'Vocês podem me perguntar qualquer coisa. Eu não vou me aborrecer.' E eles fazem isso – e eu realmente não me aborreço".

Reconheça a Singularidade de Seu Filho

É fácil esquecer que sua criança não é apenas um reflexo de você – "tal pai, tal filho". Ela é um indivíduo único com personalidade, temperamento, interesses e habilidades que a tornam bastante diferente de você e também dos irmão.

Jill, de oito anos, era uma criança muito reservada que tendia a ficar ansiosa em multidões e amedrontada com novas situações. Em contrapartida, sua irmã de seis anos, Carrie, era expansiva e sociável e mal podia esperar para "abrir suas asas". No primeiro dia de Jill em uma escola nova, ela estava chorona e nervosa e implorou para que a mãe a acompanhasse.

Uma resposta negativa seria a mãe dizer: "Isso é ridículo. Olhe para sua irmã, Carrie. Ela adora ir para a escola e não tem nenhum medo", pensando que Jill era muito dependente e precisava superar a timidez.

Certamente essa declaração faria Jill se sentir envergonhada de seus medos reais e não mais confiante.

Porém, essa mãe entendeu que suas duas filhas têm estilos e personalidades muito diferentes. Em lugar de comparar Jill à irmã mais sociável, a mãe respondeu de uma maneira que respeitasse a necessidade especial de confiança de Jill: "Eu aposto que muitas crianças ficam nervosas no primeiro dia de aula em uma escola nova. É um passo muito grande. Lembre-se: eu estarei esperando por você aqui fora às duas e meia em ponto".

Criar uma criança emocionalmente saudável não tem tanta relação com os ótimos momentos, mas sim com os assuntos cotidianos, minuto a minuto. As trocas comuns que você tem com suas crianças estão cheias de oportunidades para mostrar-lhes que você acredita nelas. É assim que devemos reforçar as mensagens positivas que formam a base da saúde emocional de nossos filhos.

83. Aprecie Sua Criança Desafiadora

Todas as crianças são, de algum modo, desafiadoras em alguma fase. Mas o que as distingue verdadeiramente é o fato de ela ser simplesmente "mais" em tudo – mais intensa, mais excitável, mais teimosa, mais faladora, mais desafiante, mais indisciplinada. Uma criança desafiadora faz demandas extraordinárias em suas famílias. Enquanto a maioria das crianças se recupera depressa de desapontamentos, os sentimentos de tristeza desta criança permanecerão por mais tempo. Enquanto algumas crianças aceitam as regras domésticas mais prontamente, esta criança tem reações mais extremas às situações cotidianas.

Essa criança nunca irá simplesmente seguir o fluxo normal das coisas. Ela o desafiará ou discutirá sobre a coisa mais boba. Terá um acesso de raiva porque você cortou o pão em triângulos em vez de quadrados ou lhe deu uma marca diferente de margarina ou separou a camisa vermelha em vez da azul – e ela fará isso não apenas uma vez por dia, mas dez. A criança desafiadora torna tudo muito mais difícil e, por causa disso, você poderia se sentir exausto, exasperado e desanimado. Freqüentemente, pais de crianças desafiadoras se sentem isolados, envergonhados e cheios de culpa. Desejam saber por que seus filhos simplesmente não podem ser como as outras crianças bem-ajustadas; questionam as próprias habilidades como pais ou culpam a criança e/ou a si próprios, e podem se ressentir com o fato de "alta manutenção" absorver também a atenção que seria destinada aos outros filhos. Se você tiver uma criança assim, não se desespere. As seguintes sugestões podem ajudá-lo a vê-la sob um ponto de vista diferente:

Acalme-se e Acalme Sua Criança

O maior erro dos pais de crianças desafiadoras é investir toda a energia em tentar encaixar uma porca quadrada em um buraco redondo. Freqüentemente, os pais se vêem como escultores dos temperamentos, percepções e personalidades de seus filhos; eles acreditam, erroneamente, que tentar cada vez mais e insistir inúmeras vezes fará finalmente seus filhos mudar e se tornarem mais amenos. A vida com crianças não funciona desse modo. Em vez disso, a meta é aceitar nossas crianças como são, não como gostaríamos que fossem.

As crianças são o reflexo de nossas atitudes. Uma vez que uma criança adquire a reputação de ser "difícil", ela se comportará dessa forma. Quando dizemos que ela é um problema, ela continuará a se comportar desse modo. Mas, quando mostramos que ela dá prazer, ela agirá freqüentemente à altura. Criada com carinho, até mesmo a mais desafiadora das crianças pode florescer.

É fácil ficar emocional e fisicamente subjugado pelos aspectos negativos – até o ponto onde você não consegue mais ser capaz de ver qualquer coisa boa em sua criança. Uma mãe admitiu para mim que, até mesmo quando seu filho de sete anos está cheio de exuberância, ela ainda teme pelo momento em que ele terá uma atitude selvagem, desenfreada.

■ Uma História de Pais: Uma Luz Brilhante

Desde a infância, Sandra, a mais jovem de três filhos, era um feixe de energia, intensidade e obstinação. No princípio, Julia, sua mãe, ficava terrivelmente frustrada pelos humores e comportamento imprevisíveis dela. Ela nunca sabia quando um infortúnio rotineiro – algumas gotas de suco derramadas no chão – geraria gritos agudos ou se Sandra sentiria uma súbita e desesperada necessidade de tirar suas roupas no meio do supermercado. Tudo levava muito mais tempo com Sandra: a ida da porta da frente até o carro poderia se transformar em uma provação de dez minutos, se ela ficasse absorta olhando um inseto.

Criar uma "criança desafiadora" como ela consome mais tempo, paciência e trabalho. Mas Júlia aprendeu cedo que a grande energia de Sandra somente parecia com um grande problema porque era assim que ela o encarava. Parte do modo como Julia mantém sua perspectiva – especialmente em dias difíceis – é focalizar as qualidades positivas de sua extraordinária filha, características compartilhadas por muitas crianças desafiadoras: "Sandra é perceptiva, independente, líder e cheia de vida!", diz Júlia. "Ela pode iluminar um quarto. As pessoas raramente falam sobre esse lado da criação de uma criança superativa. Elas apenas focalizam as dificuldades, esquecendo-se do tremendo presente que é uma criança como Sandra."

Eu posso compreender. Na realidade, uma das razões pelas quais me tornei uma pedagoga de pais foi porque tive de desaprender muito do que chegou naturalmente até mim, mas isso foi prejudicial à auto-estima de meus filhos. Se eles tivessem sido as pessoas fáceis, felizes e bem-ajustadas que eu esperava, teria sido uma mãe maravilhosa. Eles não eram assim.

Em vez de aceitar mais e focalizar os pontos fortes de meus filhos, eu reagia excessivamente ao comportamento irritante deles. Lamento as muitas vezes que perguntei, furiosamente: "Qual é o problema com vocês?" – uma reação que apenas reforçava o problema. Como eu gostaria de saber na época o que sei hoje – e o que tenho tentado ensinar aos pais durante os últimos 25 anos!

Oito Características Positivas de Crianças Desafiadoras

O primeiro passo para vermos nossas crianças sob uma perspectiva mais positiva é nos darmos conta de quanto nossa crítica é contraproducente. Muitas crianças desafiadoras se tornam adultos notáveis. Como são independentes, descobrem saídas novas para as suas emoções e melhores maneiras de controlar a frustração. Por isso, é mais fácil enxergarmos as características positivas que estão lá desde o princípio:

- *Elas são líderes.* Não se contentam em ficar atrás e deixar os outros lhes dizerem o que fazer.

- *Elas caminham por vias diferentes.* São únicas e têm uma visão diferenciada da vida.

- *Elas são intensas e apaixonadas.* Podem sentir emoções profundas e geralmente são excepcionalmente criativas.

- *Elas são inesquecíveis.* As pessoas as notam; elas simplesmente não são como as outras crianças.

- *Elas são pensadoras independentes.* Exigem respostas e procuram motivos e significados. Elas questionam o status quo.

- *Elas têm muita energia.* Não se sentarão entorpecidas diante da televisão. A passividade não faz parte de sua natureza.

- *Elas normalmente sabem o que querem.* Não são apáticas. Quando querem algo, querem com toda a força de seu ser.

- *Elas são emocionalmente demonstrativas.* As suas expressões de amor são espontâneas e sinceras.

84. Encoraje a Perseverança

"Não seja um molenga!" Muitos pais ficam aborrecidos e frustrados quando investem dinheiro em aulas de arte, balé, caratê ou outras atividades, apenas para verem sua criança desistir depois de duas semanas; eles sentem como se tivessem jogado dinheiro fora e, pior ainda, não gostam de pensar em sua criança como uma molenga. Mas é um engano comparar a desistência com o fracasso. As crianças têm um desejo saudável de experimentar.

Elas tendem a ser aficionadas e ansiosas por tentar coisas diferentes, mas o interesse pode enfraquecer na mesma rapidez com que passam para o próximo projeto. É perfeitamente natural e positivo para elas serem expostas a uma variedade de atividades antes de escolher com quais estão dispostas a se comprometer.

As sugestões a seguir o ajudarão a ter uma visão diferente da desistência – e saber como avaliar quando tudo está bem, quando há um problema e como responder a ele:

- **Não confunda sua paixão com a de seu filho.** Às vezes os pais podem estar muito mais ansiosos para que a criança se ocupe de uma atividade do que a própria criança. Todos nós conhecemos aqueles pais entusiásticos que querem que seus filhos os superem no piano ou em outro instrumento musical. Quantos desses instrumentos estão, agora, juntando pó nos quartos dos fundos e sótãos? Talvez você ame tênis e, assim, deseje muito que sua criança tente isso; então, fica desapontado quando ela desiste, não apreciando o fato de ela nunca ter um real desejo para jogar tênis. Escute o que sua criança quer, não apenas o que *você* quer.

- **Não faça disso algo "faça-ou-morra".** Antes de assumir um compromisso, deixe sua criança observar uma aula em andamento ou pergunte para o professor se ela poderá experimentar algumas vezes para ver se gosta, antes de você fazer a inscrição. A maioria dos professores ficará feliz com isso. Procure também descobrir com antecedência o que é requerido. Que treinamento é oferecido? Quantas horas por semana? Freqüentemente, as crianças desistem porque não compreendem a extensão do compromisso que assumem.

Construa Auto-Estima • **187**

- **Encoraje sua criança a tentar novamente, se ela se sentir desencorajada.** Talvez o problema esteja na vontade que ela tem de ser perfeita na primeira vez que tenta algo; não pode ser impaciente diante da tentativa frustrada, normal no aprendizado de uma habilidade. Ela pode achar que o caratê é divertido quando vê Bruce Lee dando pontapés nos filmes da televisão, mas pode se sentir enfadada pela natureza estafante de uma aula de caratê de verdade. Ajude sua criança a entender o processo de domínio da técnica. Aprender consome tempo e treino.

- **Tente descobrir por que ela quer desistir.** Se sua criança anuncia que quer deixar um projeto pelo qual estava tão entusiasmada, descubra a razão. Talvez seja um problema externo que você possa resolver – como uma criança tirana no grupo ou um professor que pode estar ignorando sua criança. Se o problema for interno – como falta de autoconfiança – você pode oferecer suporte e encorajamento.

- **Verifique o professor ou treinador.** Tente encontrar alguém que não apenas seja um perito na atividade que está ensinando, como também goste e entenda as crianças. Sem essa combinação, será muito mais difícil motivar sua criança. Quando um de meus filhos quis ter aulas de piano, eu tive sorte em achar uma pessoa que não apenas era ótima professora como também realmente amava crianças. Seu calor e entusiasmo fizeram toda a diferença.

- **Procure o progresso, não a perfeição.** Às vezes, uma criança desiste porque a visão dela é diferente da realidade. Ela pensa que tem de ser perfeita imediatamente. Elogie as pequenas conquistas: se sua criança está aprendendo a patinar no gelo, meça o sucesso dela por sua habilidade de andar pela pista sem cair; então, passe para o próximo nível. Ensine a ela que a satisfação pode ser experimentada durante o processo de aprendizagem, não apenas no resultado final.

- **Não esqueça que o objetivo dos jogos, aulas e atividades esportivas não é apenas educacional.** Você quer que sua criança se divirta. Nenhuma criança vai querer aderir a um projeto se não houver diversão.

85. Ajude Seu Filho a Ser um Bom Perdedor

Ser um bom esportista – aprender a perder – é uma habilidade social essencial. Mas é difícil ensinar para sua criança o valor do espírito esportivo se você, quando perde, reage com raiva ou decepção. Nos últimos anos, houve muitos incidentes de "fúria de pais" em eventos esportivos das crianças que resultaram em danos físicos e, em um caso chocante, na morte de um pai cujo agressor (outro pai) está cumprindo atualmente uma sentença na prisão. Considerando que nossas crianças seguem o comportamento de seus pais, é essencial que sejamos um exemplo nos esportes. Muitos pais se oferecem como treinadores e enviam mensagens positivas às crianças que treinam, incluindo seus próprios filhos.

Aprender a perder é um fator-chave para se dar bem na vida. Pesquisas mostram que os maus perdedores têm mais dificuldade que outras crianças para fazer e manter amigos.

O argumento básico para as crianças se envolverem em esportes é ampliar suas redes sociais, participar de competições organizadas, fazer exercícios e aprender a trabalhar em equipe. Ser um perdedor irritadiço destrói esses objetivos. Aqui estão algumas maneiras de você ajudar seus filhos a serem bons perdedores:

- **Não os deixe ganhar todo o tempo.** As crianças adoram ganhar de seus pais nos jogos e eles freqüentemente as deixam fazê-lo porque é muito mais divertido ver a alegria delas do que seu desapontamento. Porém, se você sempre as deixa ganhar em casa, elas podem sempre esperar ganhar quando jogarem com os amigos.

- **Elogie o esforço, não apenas o resultado.** Deixe sua criança saber que você está orgulhoso do trabalho duro e das habilidades dela. Não reserve seu elogio para quando ela ganhar. Repare no que você diz depois de uma derrota. Declarações como "Bem, você seguramente não estava no seu melhor dia, hoje!" ou "Por que você não se concentrou mais?" transmitem sua decepção com a criança. Ao invés disso, você poderia dizer "Sempre gosto de ver você jogando!" ou "Bem, hoje o outro time ganhou, mas eu admirei seu espírito lutador".

Construa Auto-Estima • **189**

- **Fale sobre persistência e coragem.** Mostre exemplos de pessoas que se esforçam contra todas as probabilidades negativas. Por exemplo, assistindo a um jogo de voleibol, você pode dizer que "admira o modo como o time nunca se entrega, embora esteja muitos pontos atrás". Ou, quando seu patinador favorito cair durante uma competição, destaque como ele se recuperou rapidamente e manteve o sorriso, embora tenha perdido todas as esperanças de ganhar. Leia livros ou assista a filmes sobre pessoas que superaram adversidades.

Finalmente, enfatize a diversão de jogar. Afinal de contas, jogos esportivos devem ser divertidos. Ganhando ou perdendo, as crianças levam recordações para o resto de suas vidas. E uma pessoa que sabe aceitar a perda saberá ser uma vencedora na vida.

■ **Uma História de Pais: Uma Estratégia Vencedora**

"Meu filho Robert, seis anos e meio, adora jogos de tabuleiro e ser o vencedor. Um dia estávamos jogando Banco Imobiliário e ele perdeu. Robert ficou furioso e jogou o tabuleiro no chão.

Eu lhe falei que sabia que ele gostava de ganhar, que todo mundo gosta de ganhar. Mas eu queria que ele entendesse a importância de ser um bom esportista. Eu lhe dei duas opções: primeira, continuar jogando, mas, se ele perdesse e não conseguisse se controlar, eu deixaria de jogar com ele por uma semana ou duas; segunda, pararia de jogar completamente até que ele conseguisse controlar seu temperamento e ser um bom esportista também quando perde.".

---

86. Deixe as Crianças Serem Crianças

Temos amigos que tratam seu filho único como um pequeno adulto. Henry acompanha os pais em todos os lugares e é incluído em muitas das conversas de adultos. É uma criança brilhante, que freqüenta uma escola para estudantes talentosos, mas há algo de triste sobre ele: está sempre tão ocupado, tentando ser maduro, que não tem chance de ser criança. Eu nunca o vi se comportar de maneira espontânea.

Isso às vezes acontece não apenas com crianças, mas também quando os pais se esquecem de que um dos principais benefícios de ter filhos é desfrutá-los. A idéia de diversão nem mesmo entra na mistura. Aqui estão algumas dicas para ajudar suas crianças a serem crianças, não apenas adultos em miniatura:

- Não presuma que seu filho seja maduro porque ele usa uma linguagem mais adulta que alguns de seus colegas. Freqüentemente, assuntos de adultos devem ser discutidos em um lugar distante de uma criança. Para estabelecer esse limite, você poderia dizer que "agora, só o papai e eu temos de conversar". Também evite confiar preocupações ou queixas adultas à sua criança. Resista à tentação de fazer de seu filho seu amigo.

- Deixe seus filhos saberem que você e seu cônjuge são um casal, não apenas seus pais. Mostre a eles que sua relação é especial de seu próprio modo. Passe a mensagem que só vocês dois podem apreciar o tempo gasto juntos. O melhor modo para fazer isso é programar períodos regulares com seu cônjuge, longe de seus filhos. Eu conheci pais convencidos de que têm de levar suas crianças aonde quer que forem – algumas vezes ignorando o fato de que elas nem sempre são bem-vindas por outros adultos em restaurantes, teatros e festas.

- Todos os pais querem que seus filhos se superem, mas, às vezes, as crianças se sentem desconfortáveis no centro de suas esperanças e sonhos. Evite microgerenciar as atividades diárias de suas crianças a fim de prepará-las para as carreiras futuras que *você* imagina para elas. Resista à tentação de expressar decepção quando seus filhos têm gostos e antipatias diferentes das suas. Ao invés disso, encoraje-os a descobrirem seus próprios interesses e habilidades.

Fique atento à tendência de associar sua criança a toda atividade imaginável, de aulas de patinação até aulas de ginástica, passando pelas de piano e de francês – a lista é infinita. As crianças cujos pais as mantêm ocupadas todo minuto nunca têm a chance de saber o que é simplesmente não fazer nada. O Dr. Alvin Resenfeld, um amigo e autor de *The Over-Scheduled Child*, A Criança Sobrecarregada de Atividades, (Griffin Trade Paperback, 2001), ensina aos pais como evitarem a armadilha da "hiperpaternidade/maternidade". uma de minhas sugestões favoritas é "Seja improdutivo: uma vida que consiste em atividades infinitas demonstra para nossas crianças que elas precisam trabalhar duro para se lapidarem, se aperfeiçoarem, e, implicitamente, que nós não acreditamos que elas sejam boas o bastante do jeito que são". Encoraje seus filhos a desenvolverem relações com crianças de sua idade e participem das atividades não-estruturadas. Deixe-os apreciar o mundo infantil no qual vivem enquanto esse período durar. Haverá bastante tempo para as questões adultas sérias e as crianças só têm uma chance de ser crianças.

87. Envie Cartões do Dia dos Namorados o Ano Todo

Uma mãe, em um de meus seminários, leu a carta de dia dos Namorados que enviou ao seu filho:

> *Querido Myles,*
>
> *Feliz dia dos Namorados para meu filho mais afetuosamente amado. Há tantas coisas sobre você que me dão alegria – sua risada e seu sorriso doce, sua natureza generosa e atenciosa, o modo como você me ajuda a ver que sempre podemos recuperar nossos bons sentimentos um pelo outro, não importando o quão nervosos estejamos. Eu também me encanto com seu senso de humor e seu modo verdadeiramente original de olhar para o mundo e para as pessoas que o habitam.*
>
> *Eu sou tão feliz e grata por você fazer parte de minha vida! O dia dos Namorados é uma boa desculpa para lembrar o quanto eu amo você.*
>
> *Muito amor,*
>
> *Mamãe*

Eu achei essa carta bastante tocante. Como é maravilhoso ser o destinatário de uma mensagem tão amorosa! Porém me ocorreu que, embora freqüentemente assumamos que nossas crianças sabem que as amamos e apreciamos, não nos damos ao trabalho de destacar para elas os porquês de serem tão especiais.

Não seria maravilhoso se fizéssemos um esforço para oferecer às nossas crianças o equivalente a uma carta ou mensagem verbal de namorados – não apenas no dia 12 de junho, mas ao longo de todo o ano? Uma maneira de fazermos isso é praticarmos o que eu chamo de "Construtores Diários de Auto-Estima". Encontre pelo menos uma oportunidade durante o curso de cada dia para falar para sua criança que ela é fonte de orgulho e alegria para você, exatamente da maneira que ela é. O segredo é ser específico. Aqui estão alguns exemplos:

"Suas piadas são tão engraçadas! Algum dia você pode ser um comediante famoso!"

"Olhe para o modo como o seu irmãozinho tenta imitar você!"

"Uau! Como você conseguiu montar aquele brinquedo? Eu não consegui nem mesmo entender as instruções!"

"Eu gostei do modo como você cuidou de sua irmãzinha naquela loja de departamentos abarrotada."

É com declarações similares a essas, pequenas e aparentemente insignificantes, que a auto-estima e o amor-próprio crescem e florescem.

PARTE 10

Fortaleça as Habilidades de Paternidade/Maternidade

88. Acabe com a Fantasia de Pais Perfeitos

Diariamente, os pais são bombardeados com informações sobre o que significa ser um bom pai e uma boa mãe. As revistas estão cheias de conselhos. Alguns de nós crescemos assistindo a programas de televisão que mostravam pais amorosos que viviam em harmonia, felizes com seus filhos, desfrutando de conversas ao redor da mesa de jantar. Essas imagens foram fixadas em nós. Psicólogos de crianças aparecem em programas de entrevistas para falarem das mais recentes regras sobre como é ser um bom pai e uma mãe. Freqüentemente, essa barreira de imagens deixa os pais se sentindo culpados. Eles têm medo de nunca atingirem os ideais de paternidade/maternidade.

Por outro lado, as mídias também estão cheias de histórias de pessoas que cresceram nas chamadas famílias desestruturadas e ficaram marcadas para o resto da vida. É natural que alguns pais temam que, independentemente do que façam, nunca estejam à altura. O escritor Fay Weldon disse isso de outra forma: "A grande vantagem de *não* ter filhos é poder acreditar na idéia de que você é uma ótima pessoa.".

A verdade é que a família ideal não existe. Já está na hora de os pais deixarem de se sentir culpados por não conseguirem atingir esses padrões impossíveis. E há uma diferença enorme entre como nós imaginamos ser como pais e como realmente somos. Eu nem posso contar o número de vezes que ouvi um pai ou uma mãe dizer: "Eu jurei que seria totalmente diferente de meus pais e acabei fazendo exatamente as mesmas coisas!".

Vamos analisar alguns dos mitos mais prejudiciais:

Mito: Bons pais amam igualmente a todos os seus filhos.

Qualquer adulto com irmãos sabe, por experiência própria, que as crianças são tratadas diferentemente dentro de uma família. Faz sentido quando você considera que cada criança é uma personalidade única. Mas os pais ficam loucos, tentando dividir seu amor e atenção em quantidades exatamente iguais. Embora tentemos, como pais, não ter nenhum favorito, é inevitável, às vezes, preferirmos uma criança à outra, especialmente se ela for mais flexível.

Mito: Se você se esforçar, pode conseguir "tempo de qualidade" com suas crianças.

O mito do tempo de qualidade pesa para os pais. Em primeiro lugar, alguém nunca definiu "tempo de qualidade"; assim, os pais se sentem culpados por não alcançarem essa meta. Em segundo lugar, as crianças nem sempre são tão cooperadoras com os planos bem-intencionados dos pais para passarem um tempo juntos. O mito do tempo de qualidade destrói a espontaneidade de desfrutar a vida com as crianças no cotidiano. Isso coloca você e seus filhos sob uma pressão desnecessária para satisfazer um ideal impossível.

Mito: Você e suas crianças podem concordar sobre o que é justo.

A reclamação mais freqüente dos irmãos é "isso não é justo". (Eles contarão o número de M&Ms em um pacote para terem certeza de que um não tem mais do que o outro!) Assim, não importa se tentamos tratar nossos filhos igualmente: eles nunca concordarão que estamos sendo justos. Um pai me falou que seus filhos contaram o número de fotografias que os pais tiraram nas férias para ver qual criança apareceu mais nas fotos. Os pais fariam melhor se aceitassem o caráter inevitável dessa eterna reclamação e simplesmente deixassem as coisas seguirem seu fluxo normal. É um desperdício de tempo precioso tentar convencer os irmãos de que a vida é justa.

Mito: Se você amar seus filhos, eles agradecerão e o amarão também. Muitos pais têm dificuldade em dizer não ou de definir limites porque se preocupam com a infelicidade temporária que isso cria em seus filhos. Mas parte do trabalho de um pai e de uma mãe é ser o animador de festas da vida de seus filhos. Embora façamos sacrifícios infinitos por eles, nem sempre vão demonstrar sua gratidão – especialmente quando mais esperamos que o façam.

É como o recente guru de pais, Dr. Haim Ginott, disse tão eloqüentemente: "O drama da paternidade/maternidade é que nós somos seus amigos e eles não sabem disso, e eles não são nossos amigos e nós não sabemos disso.".

A fantasia de que podemos ser pais perfeitos criando famílias perfeitas cria culpa, autocensura e pesar. Ser pais "bons o bastante" é uma meta mais realista e que vale a pena – e isso provavelmente descreve você, se estiver lendo este livro!

89. Não Deixe Seus Filhos Dividirem e Conquistarem

A "frente unificada" é meta irreal quando se educa uma criança. É normal os pais ocasionalmente discordarem sobre disciplina. Afinal, o pai e a mãe não são unidos pela cintura. Cada um deles tem temperamentos, preferências e prioridades individuais – sem mencionar criação e educação diferentes. Porém a maioria das crianças tem um instinto perfeito para reconhecer a divisão e usá-la a favor delas. Se você e seu cônjuge têm uma diferença de opinião óbvia sobre uma regra ou método de disciplina, suas crianças vão perceber isso e usar esse racha a favor delas.

Então, como trabalhar como um time para definir padrões claros e consistentes para os filhos? Como evitar mensagens dúbias ou deixar que os filhos joguem um de vocês contra o outro? A chave é se esforçarem para chegar a um consenso e se comprometerem em vez de formar uma falsa frente unificada. Aqui estão algumas diretrizes:

- **Aceite e respeite suas diferenças.** Cada um de vocês tem um par diferente de pais. Seu cônjuge pode ter crescido em uma família liberal, com poucas regras, enquanto seus pais podem ter sido muito rígidos. Se reproduzimos ou rejeitamos os métodos disciplinares de nossos pais, nossas experiências de infância influenciarão o modo como criamos os filhos, hoje. Na realidade, nossos pais foram os únicos professores sobre essa matéria e muitos de nós sentimos que precisamos de um modelo diferente para criar filhos.

- **Discorde de seu cônjuge – mas em particular.** Quando seu cônjuge lidar com um problema disciplinar de um modo que você não aprove, contenha-se por um momento. Não contradiga nem desautorize seu cônjuge discordando dele na frente de seu filho. Mais tarde, você pode dizer algo como: "Eu sei que o comportamento do Billy realmente o surpreendeu. Ele pode ser muito desafiador. Imagino que outra abordagem poderia funcionar melhor. O que você acha?".

- **Evite cair no jogo de dividir-e-conquistar** que as crianças sabem jogar tão bem (também conhecido como "se a mãe disser não, vá até o pai para obter sim"). Estabeleça esta regra clara: quando um dos pais disser não, é não. Certifique-se de que seus filhos entendam essa regra; lembre-os disso e imponha isso quando a quebrarem. Os pais não podem concordar com todas as regras, mas precisam concordar com as regras "gerais". Em uma família, o primeiro dos pais que descobrir que uma regra foi quebrada pode querer decidir sobre as conseqüências e precisa ter o apoio do outro cônjuge.

- **Não fique entre a criança e o outro cônjuge.** Quando sua criança suplicar para você intervir em um conflito com seu cônjuge, não entre na briga. Simplesmente diga: "Isso é entre vocês dois. Eu acho que podem resolver isso.". Encoraje sua criança a discutir a situação diretamente com o outro cônjuge. (Isso é importante em todas as famílias, mas é especialmente necessária se os pais forem divorciados ou a criança viver em uma família mista.) Lembre-se de que as crianças tentam jogar um cônjuge contra o outro, na esperança de que o conflito resultante desvie a atenção e elas obtenham o que querem.

- **Reserve algum tempo.** Quando sua criança tem uma discordância ou reclamação sobre o outro cônjuge e você é pego sem saber dos detalhes, não tem de responder com uma opinião ou veredicto imediato. Em vez disso, você pode dizer "a mamãe e eu discutiremos isso e daremos uma resposta para você depois". Essa é uma resposta útil quando sua criança fizer um pedido sobre o qual você acha que você e seu cônjuge podem ter opiniões diferentes. E, com crianças mais velhas, você pode explicar que você e seu cônjuge nem sempre podem concordar: "Como você sabe, a mamãe e eu não pensamos igualmente sobre todos os assuntos". Então, conversem entre si e vejam se conseguem chegar a um acordo executável.

■ Uma História de Pais: Não Conte para o Papai

Elinor, em um de meus seminários, contou sobre quando sua filha de dez anos obteve uma nota C em uma prova de Matemática e alegou: "Mãe, por favor, não conte para o papai. Ele vai ficar furioso de verdade!". Realmente, o marido de Elinor ficava bastante transtornado com notas baixas. Mas Elinor respondeu: "Janie, ou você conta a ele ou eu vou contar. Nós não mantemos segredos um para o outro." Então, quando Elinor e o marido estavam a sós, ela lhe falou que a filha estava muito assustada com a reação dele e pediu que moderasse seu tom e não se descontrolasse quando Janie lhe desse as notícias desagradáveis.

- **Quando você discutir, seja razoável.** Tente o máximo que puder trabalhar como integrante de um time porém, é inevitável que, às vezes, você e seu cônjuge discordem abertamente. Quando isso acontecer, é importante evitar xingamentos e sarcasmos. Se você sentir que a raiva está se acentuando, tire um tempo para esfriar a cabeça e deixe para pensar no problema depois. Não ataque seu cônjuge, culpando-o: "Você sempre a deixa escapar impune!" ou "Você nunca me apóia!" ou "Por que você sempre tem de me fazer passar pelo sujeito ruim?". Em vez disso, declare como você se sente: "Eu fico furiosa quando as crianças me vêem como a mãe má e você como o bom sujeito.".

■ Uma História de Pais: Uma Abordagem Diferente

Em um de meus seminários, uma mãe se queixou do modo como o marido expressava freqüentemente a raiva na presença da filha de dois anos. Ela o reprovava continuamente, advertindo-o para não urrar e para agir mais suavemente com a pequena menina. As reclamações dela apenas o tornaram defensivo. Ele normalmente reagia criticando a esposa: "Bem, alguém tem de discipliná-la. Você é muito mole com ela.". Depois de discutir o problema com os outros pais, essa mãe buscou uma abordagem mais diplomática com o marido: "Eu acho que, às vezes, sou muito calma – talvez seja por isso que ela me ignore. Mas eu queria que você visse o rostinho dela quando você grita. Ela parece muito assustada com você. Você é muito grande e ela é muito pequena. Eu sei que você quer que ela se sinta segura com você, que é o homem mais importante da vida dela, mas..."

Quando as crianças vêem vocês dois discutindo sobre questões disciplinares, deixe-as saberem que, embora discordem, vocês ainda se respeitam mutuamente. Depois que se acalmarem, é bom para as crianças verem que podem fazer as pazes.

Quando vocês têm um argumento, reafirmem para suas crianças que não é culpa delas. Mostrem que, mesmo quando os adultos discordam, eles ainda se amam. As crianças podem entender e aceitar os diferentes estilos de paternidade/maternidade. Na realidade, isso as ajuda a aprender sobre a extensa gama de emoções humanas e demonstra a arte do acordo e da resolução de problemas.

90. Ignore Seus Críticos

Quando você tem um filho, logo descobre que todo mundo é um especialista. Membros da família, amigos e até mesmo estranhos por completo não hesitam em oferecer conselhos ou críticas não-solicitados. Quando minhas crianças eram pequenas, fui inundada de conselhos, como se todo mundo soubesse muito mais sobre a educação de uma criança do que eu mesma. Eu também vivia rodeada de vários críticos – desde estranhos no supermercado que perguntavam por que eu não conseguia manter minhas crianças na fila, até meus amigos sem filhos, que ficavam espantados com os modos imperfeitos de meus filhos à mesa.

Então, é claro, também havia meus pais e parentes que freqüentemente desaprovavam minhas várias abordagens disciplinares. Nunca me ocorreu que eu pudesse simplesmente ignorá-los. Em vez disso, eu considerava toda crítica ao pé da letra, deixando que isso reforçasse ainda mais meus sentimentos de inadequação. Olhando para trás, dia desses, pensei que deveria ter sido mais segura para reconhecer que geralmente eu *sabia* o que era o melhor para meus filhos. Eu desejei não ter me preocupado tanto com observações, olhares e desaprovações de estranhos. Quando meus amigos sem filhos discorriam sobre paternidade/maternidade, eu deveria ter sorrido e me lembrado do provérbio "Os que não têm filhos sempre sabem melhor como criar os dos outros".

Respostas Rápidas para Estranhos Intrometidos

Estranhos por completo também parecem sempre estar carregados com "bons conselhos". É claro que você sempre pode ignorar esses conselhos, mas os pais me falaram que se ressentem com a crítica e querem dar uma boa – e civilizada – resposta. Um dia pedi para meu grupo do seminário pensar nas possíveis respostas a serem usadas quando um estranho se intromete onde não é chamado. Foram mencionadas algumas grandes idéias:

- **Para o homem que diz "Seu filho é chato!"**, responda calmamente: "Sinto muito que você pense assim!" e vire as costas.

- **Para uma mulher que comenta em voz alta "Como ela pode deixar a filha sair à rua vestida dessa forma?"**, ria e diga: "Eu acho que ela fica ótima com lantejoulas.".

- **Para o homem que diz para a sua filha "Ei, menininha, o gato comeu sua língua?"**, declare firmemente: "Minha filha sabe que não deve falar com estranhos.".

- **Para uma mulher que abertamente critica o modo como você segura seu filho,** diga: "Eu tenho certeza de que você faria de maneira diferente se *você* fosse a mãe dele!".

- **Para o homem que diz "Na minha época não deixávamos as crianças impunes desse jeito!"**, ignore-o, e trabalhe para aperfeiçoar seu olhar de aço, estilo "Clint Eastwood".

91. Minimize a Culpa de Pai/Mãe

Antes de meus filhos nascerem, as pessoas me convenceram de que eu seria uma mãe paciente, amorosa e cuidadosa – a mãe mais perfeita da Terra. Mas não fui essa imagem de mãe ideal que eu tinha imaginado para mim. Fiquei assustada com a enorme distância entre a mãe perfeita que eu queria ser e a mãe imperfeita que fui de fato. Desde então, aprendi que tais sentimentos são bastante comuns. Cutuque qualquer pai e você achará culpa. Está ali, pronta para explodir quando nós perdemos a paciência com nossas crianças, não as fazemos felizes, ressentimos-nos com suas solicitações ou acreditamos que, quando elas se comportam mal, a culpa é toda nossa.

A maioria da culpa dos pais é improdutiva. É uma repetição cansativa que conduz à autocensura, não à ação ou mudança. Se você sofre de ataques de culpa quando suas expectativas e a realidade não casam, tente minimizar a culpa e reconheça os modos pelos quais você age de maneira correta como pai ou mãe. Vários pais admitiram para mim que estavam alegres por não saberem com antecedência o quão exaustivo e exigente é ter filhos. Embora poucos, se houver, lamentem o desafio, muitos desejam poder ter um tempo livre. Uma mãe disse: "Não seria ótimo se eu pudesse usar o controle remoto para colocar minha filha no modo 'mudo'?!"

Aqui estão os típicos desencadeadores de culpa.

A Culpa do "Eu Vou Compensar Meu Filho"

Todas as manhãs, depois que Alena deixava seu filho de três anos, Brian, na pré-escola, ela se sentia terrivelmente culpada. Alena tinha retornado recentemente ao trabalho, em período integral, e agora Brian passava as manhãs em uma escola do bairro e as tardes com a avó. Todas as manhãs ele lamentava: "Mamãe! Volte!", quando ela o deixava, e as lágrimas dele a atormentavam o dia todo. Para piorar as coisas, a pressão de aprender suas novas tarefas profissionais deixava Alena exausta todas as noites. Ela já não tinha energia para brincar nem de esconde-esconde. Agora, ela apenas queria segurar Brian no colo e ler para ele ou se enrolar, meio entorpecida, no sofá, e assistir a um filminho com ele.

Apesar de a professora de Brian garantir que ele rapidamente se tranqüilizava depois que ela saía, Alena não conseguia se desligar. Assim, depois de algumas semanas de despedidas dolorosas e chorosas, a mãe conseguiu sair mais cedo do trabalho em uma sexta-feira para pegar Brian de surpresa. Ela tinha planejado uma grande tarde – uma ida até a pizzaria, seguida por algumas horas no jardim zoológico. Mas, para sua surpresa, Brian não ficou emocionado quando ela chegou para apanhá-lo mais cedo. "A vovó sempre me leva ao playground depois da escola...", ele reclamou, "eu não quero ir agora."

Porque se sentia culpada, Alena fez muita pressão, nela e em Brian, para ter aquela "tarde perfeita" que compensaria o fato de ela não estar tão disponível quanto estava antes. Como o dia não foi exatamente como ela tinha planejado, Alena sentiu como se tivesse fracassado com Brian de alguma maneira.

A Culpa da "Mamãe Má"

Todos os pais querem que seus filhos sejam felizes. Mas às vezes esse desejo entra em conflito com a necessidade de impor limites. Infelizmente, quando você disser que não, dificilmente seus filhos vão elogiá-lo por seu bom julgamento. Muitos pais se sentem péssimos quando os filhos expressam raiva ou fazem acusações. Eu gostei da resposta de uma mãe que participou de um de meus workshops, quando seu filho de cinco anos gritou: "Mãe, eu odeio você! Você é má." "Bem, querido", ela sorriu, "às vezes, o *M* de *mamãe* significa *má*". *Essa* mãe de três filhos não permite que eles pressionem os seus botões de culpa.

A Culpa do "Eu Deveria"

Muitos de nós somos infestados de "deverias": Você "deveria" servir uma refeição quente todas as noites. Você "deveria" enviar suas crianças para a escola com roupas que combinem. Você "deveria" levar suas crianças ao parque em um dia agradável. Você "deveria" ter certeza de que elas assistem apenas ao canal educativo. Mas, às vezes, o melhor movimento é esquecer todos os "deverias" e relaxar. Albert Ellis, o fundador da Terapia de Comportamento Emotivo Racional, disse uma vez que "Tu não deves te sobrecarregar de "deverias". Quanto mais rejeitamos a tirania da culpa, mais livres podemos ser para desfrutar do tempo com nossas crianças.

Ainda posso me lembrar de um fato que aconteceu quando meus filhos eram pequenos. Era um dia com neve e as escolas estavam fechadas. Tentei deixá-los alegres com a idéia de sairmos. Mas estava muito frio e eles preferiram ficar em um lugar fechado. Eu estava a ponto de dizer: "Que desperdício de tempo ficar em casa! Nós deveríamos construir um boneco de neve ou andar de trenó!". De repente, percebi que realmente não importava se ficássemos em um lugar fechado. E, francamente, eu odeio o tempo frio. Nós ficamos em casa de pijamas o dia inteiro, bebendo chocolate quente, jogando e tivemos um dia maravilhoso. É tão bom, de vez quando, deixar os "deverias" e dizer adeus – mesmo que brevemente – à culpa!

Respostas Anticulpa

A maioria das crianças aprende cedo a pressionar os botões de culpa de seus pais. A culpa é um motivador poderoso para a tendência dos pais de serem indulgentes em excesso com os filhos. É difícil ver os olhos de sua criança cheios de lágrimas e aquele lábio inferior começando a tremer e não se sentir

AMAR SEM MIMAR

um pai ou uma mãe cruel – especialmente se sua criança acrescenta uma apropriada frase desencadeadora de culpa. A seguir, estão alguns comentários típicos que as crianças dizem bruscamente quando querem as coisas do modo delas – e as respostas anticulpa que você pode tentar.

SEU FILHO DIZ...	VOCÊ PODE RESPONDER...
"Nunca serei seu amigo."	"Oh, espero que você mude de idéia porque eu estava pensando em ler com você antes de dormir."
"O papai é legal, mas você é má!"	"Eu sei que você não gosta quando eu digo não."
"Eu odeio você."	"Nossa! Posso ver o quanto você está furioso!"
"Você não me ama."	"Querido, não estamos falando de amor. Estamos falando de um banho quente e gostoso que está esperando por você."
"Você *sempre* diz não."	"Bem, eu acho que esse é o meu trabalho."
"Eu vou fugir de casa."	"Oh, isso me deixaria muito triste. Eu não deixarei você ir."
"Você o ama mais que a mim."	"É isso que você pensa? Que tal um outro abraço apertado?!"
"Eu gostaria que você não fosse minha mãe."	"Eu aposto que você gostaria de poder ir à Loja das Mães e escolher uma diferente."

92. Compartilhe a Maternidade com o Pai

Desde que mais de 80% de todas as mães resolveram trabalhar fora pelo menos por meio período e 52% delas têm filhos com menos de um ano, ser mãe se tornou mais estressante do que nunca. Freqüentemente, a batalha diária contra a maré – levar os filhos para a escola, correr para trabalhar, voltar para casa para arrumá-la, lavar pilhas de roupas e fazer o jantar – desmoraliza as mães completamente. Nunca há uma folga. Muitas mães reclamam que não recebem ajuda de seus cônjuges. Embora – hoje, muito mais do que antes –

os pais estejam bastante envolvidos com seus filhos, muitas mães reclamam que a maioria do fardo da criação dos filhos ainda recai sobre elas.

Porém, as mães não reconhecem sua própria cumplicidade na manutenção dessa situação. Uma reclamação freqüente que ouço em meus seminários é o que eu chamo de "a ajuda do marido": "Como eu *faço* para que meu marido..." ou "Eu devo *deixar* meu marido..." As mulheres querem que seus cônjuges ajudem mais, mas elas nunca vêem como sabotam os esforços dos homens para serem parceiros, insistindo para que tudo seja feito a seu modo.

Uma mãe recordou, rindo, que, de tanto cansaço no final do dia, ela gritou para o marido: "Eu cansei! *Você* assume!". Ela foi para o pavimento superior de casa, mas voltou em cinco minutos, perguntando por que a filha ainda não estava de pijama e expressando desaprovação sobre o programa de televisão o qual ela estava assistindo; ela admitiu que "disse para assumir, mas eu realmente quis dizer 'assuma e faça do meu modo.'" A maioria dos pais quer – e precisa – ter um papel importante na vida cotidiana de seus filhos, mas sentem-se menos hábeis para participar efetivamente, quando estão sendo observados pelas mães, que parecem prontas para saltarem com críticas e reclamações.

Quando discutimos isso – um assunto freqüente em um de meus seminários –, uma mãe disse: "Há um jeito certo: o meu!". Ela disse jocosamente, mas reconhecemos nisso uma brincadeira séria. Dividir a criação e a educação dos filhos com o pai somente é possível se a mãe renunciar ao seu papel de única especialista e de portadora da voz da autoridade.

Aqui estão algumas maneiras pelas quais os homens podem melhorar seu papel como pai:

- **Resolvam juntos qual de vocês ficará responsável pelas tarefas diárias.** Mesmo se o pai tiver um horário intenso de trabalho, é importante que ele assuma tantas rotinas diárias quantas forem possíveis – seja dar o banho ou ler uma história, servir o café da manhã ou levar as crianças para a escola.

- **Morda a língua quando você ficar tentada a criticar** – ou, melhor ainda, saia do quarto. Permita que o pai troque a fralda ou prepare uma refeição para as crianças sem se preocupar se ele não fará isso exatamente da maneira que você faz.

- **Não desencoraje os momentos divertidos com o pai.** Muitas mães reclamam que ficam com as tarefas mais árduas e seus marido, com a parte divertida – uma divisão que parece injusta. Apesar de os pais precisarem ser mais que parceiros de brincadeiras de seus filhos, a diversão também é importante.

- **Brigue honestamente.** Quando você discordar de seu marido sobre questões relacionadas à educação das crianças, não o humilhe nem o faça parecer inepto na frente das crianças. Você pode discordar sem assumir uma postura "eu sei mais".

No passado, muitos livros, artigos e workshops focavam apenas as mães e omitiam os pais, como se eles fossem menos importantes. Felizmente, isso está mudando, à medida que cresce a consciência do papel fundamental que os pais desempenham na influência do senso de competência e auto-estima das crianças. Os pais *agem* diferentemente das mães, mas é a combinação dessas diferenças que enriquece a família.

93. Faça uma Chamada Telefônica Ininterrupta

As crianças de todas as idades são atraídas pelo telefone como se ele fosse um ímã altamente poderoso. Assim que você chega ao telefone, parece que seu filho, que até então estava brincando calmamente, passa a precisar de você desesperadamente. O telefone toca e, de repente, irmãos que estavam brincando pacificamente entram em uma luta feroz. Até mesmo seu adolescente, que raramente fala com você, vê que está ao telefone e resolve falar com você imediatamente sobre algo urgente. Assim que começa uma conversa por telefone, você se torna uma atração irresistível.

Por que as crianças vêem o telefone como um rival? Porque ele é! Especialmente as crianças pequenas, que são absortas com elas mesmas, querem que você fique absorto com elas. Não podem suportar ver você gastando "tempo de qualidade" com qualquer outra pessoa ou coisa que atrapalhe suas reivindicações de atenção exclusiva. Se você perdeu a esperança de fazer uma ligação telefônica ininterrupta até que suas crianças estejam na faculdade, aqui estão algumas estratégias para ajudar sua criança a agüentar o seu sinal de ocupado e proporcionar a você algum tempo aprazível ao telefone:

Fortaleça as Habilidades de Paternidade/Maternidade • **205**

- **Esteja preparado.** Se seus filhos forem pequenos, reserve uma seleção especial de brinquedos, materiais de desenho ou livros para que usem apenas quando você estiver ao telefone. As crianças pequenas, em particular, gostam de um telefone de brinquedo. Você pode renovar o suprimento de brinquedos de vez em quando, mas, se conseguir manter esses itens exclusivamente para os períodos em que estiver ao telefone, a atração delas por esses brinquedos durará muito mais tempo.

- **Às vezes, dê prioridade total ao seu filho.** Deixe seu filho ocasionalmente ouvir você falar para suas amigas que você ligará para elas depois. É um presente para sua criança ouvir você dizer "Eu não posso falar agora com você. O Matt e eu estamos construindo um forte.". A criança só pode concluir que é interessante e importante para você.

- **Programe um cronômetro.** Programar o relógio do microondas para dez ou vinte minutos pode mostrar para sua criança que seu telefonema não vai durar para sempre. Diga a ela: "Eu preciso que você espere até o microondas dar o sinal. Quando isso acontecer você vem, me avisa e eu terminarei a chamada assim que puder.".

- **Programe suas chamadas.** Limite suas chamadas mais longas para quando sua criança estiver dormindo. Por exemplo: fale para suas amigas que você pode falar em paz durante o tempo do cochilo de sua criança ou depois das 8 horas da noite.

- **Tire proveito de sua secretária eletrônica.** É um dispositivo maravilhoso para afastar interrupções não-desejadas. Escute a máquina registrar as mensagens, atendendo às chamadas importantes e gravando as que podem esperar.

Você ainda pode ter de adiar aquela conversa longa com sua colega de faculdade até que sua criança esteja na cama à noite; mas, pelo menos durante o dia, poderá se comunicar de vez em quando com o mundo externo. E sua criança perceberá que o telefone não é o rival que ela pensava ser. Agora, se houvesse uma maneira para encorajar as crianças a darem a seus pais cinco minutos de paz no banheiro, seria ótimo!

94. Mantenha a Paz com Seus Pais

Há um ditado que diz que avós e netos se dão bem porque têm um inimigo em comum: você! Muitos pais atormentados podem atestar a verdade dessa declaração. Se há discordâncias entre você e seus pais, esess assuntos necessariamente não vão desaparecer quando você tiver seu próprio filho. Se seus pais discordam sobre coisas de que você gosta ou acredita, pode apostar que haverá desentendimentos, uma vez que haja crianças envolvidas.

Aqui estão algumas sugestões para minimizar essa discórdia:

Quando Seu Pai Critica Você

Algumas pessoas são apenas críticas – e se seus pais estiverem entre elas, você provavelmente terá sucesso limitado tentando mudar esse comportamento. É melhor tentar ignorá-los ou responder com um descomprometido "tá" ao conselho deles. E, se você realmente *tiver* pais críticos, pode também considerar a possibilidade de que eles não estão percebendo o efeito que têm sobre você. Acredite ou não, eles podem apenas estar tentando ser úteis!

Pode ser que, às vezes, eles tenham realmente alguns bons conselhos a oferecer, mas você os rejeita porque se ressente com o seu envolvimento. Todo mundo gosta de se sentir útil e apreciado, inclusive uma mãe ou um pai. Uma estratégia efetiva poderia ser ocasionalmente pedir conselhos a eles antes que os ofereçam espontaneamente. Ou você poderia tentar uma técnica que uma mãe que conheço usou com grande sucesso: sempre que a mãe a criticava sobre questões de comida ou saúde, ela simplesmente dizia: "Meu pediatra me deu essas instruções". Caso encerrado.

Quando Seus Pais Desaprovam Seus Filhos

A relação ideal entre avós e um neto é a de amor incondicional. Quando você vê seu pai ou sua mãe sendo crítico com sua criança, talvez realmente fique magoada. Tente abordar sua mãe ou seu pai de uma maneira não-confrontativa. Sugeri a seguinte abordagem a uma mãe cujo pai expressava desaprovação quanto à escolha de roupas do neto: "Ele pode nunca ter parado para considerar o quanto sua opinião significava para o neto. Você poderia dizer para ele: 'Pai, eu sei que você fica chateado quando Billy usa essas calças folgadas na escola, mas, quando você dá uma indireta, isso o magoa verdadeiramente. Ele se preocupa muito com a sua opinião.'. Ao mesmo tempo, defenda seu filho, dizendo calmamente: 'Não vejo problema por ele se vestir assim. Ele é um bom aluno e é isso o que realmente interessa.'". Você também poderia encorajar sua criança a expressar seus sentimentos de mágoa diretamente ao avô, sem sua ação intermediária.

Quando Seus Pais Têm Favoritos

Margaret, mãe de dois filhos, se preocupava com o modo como seus pais despejavam atenção sobre sua filha, Kate, de oito anos. Eles freqüentemente convidavam Kate para assistir a um filme ou passar a noite com eles, mas Ben, de quatro anos, nunca era incluído nesses passeios. Com certeza os avós acham mais fácil se comunicar com crianças mais velhas. E, às vezes, os laços deles com o neto mais novo precisam de mais tempo para se desenvolver.

Sugeri a Margaret que fizesse algo especial com Ben, quando os avós saíam com Kate. Ela também poderia ajudar os avós a começarem a estabelecer uma relação com ele, planejando atividades curtas, como jogar Detetive ou sair para tomar um sorvete.

O favoritismo dos avós pode causar ainda mais preocupação quando não é dirigido aos seus filhos. Às vezes, a solução é muito simples: basta chamar a atenção deles. Uma mãe nessa situação falou para a mãe dela: "Você sempre está levando os primos de Molly para assistirem a filmes e Molly pensa que você prefere eles a ela.". A mãe dela foi completamente pega de surpresa; ela desconhecia os efeitos de suas ações sobre Molly e prometeu gastar mais tempo com ela.

Mas também é importante que você, como um adulto, aceite esta realidade: quando se está lidando com assuntos emocionais ou preferências de personalidade, a igualdade absoluta é impossível. Muitos avós *têm* favoritos. Às vezes, há uma preferência por um gênero sobre outro ou por uma criança mais nova em lugar de uma mais velha. Os outros avós podem preencher essa lacuna, ou talvez a predileção mudará com o passar do tempo.

Na maioria das vezes, permitir que seus filhos desenvolvam laços fortes com os avós significa sair do caminho e deixar a relação se desenvolver sozinha. Ter favoritos pode até mesmo ser danoso à criança preferida, não apenas aos demais irmãos. Anne tem três crianças – os meninos gêmeos de nove anos e uma menina de cinco anos, Suki, que claramente é a preferida da vovó. Um dia a avó disse: "Suki, você é minha favorita. Eu gosto mais de você.". Em vez de se sentir feliz, Suki se sentiu culpada e transtornada, como se estivesse traindo seus irmãos.

Quando Seus Pais Não Parecem se Preocupar

Jacqui, mãe presente em um de meus seminários, estava muito chateada pela sogra demonstrar pouco interesse por seus dois filhos, de três e cinco anos. "Que tipo de avó é ela?", perguntou. "Eu pensei que os avós viviam para seus netos!" Quando os avós ignoram seus filhos, isso realmente pode magoar você e seu cônjuge. Mas, se você tem expectativas rígidas sobre o modo como eles "supostamente" devem agir, pode fechar as oportunidades de se tornarem próximos dos netos à maneira deles.

Você pode ter a fantasia de que sua mãe ou sogra passassem horas com seus filhos, assando bolos ou lendo histórias. Mas a personalidade, os interesses e o estilo de vida delas pode não coincidir com o seu ideal. Tente sugerir atividades mais adequadas ao estilo delas, não às que você gostaria que fizessem. Talvez elas precisem de uma sugestão, como irem ao parquinho ou à biblioteca pública, em vez de passarem um tempo dentro da sua casa. Continue tentando, mas não deixe que elas percam o interesse sincero. Pode ser que, à medida que seus filhos cresçam, elas descubram que eles têm mais em comum com elas. Nem sempre é possível controlar essas diferenças com um sorriso e um encolher de ombros. Porém você pode minimizar o atrito se mantiver sua calma, sua perspectiva e seu senso de humor.

95. Dê um Tempo a Si Mesmo

Só porque você é um pai ou uma mãe, não significa que você é uma máquina ininterrupta de cuidados, ligada 24 horas por dia. Se você não encontrar uma válvula de escape – física ou emocional – terá dificuldades em reunir os recursos emocionais de que precisa para ser uma mãe ou um pai eficaz.

Deixe suas crianças saberem de maneira bem clara que você nem sempre está disponível para elas no momento em que exigem sua atenção.

Se suas crianças são crescidas o bastante para brincarem sozinhas, também o são para saberem que há momentos em que você não quer ser interrompido. Uma mãe que conheço deixou bem claro que, quando ela estiver no banheiro, ninguém deve bater na porta ou chamá-la, a menos que seja uma emergência. Outra mãe que trabalha em casa tem uma placa na porta de seu escritório: "Sem interrupções até as 16 horas.".

Tenho certeza de que casais que não gostam de sair para qualquer lugar sem levar os filhos estão convencidos de que são pais dedicados. Porém parece que estão negligenciando suas próprias necessidades. Eu conheço pais que nunca deixaram seus filhos com babás ou tiraram férias sem as crianças. Se você deixa suas crianças com uma pessoa responsável, a maioria delas pode lidar bem com o fato de você não estar presente.

Só porque uma criança diz: "Mamãe, não vá", não significa que não possa suportar sua partida. Na realidade, quando você deixa uma criança, está transmitindo a mensagem de que ela pode ficar bem sozinha. Acredito que você esteja fazendo um favor – a você e a sua criança – passando algum tempo longe dela. Normalmente, os pais que saem sem os filhos voltam com energia renovada e mais entusiasmados. Além disso, sair sem as crianças apenas mostra que o relacionamento da mãe com o pai também é importante.

Muitos pais confundem atenção ilimitada com carinho. Mas às vezes é mais carinhoso parar e dar um tempo para você. Dessa forma, você se sentirá menos sobrecarregado e ressentido com os pedidos de atenção de seu filho. Lembre-se: você pode ser um pouco mais agradável, mas não muito. E, para pais que não dormem muito – e são muitos – tudo se torna dez vezes mais difícil. Sua paciência é esticada ao limite e sua tolerância é mínima.

Embora suas crianças o amem, elas não se preocupam com suas necessidades. Com que freqüência você as ouve dizerem: "Ei, você parece cansado. Por que não deita um pouco para descansar e nós ficaremos bem quietinhos!?". O melhor modo para ensinar seus filhos a não serem egocêntricos é mostrar que você não nasceu única e exclusivamente para cuidar deles.

96. Encontre e Mantenha as Boas Babás

A maioria dos pais que conheço – especialmente as mães – trabalhou regularmente como babás quando eram pré-adolescentes e adolescentes. Essa era uma das poucas opções disponíveis para se ganhar dinheiro. "Eu era uma ótima babá.", uma mãe lembrou recentemente. "Por cinqüenta centavos a hora, eu levava meu trabalho muito a sério. Gostava de ficar rodeada de crianças." Ela suspirou tristemente: "Gostaria de poder contratar alguém como *eu* para cuidar de meus filhos.".

Nos últimos 20 ou 30 anos, o panorama dos cuidados de uma criança mudou muito. Mesmo quando as necessidades de cuidados de sua criança são mínimas, é difícil encontrar uma boa ajuda. As adolescentes, tendo muito mais opções para ganhar dinheiro, estão cada vez mais escassas – e caras. Acrescente a isso as novas preocupações que os pais têm sobre segurança e, de repente, seu tempo longe de casa parece repleto de minas terrestres.

Aqui estão algumas idéias para aumentar seu nível de conforto com sua babá ou pessoa que cuida de sua criança:

- **Quando você entrevistar a pessoa que cuidará de sua criança, fale claramente quais são seus termos e suas expectativas.** Você ficaria surpreso de saber quantos mal-entendidos existem quanto às horas e ao pagamento. A pessoa tem transporte próprio? Quais as acomodações disponíveis se você permanecer fora além do esperado? A babá será responsável por preparar as refeições? Você deixará comida para suas crianças (e para a babá)?

- **Faça perguntas.** Descubra o que ela faria no caso de uma emergência, como um incêndio ou se uma criança cair e bater a cabeça. Tente saber se a pessoa conhece seu ofício, tem curso de babá ou se estaria disposta a fazer um.

- **Declare suas regras de segurança.** O que a babá deve fazer se um desconhecido tocar a campainha? O que ela deve fazer se vir um estranho falando com sua criança no playground? O que fazer se o telefone toca enquanto estiver dando banho ou trocando o bebê? Tenha certeza de expor claramente as suas diretrizes específicas para lidar com várias situações.

- **Permita uma espécie de ensaio prévio com a babá.** Ofereça um pagamento para a babá passar um tempo com sua criança enquanto você está em casa, de forma que possa observar o modo como elas interagem. Você também pode usar isso como uma oportunidade para apresentar à babá os rituais de sua família ou ensinar a ela como dar banho no bebê.

- **Não seja tímido para inspecionar sua babá.** Uma mãe que eu conheço pede a uma amiga para visitar o playground quando ela sabe que sua babá estará lá. A amiga pode observar a babá e a criança juntas e pode informar o que viu. Ou você poderia chegar em casa mais cedo sem avisar.

- **Mostre interesse e respeito.** Quando você chegar em casa, passe alguns minutos conversando com a babá. Ajude-a a se sentir como parte de algo importante – o bem-estar de uma criança – e que você está junto

Fortaleça as Habilidades de Paternidade/Maternidade • **211**

dela nisso. Trate-a com respeito, expresse sua confiança e gratidão. Tenha certeza de que ela não se sinta desmerecida.

- **Ao lado de seu telefone, coloque as informações de que a babá precisará em uma emergência.** O modelo de formulário abaixo mostra as informações básicas que devem ser incluídas. No topo do formulário, escreva as informações que podem parecer óbvias, mas que são necessárias se a babá for surpreendida por uma emergência:
Você está na casa de _____.
O endereço é _____.
O número do telefone é _____.

Eu ainda me lembro de Phyllis, que nós pensávamos ser maravilhosamente doce e paciente com Eric e Todd. Quando os meninos tinham um e dois anos, nós saímos um final de semana, deixando-os com ela. Quando voltamos, nossos vizinhos nos informaram de que tinha havido uma festa ruidosa em nosso apartamento, no sábado à noite. É desnecessário dizer que os convidados não eram nossos! Quando contratar alguém para cuidar de sua criança, poderá descobrir, para seu desânimo – como eu descobri –, que você não é um juiz de caráter tão bom quanto pensava.

■ **Contatos de Emergência**

Onde você estará _____

Seu número de telefone celular_____

Amigo próximo _____

Parente próximo _____

Vizinho _____

Médico da criança _____

Corpo de bombeiros _____

Polícia _____

Centro de Controle de Envenenamento_____

Hospital _____

Outro casal me contou sobre uma babá cuja chegada as crianças esperavam ansiosamente porque ela era muito brincalhona. Uma noite o casal voltou para casa e foi recepcionado na porta por elas ainda acordadas às onze horas. Os confusos pais perguntaram para a babá por que as crianças ainda estavam acordadas àquela hora. Ela respondeu que "não quiseram ir para a cama. Eles suplicaram para ficar acordados." Hora de procurar outra babá.

Um pensamento final: embora você queira que suas crianças se unam à babá, às vezes é difícil não ter ciúmes ou se sentir culpado porque outra pessoa está lá para ouvir a primeira palavra de sua criança ou ver seu primeiro passinho. Mas não passa de um mito a idéia de que você é menos importante para a sua criança do que sua babá ou pessoa que cuida dela. Em *Child Care That Works*, Cuidados Infantis que Funcionam, (Robins Lane Press, 2001), Eva e Mona Cochran reafirmam aos pais que, mesmo se perderem esses preciosos momentos, eles ainda são as pessoas mais importantes na vida de seus filhos. Elas dizem que "as crianças podem se tornar emocionalmente ligadas a outras pessoas sem se tornarem menos ligadas a você.".

97. Minimize a Dor do Divórcio

Um dos eventos mais estressantes na vida de uma criança é lidar com pais que estão se separando ou se divorciando. Até mesmo quando a criança vê os seus pais bravos, brigando constantemente um com o outro, ela deseja muito que eles fiquem juntos de qualquer maneira. Os filhos ficam amedrontados e confusos quando enfrentam as inevitáveis mudanças que o divórcio traz. O que torna isso mais difícil é o fato de que muitas crianças, especialmente as pequenas, acreditam que, de alguma maneira, *elas* são as culpadas quando seus pais não conseguem viver juntos.

O fato de, hoje em dia, o divórcio acontecer em tantas famílias não é nenhum tipo de consolo para as crianças que são afetadas por ele. Então, se os pais decidem se separar, como podem minimizar a ansiedade e o medo que seus filhos experimentarão? Depois de ter trabalhado com tantos pais bem-intencionados e amorosos por tantos anos, acredito que os pais nunca – jamais – devem insultar o cônjuge de forma alguma. Eu entendo como isso pode ser difícil, mas não é impossível. Quando um pai ou uma mãe diz qualquer coisa negativa sobre o cônjuge em frente à criança, ela é colocada em uma posição delicadíssima: sofre de culpa, sente-se dividida e teme mostrar sentimentos amorosos para com aquele que está sendo ofendido. É bom desabafar, compartilhando seus sentimentos sobre seu ex-cônjuge com seus amigos ou qualquer outro ouvinte, mas mantenha esses sentimentos longe de seus filhos a todo custo.

A coisa mais amorosa que pais separados podem fazer por seus filhos é evitar colocá-los em uma posição em que sejam forçados a tomar partido.

Uma mãe que estava em um de meus seminários descobriu isso quando tentou fazer com que seu filho de dez anos decidisse se ficaria com ela ou com o pai durante uma semana de feriado. Ele disse para a mãe, com uma voz angustiada: "Mãe, por favor, não me faça escolher!". Além disso, não interrogue suas crianças sobre o que seu ex-cônjuge está fazendo ou com quem está saindo, não importa o quão curioso você esteja. Não é justo colocar suas crianças na ingrata posição de novos mensageiros de notícias.

Eu admiro a mãe que me falou que, embora pense que o ex-marido é uma das pessoas mais egocêntricas e irresponsáveis que já conheceu, ela diz às suas filhas: "Eu amo meu pai, seu vovô Bill, e quero que vocês amem seu pai. Ele as ama e mal pode esperar para vê-las.". Um divórcio amigável pode parecer uma contradição, em termos, mas para suas crianças é um presente necessário. Vocês podem se divorciar, mas suas crianças nunca poderão se divorciar de vocês. Lembre-se: não há ex-pais ou ex-mães, apenas ex-cônjuges.

98. Harmonize Sua Família Mista

Poucas famílias mistas são parecidas com as famílias que vemos na televisão. Na vida real, divórcios e novos casamentos são muito estressantes para as crianças, pais, padrastos e madrastas. Para as crianças, o divórcio e o novo casamento marcam o fim da família original como eles a conheceram. A fantasia de que seus pais poderiam voltar a viver juntos desaba quando um ou outro apresenta um parceiro novo. É natural que as crianças experimentem lealdades divididas, raiva e ressentimento. Elas também têm de fazer grandes reajustes – novos adultos, novos irmãos do padrasto ou da madrasta ou uma casa nova.

Se uma mudança é necessária significa uma nova escola, a perda de velhos amigos e a necessidade de fazer novos. Espere que as crianças fiquem desapontadas. Para o padrasto e madrasta, uma família mista significa estar no meio – eles não são um pai ou uma mãe nem um amigo ou uma amiga. Você não pode esperar amar seu novo enteado imediatamente e pode se sentir frustrado ou até mesmo com ciúmes. Um dos especialistas mais sábios sobre relações familiares que conheço, Harriet Lerner, em seu maravilhoso livro *The Mother Dance*, A Dança da Mãe, (Harper Perennial, 1999), fala sobre os desafios que as madrastas enfrentam.

Quando questionada, ao término de uma conversa sobre três conselhos que daria para as madrastas, Lerner respondeu, com seu senso de humor único: "Em primeiro lugar, é muito difícil ser uma madrasta. Em segundo lugar,

AMAR SEM MIMAR

é realmente *muito, muito* difícil. E, finalmente, é *muito mais* difícil que qualquer um possivelmente pudesse imaginar na ocasião em que decidiu se casar com um sujeito que trouxe filhos em sua bagagem.".

Para minimizar a tensão e ajudar todo mundo a fazer os ajustes, aqui estão algumas dicas:

- **Tente não criar muitas mudanças de uma só vez.** Mantenha a continuidade tanto quanto possível com parentes, amigos e vizinhos. As crianças estão passando por muitas mudanças; assim, tente manter as antigas redes sociais de seus filhos.

- **Reconheça a tensão.** Encoraje as crianças a expressarem seus sentimentos e se solidarize com a dificuldade do ajuste. Às vezes, elas simplesmente precisam desabafar.

- **Faça reuniões familiares para discutir os problemas.** Escute seus filhos, sem interromper. Dê oportunidade para que apresentem suas próprias soluções para conflitos como compartilhar um quarto com um irmão postiço ou dividir o tempo entre ambas as metades da família.

- **Mantenha a raiva de seu ex-cônjuge para você.** Resolva suas diferenças com ele sem permitir que sejam conhecidas pelos filhos.

- **Deixe o pai ou a mãe assumir o papel de orientador disciplinar.** Idealmente, o padrasto ou a madrasta deveria ter um papel de suporte e encorajamento ao pai ou à mãe em assuntos de disciplina, sempre que possível. Porém isso não é tão fácil de fazer quanto de dizer. Especialmente no caso de padrastos ou madrastas novos, que não têm filhos, os conflitos existem com base em expectativas irreais. Discuta esses conflitos abertamente e lembre-se de que é necessário tempo para encontrar o equilíbrio certo em sua família recentemente formada.

- **Tenha regras bastante consistentes em ambas as casas.** Se o horário de dormir é 21 horas na casa da mãe, é melhor ser o mesmo na casa do pai. Tente alcançar um consenso sobre privilégios, lição de casa, vestuário, tarefas e qualquer assunto que envolva segurança.

- **Dê tempo para seu enteado conhecer você e espere um pouco de hostilidade.** As crianças inicialmente podem ver o padrasto ou madrasta como um rival ou um intruso que está tentando tirar o lugar de seu pai ou de sua mãe. Não se surpreenda se seus enteados não gostarem de você, especialmente no princípio; você também pode não gostar muito deles. Você ama e está casado com o pai ou a mãe deles, mas não pode esperar amar igualmente os seus filhos.

- **Não se precipite em um novo relacionamento.** Tente conhecer as crianças bem, antes de assumir um compromisso duradouro com a mãe ou pai delas. Veja se você pode se antecipar e discutir problemas com antecedência, especialmente se vocês dois estão levando crianças para a relação.

Você achará muitas dicas úteis no site da Stepfamily Foundation (www.stepfamily.org), como também no www.cyberparent.com/step, um site dedicado a assuntos que surgem em segundos matrimônios com filhos do primeiro. Lembre-se de que, às vezes, misturar prosperamente as famílias leva anos. Esse é um processo gradual de familiarização e construção de confiança. Padrastos e madrastas podem atestar que esse processo está cheio de armadilhas. Os primeiros anos são os mais desafiadores; assim, dê tempo e tenha paciência.

■ Uma História de Pais: A Habilidade de uma Madrasta

Fiquei impressionada com a resposta hábil de uma madrasta à sua enteada adolescente.

A madrasta me falou sobre uma recente conversa que tivera com a enteada, Melissa. A mãe de Melissa morreu quando ela tinha apenas cinco anos, e ela vive com o pai e a madrasta há quase uma década. Melissa e a madrasta se tornaram, na verdade, muito próximas, mas, sempre que a madrasta impunha um limite com o qual Melissa se ressentia, a garota se tornava hostil. Certo dia, quando a madrasta estava impondo uma regra da qual Melissa não gostara, a jovem lhe disse: "Você não é minha mãe e não pode me obrigar.". A madrasta disse: "Isso é verdade. Não sou sua mãe. Mas sou a melhor coisa que você tem e espero que esteja em casa antes da meia-noite. Esse é o seu toque de recolher e não há negociação para isso." Caso encerrado.

---

99. Anime-se

Quando minhas crianças eram pequenas, eu via a paternidade/maternidade mais como um trabalho do que como um prazer – e era um trabalho para o qual eu me sentia pouco qualificada. Constantemente estava em guarda, temendo cometer um erro que prejudicaria meus meninos pelo resto de suas vidas. Dava muito valor aos detalhes – desde o que comiam até como se vestiam, quantos minutos gastavam escovando os dentes e a que horas deveriam estar na cama. Não percebia que seu comportamento infantil era perfeitamente normal.

Quando meus filhos brigavam – o que faziam sempre –, eu me preocupava excessivamente com a aparente falta de amor que teriam um pelo outro. Quando se recusavam a ir para a cama, eu me afligia com sua incapacidade de obedecerem a regras simples. Se um professor expressasse a menor preocupação sobre os hábitos de estudo, lição de casa ou comportamento de qualquer um de meus filhos, eu imediatamente projetava para eles um futuro severo de fracasso ou desemprego. Eu não encontrava muitos motivos para dar risada!

Hoje percebo quanto a vida teria sido mais fácil para meus filhos e para mim se eu tivesse aprendido a me alegrar. Isso não significa abrir mão dos limites apropriados ou regras necessárias, mas nem tudo tinha de ser tão mortalmente sério. Admiro a mãe que, em um de meus seminários, quando indagada sobre como conseguia vestir e levar os filhos para a escola no horário, todos os dias, respondeu: "Fácil! Eles dormem com seus uniformes". Ou a mãe que consegue usar o humor para responder aos incessantes resmungos de seu filho de três anos: "Eu estou ficando tão furiosa com você que daqui a um minuto meus olhos vão estourar e pular para fora da minha cabeça e rolar a montanha até caírem no rio!". A criança começou a dar risada e uma crise foi evitada.

Gostei muito do gênio cômico de um pai, confrontado com uma garotinha de cinco anos que *odiava* lavar o cabelo. Ele brigou com a filha o tempo todo e quando a criança finalmente terminou e seu cabelo estava brilhante e limpo, a menina anunciou furiosamente: "Agora eu vou pegar lama e jogar em cima da minha cabeça!". Quando estava prestes a dar uma resposta irritada para que deixasse de reclamar, esse pai ponderou e respondeu: "Não, Annie, vamos pegar xixi de elefante e jogar na sua cabeça!". Em um segundo, a raiva dela se transformou em uma risada. Era um momento de união. Se nós, pais, conseguirmos ser menos sérios, a criação das crianças será muito mais divertida e recompensadora.

Em meus seminários para pais de adolescentes, as mães às vezes mencionam o quanto é mais fácil se alegrar e ver o lado engraçado das coisas *antes* que seus filhos se tornem adolescentes. É verdade que algumas vezes essas batalhas contínuas e exaustivas sobre regras – e quase todo o resto – dificultam uma de suas habilidades de sobrevivência mais importantes: o humor. Freqüentemente recomendo aos pais de adolescentes um de meus livros favoritos, *Get Out of My Life, but First Could You Drive Cheryl and Me to the Mall,* Saia da Minha Vida, mas Antes Dá Para Você Levar a mim e a Cheryl ao Shopping) (*Noonday Press, 1992*), de Anthony Wolf. O título diz tudo, lembrando que o sorriso não precisa desaparecer. E, descrevendo a inevitabilidade das lutas de poder durante a adolescência, Wolf conclui: "Não ter conflito algum é ter um pai ou uma mãe que não se preocupa com a criança ou ter uma criança que está visitando a tia na Flórida.".

100. Crie Recordações Especiais

No último ano, comecei a fazer a mesma pergunta aos pais, no final de meus seminários: "Vocês se recordam de algo que seus pais fizeram a vocês quando eram crianças que fez vocês realmente se sentirem bons?" Suas lembranças me tocaram profundamente. Acredito que as respostas a essa pergunta nos dêem discernimento sobre o que nós, como pais, podemos passar para nossas crianças *hoje*, e que fará uma diferença significante para seus sentimentos imediatos e a longo prazo. Mas eu também fiquei bastante triste porque muitos pais não conseguiram lembrar *nenhuma* coisa feita por seus pais que os levou a se sentirem especiais, que valesse a pena, fosse interessante ou que lhes tenha dado prazer.

Porém, a seguir estão alguns dos exemplos que ficaram comigo.

Maura relata o tempo em que estava no Jardim de Infância e quando ela finalmente aprendeu a soletrar seu sobrenome. (Era mesmo um nome irlandês difícil: como *O'Loughlin*.) Ela tinha tentado por muito tempo e, quando finalmente conseguiu, correu para seus pais que estavam sentados à mesa de jantar e soletrou seu sobrenome em voz alta para eles. Ela se lembra de como se sentiu orgulhosa quando seus pais a aplaudiram muito e ficaram felizes. Essa cena permanece viva em sua memória – ela até descreveu para nós a cor e o padrão do papel de parede florido e o cheiro da comida feita para aquele jantar.

Um pai recordou: "Meu pai freqüentemente viajava a negócios e às vezes me levava com ele nas viagens que normalmente exigiam longos percursos de ônibus. Ele tentou criar um ritual especial para cada um de nós. Eu era o único das sete crianças que ia com ele nessas viagens de ônibus. Ele me fazia sentir importante e especial, porque eu sentia que o tinha só para mim.".

Alicia era uma das quatro filhas cuja mãe tinha de trabalhar fora em período integral. Sua mãe raramente podia passar algum tempo só com os filhos. Alicia nos contou a seguinte história: "Quando eu tinha quase oito anos, fui ao supermercado com minha mãe. No meio de um dos corredores, ela parou o que estava fazendo, olhou diretamente em meus olhos e disse, com voz muito teatral: 'Você já provou uma noz de macadâmia?'. Tirando um vidro da prateleira, ela abriu a tampa e, com um gesto lento, dramático, colocou uma diretamente na minha boca! 'Tome, elas parecem ouro!' O momento foi tão inesperado e aprazível, que nunca me esqueci. Até hoje, a palavra *macadâmia* traz recordações intensamente felizes para mim.".

Rebecca contou aos demais pais participantes do workshop sobre uma lembrança bastante incomum que ela admitiu talvez soar estranha, mas lembrou-se com prazer: "De vez em quando minha mãe se sentava no chão comigo e me deixava tirar os cabelos brancos dela! Nenhuma de minhas irmãs fazia isso, só eu. Éramos apenas nós duas, e era muito divertido para mim.".

Roberto se lembrou de ser acordado pelo pai às 4 horas da manhã, várias vezes por ano em noites claras e sendo tirado da cama para olhar para as estrelas e as constelações com ele. Hoje, Roberto faz a mesma coisa com seu filho. Além disso, Roberto e o filho desenvolveram um grande amor pela astronomia.

Tamika descreveu um evento que ocorria periodicamente: "Eu amava fazer compras com minha mãe desde quando era muito pequena, talvez apenas seis anos de idade. Ela pedia minha opinião; ela respeitava meu gosto, confiava em meu julgamento e me deixou ter meu próprio estilo. Nós nos divertíamos comparando os preços e olhando os produtos. Hoje (estou com quase 40 anos), ligo para a minha mãe e nós planejamos dias de compras especiais juntas – apenas nós duas."

Larry, um pai que estava presente em um de meus workshops, compartilhou conosco a seguinte lembrança: "Quando minha mãe e meu pai estavam prestes a sair à noite para uma festa, jantar ou algum outro evento formal, minha mãe vinha me dar um beijo de boa-noite antes de partir. Eu ainda me lembro de como ela parecia bonita, do cheiro de seu perfume e da suavidade de seu casaco de pele. Eu adorava o fato de ela demorar em minha cama, apesar de meu pai estar esperando impacientemente por ela.".

Essas são apenas algumas das recordações que pais e mães compartilharam comigo. Esses pais têm idades que variam entre 20 e 50, e são das diferentes criações e tipos de famílias. O que esses fatos têm em comum? Nem sempre eram acontecimentos solenes e até poderiam parecer bastante corriqueiros para os de fora. Não envolviam quantias enormes de dinheiro nem estavam associados a uma criança recebendo brinquedos ou presentes caros. As recordações freqüentemente fazem parte de um fato que ocorre periodicamente – que é ansiado ou faz parte de um ritual no qual uma criança se sente especial.

Vários pais comentaram que o que tornou esses acontecimento memoráveis foi o sentimento de terem ser incluídos no mundo de adulto de seus pais. Isso os fazia sentir importantes como eles. Outros mencionaram que se sentiam especiais porque sabiam como era difícil para os pais encontrarem tempo para ficar apenas com eles, já que vinham de famílias grandes, nas quais geralmente um dos cônjuges, ou ambos, trabalhavam fora em período integral. Um pai disse: "Era o processo, não o resultado, que contava".

Acredito que nós, como pais, temos muito a aprender com esses exemplos. Espero que esses pais inspirem você a reservar algum tempo para desfrutar com suas crianças, descobrir e colocar em prática rituais e tradições simples que passarão a elas a seguinte mensagem: "Eu posso ser uma fonte de delícia e prazer para meus pais. Eu sou uma pessoa divertida, interessante e amável para se estar junto".

Índice Remissivo

11 de setembro, 90, 106-107, 108

A Criança Sobrecarregada, 190
A Dança da Mãe, 213
Abordagem organizada para a vida
    diária, 63-65
Adolescentes e pré-adolescentes
    abrindo um diálogo com, 92-94
    amizades durante, 93, 163-165
    cigarro, 55-56, 103
    encarando a pressão dos amigos, 93,
        158-161
    questões de privacidade com, 54-55
    síndrome do "todo mundo",
        161-162
Adultos sem filhos, 198-199
Aglomerações públicas. *Veja também*
    Ataques de fúria
    em aviões, 5
    embaraço em, 5-6
    estranhos não-civilizados e, 6
    história de pais, 7
    intrometidos e, 199
    motivos para, 6
Amando Melhor Cada um de Seus Filhos,
    145, 223
Amando sem mal-criar
    acabando com a mentalidade do
        "direito", 77-78
    brincando com sua criança, 79-81
    curando os "eu quero", 67-69
    dizendo sim, 74-75

interrogar *versus* encorajar, 69-71
    subornando, 71-74
Amar Seus Filhos Não é o Bastante, 223
Ameaças, 91
Amigos, pais como, 83
Amizade
    de adolescentes e pré-adolescentes,
        92-93
    direito a escolha, 165
    interferido com, 164
    qualidade versus quantidade de, 163
Amor e Raiva: O Dilema dos Pais, 109,
    223
Ansiedade da separação
    dicas para reduzir, 65-66
    história de pais, 66
Apoiadores (não pais-helicópteros)
    abordagem organizada para, 63-65
    ansiedade da separação, 65-66
    armadilha da lição de casa, 61-63
    contras de ensinar independência,
        52-53
    crianças auto-suficientes e, 51-53
    em atividades escolares, 58-59
    habilidades para solucionar
        problemas, 59-61
    opções para as crianças, 57-58
    prós de ensinar independência, 53
    questões de privacidade, 53-57
Armadilha da felicidade
    definição, 81
    estratégias para evitar, 81-83

Ataques de Fúria
como comportamento normal, 3
como manipulação, 81-82
em público, 5-7
história de pais, 3
no corredor do supermercado, 33-34
sugestões para domar, 4-5
Auto-estima
crianças sendo crianças, 189-191
Dia dos Namorados para, 191-192
em bons perdedores, 188-189
em crianças desafiadoras, 183-186
listas de chateações/coisas boas,
175-178
momentos especiais e, 178-180
perseverança e, 186-187
saúde emocional e, 180-183
timidez e, 173-175, 182-183
Avós
autoridade dos pais e, 168-169
crítica dos, 206-207
desinteresse, 207
discórdia com, 206
do tipo "Eu deveria", 201
do tipo "Eu vou compensar meu
filho", 200
do tipo "mãe má", 201
educação com, 153-154 Culpa, pais
fantasia dos pais perfeitos e, 193-195
favoritismo dos, 207
indulgência em excesso, 168
relacionamento da criança com,
167-168
respostas anticulpa, 201-202

Babás
contatos de emergência para,
211
entrevistando, 210-211
escassez de, 209-210
maus exemplos de, 210-211
vínculo da criança com, 211-212

Batalhas
escolhendo, 20-21
zona de batalha dos irmãos,
134-136
Bater
como comportamento não aceitável,
126, 135
história de pais, 113-114
ineficácia de, 111-114
regras não-negociáveis e, 2, 112
Bater. *Veja também* Disciplina
alternativas para, 114-116
história de pais, 113-114
ineficácia de, 111-114
lições de segurança e, 112-113
Bebê número 2
justiça e favoritismo, 136-138,
194-195
preparando a primeira criança para,
129-130
recebendo, 131-132
status de irmão/irmã mais velho e,
132-133
Bilhetes
declarando algo importante, 99-100
depois de uma discussão, 98-99
Dia dos Namorados o ano inteiro,
191-192
expressando amor com, 100-101
Bisbilhotando
confiança como via de duas mãos,
55-56
nos quartos das crianças, 54
ouvindo *versus* interrogando, 56-57
Boas Maneiras, 153-154
dois anos de idade e, 153
para crianças de três a cinco anos,
153
Brigas entre irmãos
animosidade futura e, 144-145
batendo, 2, 111-112, 126, 135
delatores e, 142-144

Índice Remissivo • **223**

interferindo nas, 134-135
justiça e, 136-138, 194
no carro, 135
solução simples para, 136
Brigas por carrinhos, 135
Brinquedos
acabando com a mentalidade do
"direito", 77-78
acabando com os "eu quero",
67-69
compartilhando, 137, 166
focalizando as necessidades *versus*,
82-83
recolhendo, 11, 43-44, 72

Café da manhã, *25-26*
Cartas
considerações importantes com,
99-100
depois de uma discussão, 98-99
Dia dos Namorados o ano todo,
191-192
expressando amor com, 100-101
Chamadas telefônicas ininterruptas,
204-205
Chateação
acabando com a, 104-106
histórias de pais, 105, 106
para crianças surdas-para-pais, 12-13
Cochilos
ataques de fúria e, 3
importância de, 75-76
Cochran, Eva, 212
Cochran, Mona, 212
Colegas de brincadeiras
compartilhando com, 166
pais como, 79-81
Coloroso, Barbara, 19, 121
Comida
ataques de fúria e, 3
brigas, 27-29
Café da manhã, *25-26*

Compartilhando
com colegas, 166
com irmãos siblings, 136, 137
Comportamento egoísta
acabando com a mentalidade de
"direito", 77-78
acabando com o suborno, 71-74
acabando com os "eu quero",
67-69
compartilhando com colegas, 166
compartilhando com irmãos, 136,
137
dizendo não, 81
focalizando as necessidades, 82-83
reconhecendo a manipulação, 81-82
Comportamento tirânico
desencorajando, 159-160
zombaria e malcriação, 160
Compra de comida
armadilhas, 33-34
filas de caixa de supermercado, 33
participação na, 32-33
tentações do supermercado, 31-33
Computadores, 37-39
Consistência, 46-48
Construtores de confiança
deixando as crianças serem crianças,
189-191
Dia dos Namorados, 191-192
dicas de saúde emocional, 180-183
encorajando a perseverança, 186-187
lições de espírito esportivo, 188-189
listas chateações-coisas boas,
175-178
momentos especiais, 178-180
para crianças desafiadoras, 183-186
para crianças tímidas, 173-175,
182-183
Contatos de emergência, 211
Cooperação, encorajando
desafios à autoridade e, 9-10
desobediência deliberada e, 10

224 • AMAR SEM MIMAR

expressando pedidos e, 11,13
histórias de pais, 10, 11
Couric, Katie, 130
Crary, Elizabeth, 65
Crianças de alta manutenção
acalmando, 184-185
descrição das, 183
história de pais, 184
oito grandes características das,
185-186
Crianças desafiadoras
acalmando, 184-185
descrição das, 183
história de pais, 184
oito grandes características das,
185-186
Crianças entediadas, *42-43*
Crianças pequenas
ansiedade da separação em, 65-66
aparições públicas, 5-7
ataques de fúria, 3-5, 34
batalhas na hora de dormir com,
29-31, 119-120
brigas por comida com, 27-29
comentários rudes de, 147-148
em aviões, 5
encontros para brincar para, 165-167
lições de cortesia básica para,
148-149
maneiras e, 153
no supermercado, 18, 31-34
perguntas embaraçosas de, 157-158
Crianças rebeldes
crianças surdas-para-pais, 12-13
desobediência deliberada, 10
expressando solicitações para, 10-11,
12
histórias de pais, 10, 11
respostas ineficazes para, 9-10
Crianças Valem a Pena, 19, 121
*Criando Filhos de Caráter em uma Época
Indulgente,* 162

Criando uma Criança Pensante, 60
Críticas de crianças
de intrometidos, 199
dos avós, 206-207
dos pais, 91-92, 14-106, 116-117,
175-178
Críticas de pais
adultos sem filhos, 198-199
de intrometidos, 199
papel do pai, 202-204
Cuidados Infantis que Funcionam, 212
Culpa do tipo "Mãe má", 201
Culpa dos pais
crianças surdas-para-pais, 12-13
culpa do tipo "Eu deveria", 201
culpa do tipo "mãe má", 201
culpa do tipo "Vou Compensar
menu Filho," 200
fantasia dos pais perfeitos e,
193-195
respostas anticulpa, 201-202

Dahl, Roald, 37
Definição de Limites. *Veja também*
Disciplina Positiva
consistência para, 46-48
estilos de paternidade/maternidade e,
16-19
mentalidade do "direito" e, 77-78
para horários de brincadeiras, 79-81
voz com poder para, 21-22
Delatores, 142-144
Desempenho de papel
como estratégia anti-resmungos, 8
manha das ruas, 151
pressão de amigos e, 160
Desobediência
deliberada, 10
crianças surdas-para-pais e, 12-13
história de pais, 10, 11
o tom dos pais e, 10
respostas eficazes para, 9-10

Dia dos Namorados, 191-192

Dicas de compras
aparições públicas, 5-7
armadilhas, 33-34
filas de caixa de supermercado, 33
mentalidade do "direito", 77-78
os "eu quero", 67-69
participação em, 32
tentações do supermercado, 31-33

Dicas de comunicação
abrindo um diálogo, 92-94
acabando com a chateação, 104-106
acabando com as crianças
surdas-para-pais, 12-13
coloque no papel, 98-101
confortando em períodos
problemáticos, 106-108
dando as diretrizes, 74
declarando suas expectativas, 2, 22
dizendo nada, 97
dizendo não, 81
dizendo sim, 74-75
evitando palavras com sinal
vermelho, 90-92, 116-117
falando a verdade, 101-104
mantendo-a simples, 97-98
ouvir com empatia, 53, 85-86
ouvir *versus* interrogar, 56-57
reconhecendo os sentimentos, 95-96
superexplicando, 14, 86-87
usando o poder da voz, 21-22

Dicas de gerenciamento de tempo
ajuda dos pais para economizar
tempo, 202-204
chamadas telefônicas, 204-205
compartilhando tarefas, 89
crianças sobrecarregadas de
atividades, 190
decidindo o que é importante, 88
finais de semana, 26
momentos especiais, 178-180
para a loucura das manhãs, 26

para a vida moderna, 87-88
para delatores, 45-46
separando trabalho de casa, 89
tempo de qualidade, 179-180, 194
tempo sozinhos, 90

Disciplina
alternativas para explodir, 114-116
ensinando que a raiva não é ruim,
125-126
ensinar versus punir, 120-122
expressando raiva, 109-111
inspirando remorso, 122-123
o jogo de dividir-e-conquistar e,
195-198
poupe a vara de marmelo, 111-114
prestando atenção ao que fala,
116-117
removendo a tentação, 123-124
restabelecendo os bons sentimentos,
126-128
usando o humor, 117-120

Disciplina positiva
ensinando que a raiva não é ruim,
125-126
explosões *versus*, 114-116
expressando raiva, 109-111
inspirando remorso, 122-123
objetivo da, 123
policie sua boca, 138
poupe a vara de marmelo, 111-114
punir versus ensinar, 120-122
removendo as tentações, 123-124
restabelecendo os bons sentimentos,
126-128
usando humor, 117-120

Disputas entre irmãos
agredir, 2, 111-112, 126, 135
brigas no carro, 135
delação e, 142-144
futura animosidade e, 144-145
interferindo em, 134-135
solução simples para, 136

226 • AMAR SEM MIMAR

Divórcio
  famílias mistas, 213-215
  minimizando a dor do, 212-213
Doe, Mimi, 38
Domesticando o Tigre de Papel, 63

Ellis, Albert, 201
Elogio
  falso, 70
  história de pais, 70
  julgador, 69-70
  motivando com, 70-71
  por comportamento cortês, 161
  por esforço, 188
  por tarefas domésticas terminadas,
    41
Elogio julgador, 69
Empatia
  ensinando gentilezas e, 170-171
  exemplo de comportamento, 161
  ouvindo com, 53, 85-86
Enroladores, 45-46
Escolhas
  dando poder às crianças com, 57-58
  de manhã, 25
  dicas para oferecer, 57
Escolhendo suas batalhas, 20-21
Escovando os dentes, 3, 25, 73
Esperto Demais para Problemas, 160
Espírito esportivo, 188-189
Estilo de paternidade/maternidade com
  autoridade
  descrição de, 16-17, 19
  outros estilos comparados ao, 18
Estilo de paternidade/maternidade
  permissiva
  comparados a, 18
  descrição do, 17
  outros estilos de
    paternidade/maternidade
Estilo de paternidade/maternidade rígido
  descrição de, 18-19

  outros estilos comparados ao, 18
Estilos de maternidade/paternidade
  comparação de, 18
  estilo com autoridade, 16-17, 19
  muito permissivo, 17
  muito rígido, 18-19
Estranhos
  avisos dos pais sobre, 199
  perigo nas ruas e, 150
Estresses diários
  brigas por comida, 27-29
  consistência e, 46-48
  enroladores, 45-46
  guerras da hora de dormir, 29-31,
    119-120
  loucura matutina, 23-26
  mau humor, 42-44
  rituais e, 48-50
  sobrevivência no supermercado,
    31-34
  tarefas domésticas, 39-41
  TV, 34-37
  World Wide Web (W.W.W.),
    37-39
"Eu Quero", curando, 67-69
Explicações
  lutas de poder e, 14
  superexplicando, 86-87
Explicações em excesso, 14, 86-87

Faber, Adele, 301
Falando com seu filho
  abrindo um diálogo, 92-94
  declarando as expectativas, 2, 21-22
  dizendo nada, 97
  dizendo não, 81
  dizendo sim, 74-75
  escrevendo em vez de, 98-101,
    191-192
  evitando palavras com sinal
    vermelho, 90-92
  fornecendo diretrizes, 74

Índice Remissivo • 227

mantendo simples, 97-98
reconhecendo sentimentos, 95-96
sinalizando, 104-106
superexplicação, 86-87
usando a voz com poder, 21-22
Famílias mistas, 213-215
Fantasia dos pais perfeitos
culpa e, 193
mitos prejudiciais, 194-195
Favoritismo
dos avós, 207
dos pais, 138, 194
Feriados
crianças ranzinzas e, 154-155
planos reserva para, 155
rotinas familiares e, 155
Férias para os pais, 208-209
Filho único
relacionamento diversos do, 141-142
superprivilégios do, 141
suposições sobre, 140
Flexibilidade
Folgas para os pais
importância do, 208-209
tempo livre dos adultos, 109-111
Fumaça de cigarro, 55, 55-56, 103
Fumar, 55, 55-56, 103

Generosidade
elogio por, 160
ensinando, 170-171
exemplo de comportamento, 161
pressão dos amigos e, 159-160
Giannetti, Charlene, 164
Ginott, Dr. Alice, 117
Ginott, Dr. Haim, 195
Gíria, desencorajando, 148
Guerras de poder
aglomerações públicas, 5-7
ataques de fúria, 3-5
com crianças rebeldes, 9-11
com crianças surdas-para-pais, 12-13

escolhendo batalhas, 20-21
estilo com autoridade para, 17-18,
19
explicações e, 14
perguntas "por que", 13-16
regras para evitar, 1-3
resmungar, 7-9
voz com poder para, 21-22

Habilidades para solucionar problemas
criando perspectiva, 60-61
explorando opções, 61
perguntas e-se para, 60, 151
Habilidades sociais
amizades, 163-165
comentários embaraçosos, 149,
157-158
cortesia básica, 147-149
encontros para brincar, 165-167
habilidades ao telefone, 149
maneiras adequadas à idade,
152-154
manha das ruas, 150-152
para feriados, 154-157
pressão de amigos e, 158-161
respeito em casa, 149
síndrome do "todo mundo",
161-162
solidariedade e generosidade,
170-171
vínculos com os avós, 167-169
Habilidades/questões de
paternidade/maternidade
alegrando-se, 215-215
anticulpa, 199-202
atrito com os avós, 206-208
babás, 209-212
críticos das, 198-199
divórcio e, 212-213
fantasia dos pais perfeitos, 193-195
jogo do divida-e-conquiste, 195-198
memórias especiais, 217-219

228 • Amar Sem Mimar

papel do pai, 202-204
para famílias mistas, 213-215
tempo ao telefone, 204-205
tirando folgas, 208-209
Hábitos de sono
cochilos, 4, 76
guerras da hora de dormir, 29-31,
119-120
rituais da hora de dormir, 49
Hemphill, Barbara, 63, 64
Histórias de pais
ansiedade da separação, 66
aparições públicas, 7
bilhetes, 98
brigas por comida, 28, 29
brigas, 135
chateação, 105, 106
código de adolescente, 94
cooperação das crianças, 10, 11
crianças desafiadoras, 184
crianças surdas-para-pais, 13
disciplina, 113
domadores de ataque de fúria, 3
favoritismo, 138
fumaça, 103
gírias, 148
grunhidos terapêuticos, 96
guerras da hora de dormir, 30
habilidades de madrasta, 215
humor, 119
interrogatório, 70
irmãos, 132, 133, 138, 145
jogo de culpa, 122
jogo de dividir-e-conquistar, 197,
197-198
lição de casa, 62, 63
mãe superprotetora, 52
manha das ruas, 152
perdendo com espírito esportivo,
189
poder das palavras, 92
prestando atenção, 88

raiva, 111, 126, 128
removendo as tentações, 124
resmungando, 9
suborno, 73
Honestidade
dando exemplo de, 101-102
história de pais, 103
punição, 103
reagindo excessivamente a mentiras,
102
Hora de dormir
guerras, 29-31, 119-120
rituais, 49
Humor
alegrando-se, 215-217
história de pais, 119
para cooperação, 117-118
reversão de papéis, 119-120
ultrajante, 118-119

Independência
contras de ensinar, 52-53
prós de ensinar, 53
Insultos e humilhações
ajudando a criança a se defender,
160
desencorajando, 2, 159-160
ouvindo os sentimentos de mágoa,
85-86
Intrometidos, respostas para, 199
Irmã/irmão mais velho
batalha de irmãos, 134-136
chegada de um novo bebê, 129-132
reforçando o status de, 132-133
Irmãos
brigas entre, 134-136
comparando, 139-140, 182-183
delatores, 142-144
justiça e, 136-138, 194
preparação para o número dois,
129-130

recepcionando um novo bebê, 131-132

relacionamento futuro dos, 144-145

status de irmã/irmão mais velho, 132-133

Irmãos ciumentos

briga entre, 134-136

comparações e, 139-140

delatores como, 142144

favoritismo dos avós, 207

favoritismo dos pais, 137-138, 194

futuro dos, 144-145

justiça e, 136-138

novo bebê e, 131-132

Jogo divida-e-conquiste

definição, 195

diretrizes para lidar com, 195-198

histórias de pais, 197, 197-198

Kennedy Schlossberg, Caroline, 50

Kids Care Clubs, 170

Kindlen, Dan, 161

Leitura, cultivando amor a, 36-37

Lerner, Harriet, 213

Levine, Dr. Mel, 159

Lewis, Jerry, 65

Lição de casa

histórias de pais, 62, 63

reclamações sobre, 95-96

regra não-negociável para, 3

responsabilidade por, 61-63

Lições de segurança

11 de setembro, 90, 106-108

abuso de drogas, 54-55

batendo para reforçar, 113

falando para adolescentes, 92-94

manha da ruas, 150-152

perigo do fogo, 105

Lista de chateações/coisas boas, 175-178

Livros sobre paternidade/maternidade e questões relacionadas

A Criança Sobrecarregada de Atividades, 190

Amando Melhor Cada um de Seus Filhos, 145, 223

Amar Seu Filho Não é o Bastante, 223

Amor e Raiva: O Dilema dos Pais, 109, 223

Crianças Valem a Pena, 19, 121

Criando Crianças de Caráter em uma Época Indulgente, 162

Criando uma Criança Pensante, 60

Domesticando o Tigre de Papel, 63

Esperto Demais para Problemas, 160

Mamãe, Não Vá, 65

O Manual da Leitura em Voz Alta, 37

Ocupado Mas Equilibrado, 38

Our Last Best Shot, 94

Pais de Memória, 302

Panelinhas: 8 Passos para Ajudar seu Filho a Sobreviver na Selva Social, 164

Por que Aquele Homem Tem um Nariz Tão Grande?, 158

Simplifique o seu Natal, 157

Livros, cultivando o amor por, 36-37

Mal-criar, amar sem

acabando com a mentalidade do "direito", 77-78

acabando com os "eu quero", 67-69

brincando com seu filho, 79-81

dizendo sim, 74-75

interrogando versus encorajando, 69-71

suborno, 71-74

Mamãe, Não Vá, 65

Maneiras ao telefone, 149

Manhas das ruas

230 • AMAR SEM MIMAR

estranhos e, 150
história de pais, 152
instintos e, 151-152
praticando, 151
Materialismo e paternidade/maternidade
armadilha da felicidade, 81-83
mentalidade do "direito", 77-78
os "eu quero", 67-69
suborno, 71-74
Mau humor
armadilha da felicidade e, 81-83
ensinando que a raiva não é ruim,
125-126
lidando com, *42-44*
lidando com o seu, 44
Memórias
criando, 217-219
de rituais e tradições, 48-50
Mensagens escritas
com assuntos sérios, 99-100
como expressões de amor, 100-101
depois de uma discussão, 98-99
Dia dos Namorados, 191-192
Mentalidade do "Direito", 77-78
Mentiras, pequenas, 102
Momentos especiais, 178-180
Murphy, Ann Pleshette, 223

Navegando na Internet, 37-39

O Manual da Leitura em Voz Alta,
37
Ocupado mas Equilibrado, 38
Oferecendo opções, 57-58
Orientações *versus* subornos, 74
Our Last Best Shot, 94
Ouvindo
com empatia, 53, 85-86
grunhidos terapêuticos e, 96
interrogar *versus*, 56-57

Padrastos/madrastas

dicas para, 213-215
história de madrasta, 215
pais "moles"
cinco sinais de, 76-77
dúvidas de, 75-76
regras, prioridades, e, 76
pais "moles", ferramentas para estilo
com autoridade, 16-18, 19
consistência, 46-48
declarando expectativas, 2, 21-22
regras não-negociáveis, 1, 2-3,
111-112
voz de poder, 21-22
Pais "moles"', conselho para
abordagem com autorização, 17-18,
19
acabado com a mentalidade de
"direito", 77-78
acabando com o suborno, 71-74
acabando com os "eu quero", 67-69
armadilha da felicidade, 81-83
confiando em seu instinto, 76
definindo limites para horários de
brincadeiras, 79-81
dizendo não, 81
entendendo seu papel, 83
focalizando as necessidades, 82-83
permissividade e insegurança, 17, 18
reconhecendo a manipulação, 81-82
Pais "perguntáveis", 181-182
Pais ansiosos
abordagem organizada para, 63-65
bisbilhotar, 54
de adolescentes, 54-55, 92-94
humor para, *215-217*
loucura matutina e, 23-26
na armadilha da lição de casa, 61-63
os contras de ensinar independência,
52-53
os prós de se ensinar independência,
53
somente as crianças e, 141

Índice Remissivo • **231**

superproteção em, 51, 52
Pais encurralados
  perguntas "por que" e, 13-16
  sinais de, 15
Pais superprotetores
  contras de ensinar independência,
    52-53
  história de mãe, 52
  prós de ensinar independência, 53
Palavras com sinais vermelhos
  "porque não/porque não
    posso/porque você não pode,"
    91-92
  "se você...," 91
  frases que magoam, 116-117
  história de pais, 92
Palavras raivosas
  acusações, 91-92
  ameaças, 91
  controlando a língua, 110
  frases que magoam, *116-117*
  história de pais, 92
Palavras, poder das
  chateando, 104-106
  declarando expectativas, 2, 21-22
  dizendo não, 81
  falando com adolescentes, 92-94
  falando menos, 97-98
  interrogando, 69-71, 188-189
  mensagens escritas, 98-101, 191-192
Panelinhas: 8 Passos para Ajudar seu
  Filho a Sobreviver à Selva Social, 164
Papel do pai, 202-204
Parenting by Heart, 224
Perdedores, bons, 188-189
Perguntas
  demandas como, 22
  e-se, 60, 151
  embaraçosas, 157-158
Perguntas "por que"
  como palavras com sinal vermelho,
    91-92

explicações para, 14, 86-87
frustração dos pais com, 13-14
habilidades razoáveis e, 14
lidando com, 15-16
sinais de pais encurralados por, 16
superexplicando e, 86-87
Perguntas e-se, 60, 151
Perseverança, encorajamento, 186-187
Pessoa que cuida dos filhos
  contatos de emergência para, 211
  entrevistando, 210-211
  escassez de, 209-210
  exemplos de ruins, 210-211
  vínculo das crianças com, 211-212
Pessoas que cuidam das crianças
  contatos de emergência para, 211
  entrevistando, 210-211
  escassez de, 209-210
  exemplos de ruins, 211-212
  vínculo da pessoa com, 211-212
Poder das palavras
  chateação, 104-106
  falando com adolescentes, 92-94
  falando menos, 97-98
  história de pais, 92
  mensagens escritas, 98-101
  palavras com sinais vermelhos,
    90-92, 116-117
Popularidade, 163
Porque Aquele Homem Tem um Nariz
  Tão Grande?, 158
Porque sim 10, 13, 14
Preocupando-se com as outras pessoas,
  170-171
Pressão dos amigos
  diretrizes dos pais e, 159-160
  exemplo de comportamento e,
    160-161
  força da, 158-159
  zombaria e mal-criação, 160
Professores
  atividades escolares, 58-59

232 • AMAR SEM MIMAR

Lição de casa e, 61-63
Programas de TV
    brigas por, 18
    leitura *versus*, 36-37
    limitando, 35-36
    valores e, 35
    violentos, 36-37
Punindo as crianças
    alternativas para a explosão, 114-116
    batendo, 111-114
    ensinando *versus*, 120-122
    expressando raiva, 109-111
    inspirando remorso, 122-123
    para dizer a verdade, 103
    prestando atenção ao que diz, 116
    regras de definição de limites, 1-3
    removendo as tentações, 123-124

Questões particulares
    abuso de drogas e, 54-55
    bisbilhotando, 54
    escutando *versus* interrogando, 56-57
    hora de dormir, 31
    perguntas, 54
    verdade como uma via de duas
        mãos, 55-56
Quinsey, Mary Beth, 158

Raiva
    alternativas para os ataques de,
        114-116
    ensinando que a raiva não é ruim,
        125-126
    expressando, 109-111
    restabelecendo os bons sentimentos
        depois da, 126-128
Redução de estresse
    abordagem organizada para, 63-65
    dicas de gerenciamento de tempo
        para, 87-90
    intervalos para os pais, 208-209
    tempo livre de adultos, 109-111

Refeições
    ataques de fúria e, 3
    brigas por comida, 27-29
    café da manhã, 25-26
Regras, 1-3
    consistência e, 46-48
    declarando expectativas, 2, 21-22
    dizendo não, 81
    em horários de TV, 35-36
    em passeios de compras, 67-68
    explicações para, 14, 86-87
    flexibilidade e, 2
    jogo do dividir-e-conquistar e,
        195-198
    não-negociáveis, 1, 2-3, 111-112
    negociáveis, 1, 2
    para reuniões de brincadeiras,
        166
Regras não-negociáveis, 1, 2-3, 112
Regras negociáveis, 1, 2
Resmungando
    desempenho de papéis e, 8
    durante as compras, 34
    em fitas gravadas, 9
    frustração dos pais com, 7
    história de pais, 9
    respostas rápidas para todos, 9
Respeito
    em casa, 149
    para avós, 153-154
Reuniões de brincadeiras
    compartilhando e, 166
    finais felizes para, 167
    novas habilidades das, 165-166
    regras para, 166
Reuniões pais-professor, 58-59
Rituais
    ansiedade da separação e, 65
    dias de compras especiais, 218
    fantasiando, 217
    hora de dormir, 49

Índice Remissivo • 233

identificando os de sua família, 49-50
importância dos, 48-49
retorno para casa, 93-94
reuniões de feriados, 154-157
Rivalidade, irmãos
brigando, 134-136
cenários futuros da, 144-145
comparações e, 139-140
delatores e, 142-144
favoritismo dos avós, 207
favoritismo dos pais, 138, 194
justiça e, 136-138
novo bebê e, 131-132
Rosenfeld, Dr. Alvin, 190
Rotulando, 174
Rudeza, acabando com
at holiday get-togethers, 154-157
comentários embaraçosos, 148-149, 157-158
cortesia básica, 147-149
maneiras apropriadas à idade, 152-154
respeito em casa, 149

Sagarese, Margaret, 164
Saia da Minha Vida, mas Antes Dá Para Você Levar a mim e a Cheryl ao Shopping, 216
Samalin, Nancy, 223-224
Saúde emocional
armadilha da felicidade, 81-83
crianças sendo crianças, 189-191
de crianças desafiadoras, 183-186
Dia dos Namorados para, 191-192
espírito esportista e, 188-189
importância da, 180
listas de chateações-coisas boas e auto-estima, 175-178
mau humores, 42-44
momentos especiais para, 178-180
pais "perguntáveis" para, 181-182

perseverança, 186-187
sentimentos *versus* comportamento, 181
timidez, 173-175, 182-183
Schlossberg, Camoline Kennedy, 50
Scott, Sharon, 160
Sentimentos
armadilha da felicidade, 81-83
comportamento versus, 181
mau humores, 42-44
negativos, 82
raiva, 125-126
reconhecimento, 96-97
restaurando os bons, 126-128
Sessions, Laura, 94
Shure, Mymna, 60
Simplifique o seu Natal, 157
Síndrome do "Todo Mundo", 161-162
Singularidade das crianças, 182-183
site da Stepfamily Foundation, 215
Sobremesa, 28
Sobrevivência no supermercado
armadilhas e soluções, 33-34
contando com a ajuda das crianças, 32
filas de caixa, 33
tentações, 31-33
St. James, Elaine, 157
Subornos
cenário típico de suborno, 71-72
manipulação e, 72-73
versus orientação, 74
versus recompensas, 73-74

Taffel, Dr. Ron, 224
Tarefas domésticas
chateando as crianças sobre, 104-106
como tarefas significativas, 39-41
elogio para as terminadas, 41
lembretes bem-humorados, *117-118*

recolhendo brinquedos, 11, 43-44, 72
Tempo ao telefone, 204-205
Tempo de qualidade, 179-180, 194
Tempo livre dos adultos
como gerenciamento de raiva, 109-111
folgas e férias, 208-209
viagem aérea, 5
Timidez, 173-175, 182-183
Tradições
dias de compras especiais, 218
identificando as da sua família, 48-49
importância dos, 48-43
observando o céu, 217
reuniões de feriados, 154-157
rituais da hora de dormir, 49
Trelease, Jim, 37

Valores
espírito esportivo, 188-189
generosidade, 159-161, 170-171

honestidade, 101-104
independência, 52-53
passeios ao shopping e, 67-68
perseverança, 186-187
televisão e, 35
Violência
11 de setembro, 90, 106-107, 108
agredir, 2, 111-112, 126, 133
batendo quando desnecessário, 111-114
na televisão, 36-37
Voando com crianças pequenas, 5
Voz de poder, 21-22

Weldon, Fay, 193
Wof, Anthony, 216, 217
World Wide Web (W.W.W.), 37-39

Zombarias
ajudando as crianças a conviver com, 160
desencorajando, 159-160
ouvindo os sentimentos de mágoa, 53, 85-86

Depoimentos

"O livro incrivelmente inteligente de Nancy Samalin acredita na noção de que as crianças não vêm com um manual de instruções. Este aqui é o manual! A própria prática da autora em definir limites amorosos leva os pais bem além da disciplina e fornece as últimas diretrizes sobre a criação de filhos bonzinhos e seguros."

– ANN PLESHETTE MURPHY, correspondente para assuntos de pais/filhos da ABC News e colunista das colunas "Good Morning America" e "Mother Know-How" para a Family Circle.

"Um livro verdadeiramente extraordinário, *Amar sem Mimar* está repleto de sugestões práticas e realistas sobre questões e desafios encarados por todos os pais. Eu fiquei impressionado não somente pela riqueza das informações do livro, mas pela empatia e respeito que Nancy tem pelos pais. Eu recomendo este livro para pais e outros adultos envolvidos com crianças."

ROBERT BROOKS, P.H.D. pela Harward Medical School e co-autor de Criando Filhos Capazes

"Um ótimo conselho com idéias específicas para ajudar naqueles momentos frustrantes de pais e mães. Leia o livro do início ao fim ou busque as informações para ajudá-lo a resolver seus problemas do dia-a-dia. De qualquer forma, essas experiências carinhosamente compartilhadas enriquecerão sua visão sobre a questão assim como suas habilidades como pai e mãe."

– VICKY LANSKY, autor de diversos livros

"Um maravilhoso recurso cheio de maneiras eficazes de minimizar os estresses da paternidade/maternidade e de criar filhos não-mimados e felizes."

– JACK CANFIELD, co-autor de Um Afago no Coração dos Pais